W0323029

ElternWissen

Vornamen

Über 6000 Namen
mit Herkunft und Bedeutung

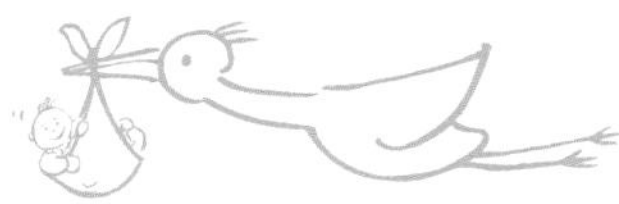

ElternWissen

Vornamen

Über 6000 Namen
mit Herkunft und Bedeutung

Johanna Naumann

DK

DK | Penguin Random House

© Dorling Kindersley Verlag GmbH, München, 2011, 2018
Ein Unternehmen der Penguin Random House Group
Alle Rechte vorbehalten

Jegliche – auch auszugsweise – Verwertung, Wiedergabe, Vervielfältigung oder Speicherung, ob elektronisch, mechanisch, durch Fotokopie oder Aufzeichnung bedarf der vorherigen schriftlichen Genehmigung durch den Verlag.

® ELTERN ist eine Marke der Gruner + Jahr GmbH & Co KG
Alle Rechte vorbehalten

Programmleitung Monika Schlitzer
Redaktionsleitung Caren Hummel
Projektbetreuung Andrea Göppner, Manuela Stern
Herstellungsleitung Dorothee Whittaker
Herstellungskoordination Arnika Marx
Herstellung Christine Rühmer
Layout und Satz Anna Strommer
Covergestaltung Laura Breier und Anja Gindele, Studio Rio

Redaktion Kathrin Nord

ISBN 978-3-8310-3503-8

Druck und Bindung Leo Paper Products, China

FSC www.fsc.org MIX Papier aus verantwortungsvollen Quellen FSC® C020056

Besuchen Sie uns im Internet
www.dorlingkindersley.de
www.Eltern.de

Die Autorin

Johanna Naumann arbeitet als freie Autorin und Lektorin in Süddeutschland. Ihr besonderes Interesse gilt fremden Sprachen und Kulturen. Die Fragen, warum sich viele Namen in verschiedenen Sprachen ähneln und wie sich Namensmoden entwickeln, standen am Beginn ihrer jahrelangen Beschäftigung mit der Namenforschung.

Dank der Autorin

Besonderer Dank gebührt Knut Bielefeld für seine wunderbare Webseite www.beliebte-vornamen.de und für die großzügige Erlaubnis, die von ihm erhobenen Daten für dieses Buch nutzen zu dürfen.
Danke auch an die Gesellschaft für deutsche Sprache für die Überlassung der Hitlisten und natürlich an die Zeitschrift ELTERN.
Nicht zuletzt ein Dankeschön an den Verlag in Person von Monika Schlitzer, die dieses Projekt überhaupt erst ermöglicht hat, und an Andrea Göppner für guten Rat, netten Beistand und umsichtige Betreuung.
Und natürlich Danke an meinen lieben Mann Carl für gute Ideen, Korrekturvorschläge und die Unterstützung in allen Lebenslagen.

Hinweis
Die Informationen und Ratschläge in diesem Buch sind von der Autorin und vom Verlag sorgfältig erwogen und geprüft, dennoch kann eine Garantie nicht übernommen werden. Eine Haftung der Autorin bzw. des Verlags und seiner Beauftragten für Personen-, Sach- und Vermögensschäden ist ausgeschlossen.

Inhalt

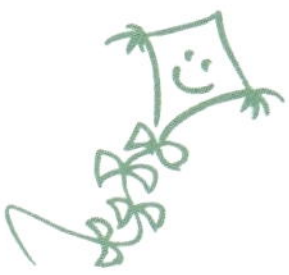

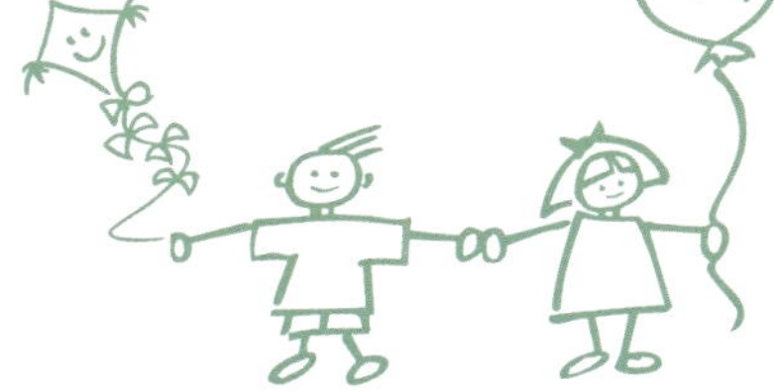

Einführung

Willkommen in der wunderbaren Welt der Vornamen! Die Suche nach einem passenden und schönen Namen für das Baby gleicht einer spannenden Reise, die von der eigenen Vergangenheit über die Familiengeschichte bis in die Zukunft führt. In diesem Buch finden Sie eine große Auswahl ganz unterschiedlicher Namen und erfahren Wissenswertes zum Thema Namengebung.

»Ein guter Tipp für werdende Eltern ist, sich den künftigen Namen des Kindes in verschiedenen Situationen vorzustellen: auf dem Spielplatz, in der Schule, beim Vorstellungsgespräch, bei einem schüchternen Kind, einem frechen Temperamentsbündel. Dann merkt man schnell, ob ein Name alltagstauglich ist.« Anghi auf Eltern.de

Warum der Name so wichtig ist

Der Name, den Sie für Ihr Baby aussuchen, wird Ihr Kind ein Leben lang begleiten und mit der Zeit ein wichtiger Teil seiner Identität werden. Ein Name muss nicht nur zum süßen Kleinkind passen, sondern auch zu einem erwachsenen Lehrer oder zu einer Maschinenbau-Ingenieurin. Oft hören oder lesen wir als Erstes den Namen einer Person, bevor wir sie kennenlernen. Deshalb ist es wichtig, dass er zumindest keine falschen Vorstellungen beim Gesprächspartner weckt oder unangenehme Assoziationen hervorruft.

Natürlich muss der Name Ihres Kindes Ihnen und Ihrem Partner gefallen, er sollte zum Familiennamen passen – und vielleicht muss er sich auch in mehr oder weniger geliebte Familientraditionen einfügen. Eine große Aufgabe, die wenige Buchstaben erfüllen müssen! Deswegen braucht eine Namenssuche Zeit.

Je mehr Namen zur Auswahl stehen, desto einfacher ist es später, sich für einen zu entscheiden. Legen Sie sich am besten eine Liste an, in die Sie alle Namen eintragen, die Ihnen gefallen.

Kriterien für die Wahl des Vornamens

Ein guter Klang des Vornamens sowie die Kombination mit dem Nachnamen spielen für die meisten Eltern eine große Rolle. Missliebige Assoziationen sind ebenso unerwünscht wie mögliche Entstellungen und Hänseleien. Für viele ist auch die Bedeutung des Namens wichtig. Ein weiteres Kriterium kann sein, ob ein Name beliebt oder außergewöhnlich ist. Außerdem ist zu entscheiden, ob man nur einen oder lieber zwei oder mehrere Vornamen aussucht, um später dem Kind noch eine Wahlmöglichkeit bezüglich des Rufnamens zu lassen. Dazu kommen Überlegungen darüber, ob der Vorname traditionell oder modern und ob er international geläufig sein soll.

Der Klang

Was wir unter einem »guten Klang« verstehen, ist schwer in objektive Kriterien zu fassen. Verlassen Sie sich deshalb ruhig auf Ihr Gefühl.

Eine amerikanische Sprachforscherin untersuchte 2004, welchen Einfluss Vokale im Namen darauf haben, für wie attraktiv der Träger oder die Trägerin gehalten werden.

Sie fand Erstaunliches heraus: Frauen, deren Namen ein »o« und »u« enthalten, wie Laura, Claudia, Sofie, werden als besonders anziehend eingeschätzt. Bei Männern hingegen gelten diejenigen als besonders attraktiv, die einen kurzen Namen tragen, der ein »e« oder »i« enthält wie etwa Pitt, Tim, Jens oder Sven. Auch wenn nicht davon auszugehen ist, dass diese Studie bei der Namenswahl in Deutschland Eltern als Entscheidungsgrundlage dient, zeigt ein Blick auf die aktuellen Hitlisten beliebter Vornamen *(siehe Seite 150)*, dass attraktive Jungennamen tatsächlich häufig ein »i« oder »e« zu bieten haben.

Klang und Rhythmus spielen auch eine zentrale Rolle beim Zusammenspiel des Vornamens mit dem Nachnamen. Dafür gibt es ein paar Regeln:

- Vor- und Nachname sollten möglichst aus unterschiedlich vielen Silben bestehen. Zu einem zweisilbigen Nachnamen passt ein ein- oder dreisilbiger Vorname. Bei einem einsilbigen Nachnamen sollte der Vorname zwei oder drei Silben umfassen, sonst klingt der Name insgesamt sehr hart.
- Mehr als fünf Silben sollten es insgesamt nicht werden. Das bedeutet für einen Doppel-Familiennamen: Kurze Vornamen sind Pflicht! Die Vokale »i« und »e« werden generell als kürzer empfunden als die volltönenden Vokale »a«, »o«, »u«.
- Beginnt der Nachname mit einem Vokal, sollte der Vorname nicht auf einen Vokal enden. Vor- und Nachname sollten auch möglichst nicht dieselben Vokale enthalten. Außerdem gilt es, ein Reimen von Familien- und Vornamen zu vermeiden (z. B. Florian Gebhard statt Erhard Gebhard). Gut klingt dagegen oft ein gleicher Anlaut (z. B. Kailani Kramer).

Jenseits des Klangs gibt es zudem Kombinationen, die für das Kind eher unglücklich sind, wie z. B. Ruben Bauer oder Jakob Leiter. Auch ein Name wie Anna Bolika verbietet sich bei genauem Hinhören von selbst.

Vorsicht Fallstricke

Viele Eltern legen heute Wert auf einen individuellen, einmaligen Namen für ihr Kind. Doch sollten sie nicht versäumen, die zur Auswahl stehenden Namen auf bestimmte Kriterien zu prüfen, z. B. ob sie von Marken oder Firmen getragen werden. Diese Namen klingen meist sehr gut, aber in unseren Köpfen werden sie mit bestimmten Produkten verknüpft. Und wer will schon, dass der Sohn sich später am Telefon so vorstellen muss: »Sunil Karlander – ja, wie das Waschmittel …« Eine kurze Recherche im Internet kann das Schlimmste verhindern.

Ein weiterer kritischer Punkt ist die Differenz zwischen Aussprache und Schreibweise. Es gibt genügend internationale Namen, bei denen die korrekte Schreibweise keine Probleme bereitet wie Fernando, Amir, Elida oder Kim. Denken Sie aber daran, dass nicht alle Menschen, denen Ihr Kind später begegnen wird, genügend Fremdsprachenkenntnisse besitzen, um ein gesprochenes »Scharuck«, »Chosse« oder »Tschänies« richtig in das Schriftliche zu übertragen: Shahrukh, José, Janice. Ersparen Sie Ihrem Nachwuchs, dass er später einmal endlose Erklärungen zur korrekten Schreibweise seines Vornamens machen muss. Bei Namen mit mehreren möglichen Schreibweisen sollten Sie deshalb diejenige wählen, die der Aussprache am nächsten kommt.

Für das Kind ist es zudem wichtig, dass sich aus dem Namen keine abwertenden Spitznamen oder Assoziationen ableiten lassen: Mit »Maxi« für Maximilian oder »Claudi« für Claudia lässt sich leben, aber die Spitznamen für Myriam gehen z. B. von Möhre bis Müll, wie in diversen Namensforen nachzulesen ist.

Beliebt oder selten?

Die Gesellschaft für Deutsche Sprache (GfdS) ermittelte 2013 in einer Umfrage, dass die meisten Deutschen mit ihrem Vornamen zufrieden sind. Am häufigsten unzufrieden waren die 40- bis 49-Jährigen. Sie fanden ihren Vornamen zu altmodisch oder sie bemängelten, dass er häufig vorkäme. So brauchen wir uns nicht zu wundern, dass viele junge Eltern ihren Kindern dieses Schicksal ersparen wollen und nach seltenen Vornamen suchen.

In der Generation der Babyboomer zwischen 1950 und 1970 bedeutete ein häufiger Vorname tatsächlich, dass in einer Klasse meist zwei oder drei Kinder gleichen Namens saßen. Das wird heute kaum noch passieren: Durch die Globalisierung und den Medieneinfluss ist die Namensvielfalt in den letzten Jahrzehnten stark gestiegen. Nach Auskunft der Gesellschaft für deutsche Sprache brachten es im Jahr 2016 z. B. Marie bei den Mädchen nur auf etwa 3 Prozent, Elias bei den Jungen auf gut ein Prozent der vergebenen Vornamen. Allerdings gibt es große regionale Unterschiede und es kann immer noch zu lokalen Häufungen kommen. Wer vermeiden will, dass sein Kind einen in der Umgebung weit verbreiteten Namen tragen wird, sollte den Kindergarten- oder Spielplatztest machen: Achten Sie darauf, wie die Kinder gerufen werden, dann haben Sie einen Überblick über die Trends in Ihrem Umfeld.

»Die beliebtesten Namen tauchen seltener auf, als manche glauben. Ich bin Lehrerin und habe noch nie erlebt, dass ein Name öfter als zweimal in einer Klasse vorkam.«
Patricia auf Eltern.de

Über 500 Neuheiten wurden von der Gesellschaft für Deutsche Sprache auf Anfrage von Eltern für das Jahr 2016 in die Liste der möglichen Vornamen aufgenommen. Darunter befanden sich Elfina und Lunis für Mädchen sowie Pims und Ulme für Jungen. Bei diesen Namen ist die Gefahr der Verwechslung, die viele Eltern für ihr Kind fürchten, ausgeschlossen. Mit seltenen Namen betonen Eltern die Einmaligkeit und Individualität ihres Kindes und sie vermeiden, dass das Geburtsjahr sich schon aus dem Vornamen erschließt. Außerdem bleibt ein ungewöhnlicher Name eher im Gedächtnis haften, das kann in der Schule oder im Beruf ein Vorteil sein.

Doch trotz des ungebrochenen Trends zur Individualität gibt es viele Argumente, die für einen geläufigen Namen sprechen: Ihr Kind wird damit innerhalb einer Gruppe nicht auffallen – ein Punkt, der vielen Kindern wichtig ist. Es wird keine Probleme mit Aussprache und Schreibweise geben, denn der Name wird in der Regel richtig verstanden und geschrieben werden. Und – wie der Namenforscher Knud Bielefeld treffend bemerkt – Namen werden schließlich deshalb zu Modenamen, weil viele Menschen dem Namen gegenüber positiv eingestellt sind.

Ein oder mehrere Vornamen?

Die meisten Kinder in Deutschland tragen heute einen oder zwei Vornamen, wobei in Süddeutschland geringfügig häufiger zwei Namen gewählt werden und in West- und Norddeutschland etwas öfter ein Name. Mehr als

drei Vornamen sind in Deutschland selten und mehr als fünf werden von den meisten Standesämtern nicht zugelassen.
Dass überhaupt mehrere Vornamen für ein Kind vergeben werden, ist aus einer Modeerscheinung des 17. Jahrhunderts entstanden. Damals stieg die Bevölkerungszahl, doch »neue« Namen waren schwer zu finden. Adel und die wirtschaftlich führende Oberschicht bestimmten die Namensmoden und begannen, weil sie nicht auf traditionelle Namen verzichten wollten, ihren Kindern mehrere Namen bzw. Doppelnamen zu geben.

Heute werden zwei oder drei Vornamen häufig dann vergeben, wenn die Eltern einen passenden Namen für ihr Baby gefunden haben, aber gern den Taufpaten, die Großeltern oder einen anderen lieben Menschen mit der Namensvergabe ehren wollen. In manchen Familien hat es Tradition, dass der erste Sohn als zweiten Namen den des Großvaters väterlicherseits trägt. Die erste Tochter wiederum bekommt als zweiten Vornamen den der Großmutter mütterlicherseits.

Bedeutung, Tradition und Identität

Bei fast jeder Namenssuche werden diese drei Aspekte irgendwann eine Rolle spielen. Zwar fragen viele Eltern erst nach der Bedeutung eines Namens, wenn sie einen gefunden haben, der besonders gefällt. Halten sie dann die Bedeutung für passend, bestärkt sie das in ihrer Wahl. Es ist aber durchaus ein Ansatzpunkt für die Namenssuche, sich zunächst zu fragen, welche Bedeutung Sie sich wünschen würden oder zutreffend fänden.

Ob das Kind einen traditionellen bzw. klassischen oder einen modernen Namen bekommen soll, wird oft vorab entschieden. Einige Namen umfassen beide Komponenten, wie z. B. Alexander oder Paul, Maria oder Sophie. Für andere traditionell deutsche Namen wie Winfried, Gunther, Alma und Irmgard gilt das allerdings nicht. Sie werden ganz bewusst von Eltern gewählt, die einen traditionellen Namen für ihr Kind vorziehen. Wählen Eltern einen international gebräuchlichen Namen aus, ist das ebenfalls oft eine Grundsatzentscheidung, z. B. weil sie in einem internationalen Umfeld leben und arbeiten und wissen, dass ihr Kind es später mit einem solchen Namen leichter hat.

Für viele Familien mit Migrationshintergrund spielt der Aspekt der Identität heute eine besondere Rolle. Sie möchten sich vielleicht an die deutschen Gepflogenheiten anpassen und gleichzeitig das Ursprungsland mit in die Namensgebung einbinden. Das ist keine leichte Aufgabe. Ein zweiter Name kann in einem solchen Fall die Lösung bieten. Eine Möglichkeit ist in diesem Zusammenhang, zwei Namen mit gleicher Bedeutung zu wählen, wie Shankar Felix oder Josef Ossip.

Gesetzliche Regelungen

Nach deutschem Recht ist jede Geburt innerhalb einer Woche dem zuständigen Standesbeamten zu melden, in der Regel wird dann auch der Name eingetragen. Der Vorname ist ebenso wie der Familienname eine bindende rechtliche Festlegung und darf nicht willkürlich verändert werden. Nachträgliche Änderungen des Vornamens sind mit einem immensen Aufwand verbunden. Ist die Namensfrage bei der Geburt noch nicht geklärt, können die Eltern den Vornamen aber innerhalb eines Monats nachtragen lassen.

Es gibt verschiedene Kriterien, die die Standesbeamten bei ihrer Entscheidung darüber beachten müssen, ob es sich um einen zulässigen Namen handelt oder nicht *(siehe Kasten auf Seite 10)*. In Zweifelsfällen entscheiden in Deutschland außerhalb der Gerichte zwei Stellen: die Gesellschaft für deutsche Sprache in

Was gilt als Name?

Generell gilt, dass Vornamen als solche eindeutig erkennbar sein müssen. Bezeichnungen, die ihrem Wesen nach keine Vornamen sind, werden häufig abgelehnt:

- Die Vergabe von Produkt- oder Firmennamen wie Renault oder Microsoft, die nur als solche bekannt sind, ist ausgeschlossen.
- Ebenso unzulässig sind Einzelbezeichnungen von Gegenständen, Eigenschaften oder dergleichen, z. B. Sesselchen, Putzig oder Freude. Davon ausgenommen sind Namen, die schon seit Jahrhunderten in Gebrauch sind, wie z. B. Ernst.
- Bei fremdsprachigen Namen, die im Ursprungsland als Vorname allgemein gebräuchlich sind, werden Ausnahmen gemacht, vor allem bei Edelsteinen und Pflanzen, z. B. Pearl, Jade, Rose. Deutsche Bezeichnungen sind problematischer. Blumennamen wie Jasmin machen in der Regel keine Probleme, da sie als Vorname erkannt werden.
- In Fällen, in denen das Geschlecht nicht eindeutig aus den Namen hervorgeht, wie z. B. Kai oder Ike, muss das Kind einen zweiten, eindeutig zuzuordnenden Vornamen bekommen: z. B. Kai Annika oder Ike Holger.
- Der Gesetzgeber und der gute Geschmack verbieten es, dem Kind einen verunglimpfenden oder lächerlichen Namen zu geben, wie z. B. Satan, Kain, Hinkebein oder Nervensäge.
- Geografische Bezeichnungen wie Andalusia oder Ebro sind normalerweise nicht erlaubt.
- Familiennamen sind als Vornamen eigentlich nicht zugelassen, es gibt jedoch Ausnahmen. So hat z. B. der Bundesgerichtshof entschieden, dass bestimmte Familiennamen durchaus als zweiter Vorname eingetragen werden dürfen. Allerweltsnamen wie Meier, Müller usw. sind dafür jedoch als ungeeignet befunden worden.

Probleme bei der Eintragung verursachen manchmal Namen aus fremden Kulturen. Doch wenn der Namensgeber glaubhaft nachweist, dass der Vorname im Ursprungsland geläufig ist, wird er heute meist zugelassen.

Wiesbaden und die Namensberatungsstelle der Universität Leipzig (Adressen im Anhang). Dort können Sie auch Namensgutachten bestellen.
In der Schweiz und in Österreich ist die Vornamenvergabe ähnlich geregelt wie in Deutschland. In Österreich ist es jedoch nur notwendig nachzuweisen, dass der Vorname als solcher gebräuchlich ist und dem Geschlecht des Kindes entspricht. Die Zahl der Vornamen ist nicht beschränkt. Die Eltern haben bis zu einem Monat nach der Geburt Zeit, dem Standesamt den Namen für die Geburtsurkunde zu melden. In der Schweiz muss das bereits innerhalb von drei Tagen nach der Geburt erfolgen.

Die Namen in diesem Buch

Es gibt inzwischen so viele unterschiedliche Vornamen – bei der Gesellschaft für deutsche Sprache sind über 33 000 Vornamen registriert –, dass ich eine Auswahl treffen musste. Bei den Namenseinträgen habe ich mich bemüht, wo es möglich war, Ihnen Zusatzinformationen an die Hand zu geben. Sie finden Wissenswertes über Herkunft, Bedeutung und Gebrauch des Vornamens, z. B. wann und wie er nach Deutschland gekommen ist, zu welcher Zeit er besonders beliebt war oder ob er gerade in Mode ist. Besonders wichtige oder häufige Namen wurden nach folgenden Merkmalen eingeteilt: klassisch, traditionell, international, biblisch. Für manche Vornamen treffen gleich mehrere dieser Kriterien zu.

Zudem habe ich für viele Namen bekannte Namensträger aufgeführt. Sie sollen auch als Beispiele dafür dienen, wie der Vorname zu unterschiedlichen Nachnamen passt. Bei internationalen Namen erfahren Sie zudem, in welchen Ländern sie gebräuchlich sind. Am Ende jedes Eintrags finden Sie verschiedene Varianten des Namens.

Ein Wort zu den verwendeten Statistiken

In Deutschland gibt es, anders als in vielen anderen Staaten, keine amtliche Vornamenstatistik. In quasi offiziellem Auftrag fungiert jedoch die Gesellschaft für deutsche Sprache. Ihren Listen liegen Meldungen von repräsentativ ausgewählten Standesämtern zugrunde. In die Auswertung fließen alle eingetragenen Namen gleichwertig ein, also auch die Zweit- und Drittnamen.

Für einen Teil der Statistiken und für Informationen über Gebrauch, Häufigkeit und Trends bei Vornamen seit Ende des 19. Jahrhunderts bezieht sich das Buch auf die Erhebungen von Knud Bielefeld, der seit vielen Jahren private Vornamenforschung betreibt und seine Ergebnisse auf seiner interessanten Webseite www.beliebte-vornamen.de veröffentlicht. Er nutzt als Datenquelle etwa 300 Geburtskliniken und Geburtshäuser aus allen Bundesländern sowie einige Standesämter. Die ersten und zweiten Vornamen erfasst Knud Bielefeld allerdings getrennt, alle weiteren Vornamen fließen nicht in die Statistik ein. Dadurch ergeben sich interessante Unterschiede zu den Statistiken der Gesellschaft für deutsche Sprache.

Viel Spaß bei der Namensuche und viele schöne Entdeckungen!

Der Namenfinder

Geschichten darüber, wie andere Eltern einen schönen oder ausgefallenen Namen für ihr Baby gefunden haben, helfen verzweifelten Namenssuchern oft gar nicht weiter. Wenn Ihnen kein passender Name einfällt oder Sie sich mit Ihrem Partner nicht einigen können, sollten Sie Ihr Augenmerk auf einige Wegweiser richten, die Ihnen Orientierung im Namensdschungel geben. Ich schlage Ihnen unterschiedliche Ausgangspunkte vor, von denen aus Sie die Welt der Vornamen erforschen können, um am Ende beim passenden anzukommen. Natürlich gelten auch hier dieselben Kriterien in Bezug auf Bedeutung und den Klang eines Namens, die verschiedenen Schreibweisen oder die Kombination von Vor- und Nachname.

Ausgangspunkt: Baby

1 Die Zeugung des Kindes

- ***Ort: Wo waren Sie, als es passiert ist?***

Gibt es bekannte historische oder fiktive Figuren, die in Verbindung mit diesem Ort stehen?
Beispiele für Assoziationen: Rhein – Lore(lei); Potsdam – Luisa (Königin Luise); Berlin – Friedrich, Fritz (Friedrich der Große); Rom – Julius (Gaius Julius Cäsar); Stockholm – Silvia (schwedische Königin)

Welche Namen fallen Ihnen im Zusammenhang mit dem Ort spontan ein?
Beispiele: Spanien – Juana, Carmen; Frankreich – Franka, Frank; Florida – Flora, Florian; im Hafen – Marina; im Auto (Opel) – Layla

- ***Zeitpunkt: Wann ist es passiert?***

Beispiele: Weihnachten – Christian; April – Avril; Juni – June; Juli – Juli; 4. Dezember: Barbara (für jedes Datum gibt es Namenstage)

2 Die Geburt des Kindes

Die Fragen sind ähnlich, können natürlich aber erst beantwortet werden, wenn das Baby auf der Welt ist.

- ***Ort: Wo kam das Kind zur Welt?***

Beispiele: Rettungswagen – Malte (Malteser), Johanna (Johanniter); Klinik – Josie (St. Josephs Krankenhaus), Lisa (Elisabeth-Stift); ungeplant – im Garten: Flora, zu Hause: Dominik

- ***Zeitpunkt: Wann kam das Kind zur Welt?***

Beispiele: Ostern – Pascal; Ferienzeit – Holly; Januar – Janus; März – Marcia; 1. Juni – Justin (als Beispiel für die Wahl des Namens entsprechend des Namenstags)

3 Wünsche für das Kind

Es gibt in vielen Sprachen Namen, die übersetzt Glück, Freude, Freundlichkeit und ein gutes Leben verheißen.
Beispiele: Glück – Beate, Felix, Said; Lachen – Basma; Besitz, Reichtum – Aurelia, Edwin; Macht – Sigmar, Mathilde; Schönheit – Manju, Belinda

4 Das Kind in der Geschwisterreihe

In romanischen Ländern ist es durchaus üblich, die Jungen durchzunummerieren (Primo, Segundo etc.). Wer solchen Überlegungen nicht folgen will, kann trotzdem auf die (vielleicht noch fiktive) Geschwisterreihe blicken. Es lassen sich herrliche Reihen bilden. Ein Beispiel: Bruno – Leo – Arno; Cathrin – Carl – Carina; Armin – Ortwin – Pippin. Sie können sich dabei an An- und Ablauten orientieren sowie an der Herkunft der Namen (traditionell, klassisch, international etc.) Der Vorteil einer Reihenbildung: Haben Sie den Namen für Ihr erstes Kind gefunden, wird Ihnen die Namenswahl bei den Geschwistern leichter fallen.

Ausgangspunkt: Eltern

1 Ein Ereignis, das für die Eltern als Paar wichtig ist

- ***Kennenlernen: Wann, wo oder durch wen wurden Sie einander vorgestellt? Spielte dabei z. B. ein Lied, ein Bild oder ein Buch eine Rolle?***

Musik spielt oft eine Rolle in Beziehungen und es gibt viele Liedtitel mit Namen: Lucy, Magdalena, Suzanne, Emanuela, Carolina, Jack, Karl, Daniel, Nigel, Kurt, Ben, Denis. Hierzu können Sie gut im Internet recherchieren. Wenn in Ihrer Beziehung ein bestimmtes Buch eine besondere Rolle spielt, werden Sie auch darin eine reiche Auswahl an Vornamen finden.
Sie können auch den Namen der Person, die Sie miteinander bekannt gemacht hat, in Betracht ziehen.

- ***Datum und Ort der Hochzeit***

Als Beispiele für das Datum können die Namenstage herhalten: Valentinstag – Valentin, Valentina; Martinstag – Martin, Martina. Für den Ort sind Sie auf Assoziationen mit Personen oder Ereignissen angewiesen, Umwege über Fremdsprachen können sich lohnen, z. B.: im Italienurlaub – Bella, Mario; in Stockholm – Alfred; beim Motorradfahren in Kalifornien – Peter (nach Peter Fonda, Easy Rider)

2 Der engere Familienkreis

Denken Sie dabei daran, dass in unseren Ohren altmodische Namen manchmal durch kleine Kniffe modernisiert werden können, so wird aus dem Karl des Vaters eine Carla oder Carola, aus der Großmutter Grete vielleicht eine Margret oder Greta, aus Onkel Hans ein eleganter Jean.

3 Die Herkunft der Familie

Kommen Ihre Vorfahren aus einem anderen Land? Überlegen Sie, ob der Name Ihres Babys daran erinnern soll.

Ausgangspunkt: Namenspate

Ein sogenannter Namenspate ist eine Person, die das Kind durch das Leben begleiten oder die ihm ein Vorbild sein soll. Als Namenspate können Sie auch jemanden wählen, der für Sie als Eltern eine wichtige Bedeutung hat.

1 Taufpaten

Der Name des Taufpaten wird in vielen Familien traditionell als Zweit- oder Drittname für das Kind gewählt.

2 Geschätzte Vorfahren

Wem die Uroma besonders am Herzen liegt oder der geschätzte Urgroßonkel, möchte diese Zuneigung vielleicht durch die Wahl des Kindernamens bekräftigen.

3 Enge Freunde und persönliche Vorbilder

4 Prominente Vorbilder aus Literatur, Film oder dem öffentlichen Leben

> Sammeln Sie erst einmal alle Namen, die überhaupt infrage kommen könnten. Erst in einem zweiten Schritt sollten Sie aussortieren – auch Namen, die Ihnen eigentlich nicht gefallen, können Sie auf eine Idee bringen!

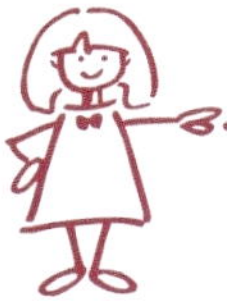

A

Abigail biblisch – hebräisch für »Vaterfreude«, in USA und Australien sehr beliebt, z. B. Abigail Fisher (amerikanische Skirennläuferin), Abbie Cornish (australische Filmschauspielerin). Auch: *Abigal, Abby, Abbie*

Ada Kurzform von Adelheid

Adah hebräisch für »Schmuck, Helligkeit«

Adalie französische Form von Adele. Auch: *Adeline*

Adele traditionell – althochdeutsch, von adal »edel, vornehm«. Auch: *Adela, Adella*

Adelgard althochdeutsch, von adal »edel, vornehm« und gart »Schutz«

Adelgunde althochdeutsch, von gund »Kampf«. Auch: *Adelgonda, Adelgundis, Aldegunde*

Adelheid traditionell – althochdeutsch für »von edlem Wesen«, seit dem Mittelalter bekannt und bis in die 1950er-Jahre gebräuchlich, z. B. Adelheid Arndt (Schauspielerin)

Adelina französische Form von Adela. Auch: *Adeline*

Adelmut althochdeutsch, von muot »Gesinnung, Mut«. Auch: *Adelmute, Almut, Almuth*

Adeltraut althochdeutsch, von trud »Kraft, Stärke« oder trut »vertraut, lieb«. Auch: *Adeltrud, Adeltrude, Adeltraude*

Adesina afrikanisch für »Mein Kommen bereitet den Weg«

Adonia hebräisch, von adon »Herr«

Adorna englisch/mittelenglisch für »verschönern«

Adriana italienisch/lateinisch für »aus der Stadt Adria stammend«, auch in Südamerika und den USA gebräuchlich, z. B. Adriana Ambesi (italienische Schauspielerin), Adriana Lima (brasilianisches Model). Auch: *Adriane, Aria, Adrienne*

Affrica englisch/angelsächsisch, von freond »geliebt, frei«, Name einer Königin der Isle of Man im 12. Jahrhundert

Afra traditionell – lateinisch für »die Afrikanerin«, in Süddeutschland gebräuchlich: Die hl. Afra ist die Schutzpatronin der Stadt Augsburg.

Agape griechisch für »reine Liebe«

Agatha traditionell + international – griechisch, von agathos »gut«, in vielen europäischen Ländern gebräuchlich, bekannt durch die hl. Agatha, bereits im Mittelalter verbreitet, nach 1940 selten vergeben, z. B. Agatha Christie (englische Schriftstellerin). Auch: *Agathe, Agda*

Agia griechisch für »heilig«. Auch: *Ayia*

Aglaia griechisch für »Glanz«. Auch: *Aglaja, Aglae*

Agnes klassisch – griechisch für »keusch, rein«, bekannt duch die hl. Agnes, Schutzpatronin der jungen Mädchen, die der Sage nach im Traum ihren Ehemann erblicken, wenn sie am Agnestag (2. März) fasten, um 1900 recht beliebt, nach 1950 kaum noch vergeben, z. B. Agnes Windeck (Schauspielerin), Agnes Sapper (Schriftstellerin)

Agneta schwedisch für Agnes. Auch: *Agnetha*

Ahimsa indisch/sanskritisch für »Gewaltlosigkeit«

Ahulani polynesisch für »himmlischer Schrein«, in Hawaii sehr gebräuchlich

Aida griechisch für »Äthiopierin«, die Figur wurde geschaffen von Auguste Mariette, der 1870 das Libretto zur gleichnamigen Oper schrieb.

Aila finnisch für Helga

Ailke niederländisch, Sonderform von Adelheid

Aina finnisch für »die Einzigartige«, z. B. Aina Kemanis (Sängerin/Flötistin)

Aischa arabisch für »lebendig, lebenslustig«, sehr gebräuchlich und beliebt in der gesamten muslimischen Welt, Name einer Frau Mohameds, z. B. Aisha Taylor (amerikanische Schauspielerin). Auch: *Aisha, Ayesha, Ayse*

Aiyana Herkunft umstritten, vermutlich indianisch oder äthiopisch für »ewige Blüte«

Ajda türkisch, aus dem Farsi: »groß, stark«, z. B. Ajda Pekkan (türkische Popsängerin)

Ajdina arabisch für »strahlend, glänzend«

Akako japanisch für »rot«. Diese Farbe bedeutet in Japan Glück und Freude.

Aki japanisch für »Herbst«

Akira japanisch für »klug«

Akulina russisch, von lateinisch aquila »Adler«

Alamea polynesisch für »kostbar«

Alana international – z. B. keltisch (aus dem Volk der Alanen), polynesisch (erwachend), in Großbritannien und USA beliebt; in Deutschland Markenname (Babykleidung). Auch: *Alanis* (z. B. Alanis Morissette, kanadische Popsängerin), *Alaina*, *Alanna*, *Alayna*

Alaula polynesisch für »Licht der Mörgenröte«

Alba italienisch/lateinisch für »weiß, rein«, italienisch für »Sonnenaufgang«, Name einer italienischen Stadt

Alberta traditionell + international – althochdeutsch, von adal »edel« und beraht »strahlend«, weibliche Form von Albert, heute eher selten vergeben, z. B. Alberta von Puttkamer (Dichterin), Alberta Watson (kanadische Schauspielerin). Auch: *Alberte*, *Albertina*, *Albertine*

Albina international – lateinisch für »weiß« oder von althochdeutsch alb »Elfe« und wini »Freund«, z. B. Albina Akhatova (russische Biathletin). Auch: *Albine*, *Albinia*, *Albana*

Alda Kurzform von Namen mit Adel- und Adal-. Auch: *Aldina*, *Aldine*

Alea eigenständige Kurzform von Eulalie

Aleida international – niederdeutsche Sonderform von Adelheid, lateinisch für »beflügelt«, z. B. Aleida Assmann (Kulturwissenschaftlerin), Aleida Guevara (kubanische Politikerin). Auch: *Alida*

Alena tschechisch, Kurzform zu Magdalena. Auch: *Alene*

Alenica russische Form von Elena

Alessia italienische Kurzform von Alexandra, in Italien sehr beliebt und häufig

Alev türkisch für »Flamme«

Alexa Kurzform zu Alexandra. Auch: *Alexia*, *Alexis*

Alexandra klassisch + international – griechisch für »schützend«, die weibliche Namensform war bis 1850 nicht gebräuchlich, kam erst durch den Neoklassizismus in Mode, in Deutschland in den 1970ern sehr populär, z. B. Alexandra alias Doris Nefedov (Schlagersängerin), Alexandra Maria Lara (Schauspielerin). Auch: *Alessandra*, sehr beliebter Schweizer Vorname

Algethe nordische Form von Adalgard. Auch: *Algeth*

Algoma indianisch für »Blumental«

Alice international – englisch, Kurzform von Elisabeth, Adelheid und Alexandra, wurde durch das Buch »Alice im Wunderland« von Lewis Carroll auch bei uns bekannt, z. B. Alice Schwarzer (Journalistin), Alice Munro (kanadische Schriftstellerin). Auch: *Alisa*, *Alix*

Alika swahili für »Mädchen, das alle an Schönheit übertrifft«

Alima arabisch für »die Wissende«, z. B. Hajia Alima Mahama (Politikerin aus Ghana)

Alina schwedisch und ungarisch für Helene, seit Mitte der 1980er vergeben und seit Mitte 1990 unter den beliebtesten Mädchennamen ganz vorn, z. B. Alina Astafei (Leichtathletin), Alina Pogostkina (Geigerin). Auch: *Aline*

Alisha indisch, aus dem Sankrit: »die Beschützte«. Auch: *Alischa*

Alison international – englisch, z. B. Alison Moyet (britische Popsängerin), Alison Jackson (britische Fotografin). Auch: *Allison*, *Alyson*, *Allyson*

Alita niederländische Kurzform von Adelheid

Aliya hebräisch für »der Aufstieg«, arabisch für »die Erhabene«. Auch: *Aalia*, *Aliyah*, *Aaliyah*, z. B. Aaliyah Haughton (amerikanische Sängerin)

Aliza hebräisch für »Freude«, z. B. Aliza Olmert (israelische Bildhauerin). Auch: *Alisa*

Alke Sonderform von Namen mit Adal-, Adel-. Auch: *Alkje*

Allegra italienisch für »die Lebhafte«

Alma international + traditionell – gotisch für »tüchtig, tapfer«, spanisch für »Seele, Herz, Gemüt«, z. B. Alma Mahler-Werfel (österreichische Künstlerin), Alma Rogge (Schriftstellerin)

Almut traditionell – althochdeutsch, von adal »edel« und muot »Gesinnung, Mut«, relativ zeitloser Name, z. B. Almut Rößler (Organistin). Auch: *Adelmuthe*, *Adelmute*, *Almuth*

Aloisia althochdeutsch, von alwisi »sehr weise«. Auch: *Aloisa*

Alrun Kurzform von Adelrune. Auch: *Alrune, Alruna*

Alva lateinisch, von alba »weiß«, z. B. Alva Myrdal (schwedische Friedensnobelpreisträgerin)

Alwara althochdeutsch, von al »ganz« und wara »Schutz«. Auch: *Alvara*

Amabella lateinisch für »die Liebenswerte«. Auch: *Amabel, Amabilia*

Amalgard althochdeutsch, von amal »tapfer« und gart »Schutz«

Amalgund althochdeutsch, von amal »tapfer« und gund »Kampf«. Auch: *Amalgunda, Amalgundis*

Amalie traditionell – vom ostgotischen Königsgeschlecht der Amaler und bedeutet so viel wie »Beschützerin der aus dem Königsgeschlecht der Amaler stammenden«. Seit dem Mittelalter bekannt und durch Schillers Drama »Die Räuber« wiederbelebt, z. B. Amalie Dietrich (Zoologin), Amalie Pinkus (schweizerische Frauenrechtlerin). Auch: *Amalia, Amelia*

Amanda international – lateinisch für »die Liebenswerte«, z. B. Amanda Coetzer (südafrikanische Tennislegende), Amanda Lear (britische Popsängerin)

Namensmoden um 1500

Im 16. Jahrhundert wurden durch Luthers Bibelübersetzung Namen aus dem Alten Testament populär: Elias, Jonas, Jeremias und die Namen aller anderen Propheten waren damals bei den Protestanten sehr beliebt. Die Besinnung auf die römische und griechische Klassik führte gleichzeitig bei den gebildeten Schichten dazu, dass Mädchen Cornelia, Felicitas oder Sabine genannt wurden und Jungen Julius, Claudius oder Achill.

Amaranthe griechisch für »nicht welkend«

Amata lateinisch für »Geliebte«

Amber englisch für »Bernstein«, viele amerikanische Schauspielerinnen heißen so

Amelie international – Sonderform von Amalie, im 16. Jahrhundert hießen viele weibliche Romanheldinnen so, bis heute vor allem beim Bildungsbürgertum beliebt, bekannt vom Titel des Films »Die wunderbare Welt der Amélie« (2004) und seit 2000 auf dem Weg in die absolute Spitzengruppe der Mädchennamen, z. B. Amelie Fried (Schriftstellerin), Amélie d'Orleans (portugiesische Königin). Auch: *Amelia*

Amina arabisch für »Vertrauen, Zutrauen«, Name der Mutter Mohammeds. Auch: *Aminah*

Aminta altgriechisch für »Beschützerin«, Name eines Stücks von Torquato Tasso (1573)

Amira arabisch für »Prinzessin, Gebieterin«, nicht nur in der islamischen Welt beliebt, auch bei uns mittlerweile unter den Top 200 der Namenshitlisten, z. B. Amira Casar (englische Schauspielerin)

Amke friesische Kurzform von Namen mit Amal-

Amrita sanskritisch für »Unsterblichkeit«, z. B. Amrita Rao (indische Schauspielerin). Auch: *Amrit*

Amy englische Form von Aimée (Geliebte), seit 2000 immer häufiger vergeben, inzwischen unter den Top 50 der populären Mädchennamen, z. B. Amy Lou Adams (amerikanische Schauspielerin), Amy Winehouse (englische Popsängerin)

Anaïs griechisch für »fruchtbar«, z. B. Anaïs Nin (französische Schriftstellerin)

Anastasia international – griechisch für »Auferstehung«. In Russland beliebt, die jüngste Tochter des letzten russischen Zaren hieß so. Auch: *Anastacia, Anastassja, Asta*

Andie englisch, Kurzform von Andrea, z. B. Andie MacDowell (amerikanische Schauspielerin)

Andra lettische Kurzform von Alexandra

Andrea international + klassisch – weibliche Form von Andreas, von griechisch für »mannhaft, tapfer«, in Deutschland seit dem 18. Jahrhundert gebräuchlich, Modename der 1950er bis 1970er, z. B. Andrea Sawatzki (Schauspielerin), Andrea Ypsilanti (Politikerin). Auch: *Andreana*

Andrée französische Form von Andrea

Angela international + klassisch – aus dem Lateinischen: »weiblicher Engel«, kam nach 1910 nach Deutschland, sehr beliebt um 1960, nach 1995 kaum noch vergeben, z. B. Angela Merkel (Bundeskanzlerin), Angela Carter (britische Schriftstellerin), Angela Davis (amerikanische Bürgerrechtlerin). Auch: *Aniela*

Angelika klassisch – aus dem Lateinischen: »weiblicher Engel«, bereits im 16. Jahrhundert in Gebrauch, im 19. und 20. Jahrhundert durchgängig vergeben, der häufigste Mädchenname Mitte der 1950er, heute eher selten gewählt, z. B. Angelika Domröse (Schauspielerin), Angelika Kallwass (TV-Moderatorin). Auch: *Angelica*, *Anjelica*

Angelina Sonderform von Angelika, seit Ende der 1980er-Jahre populär und seit 2003 sehr beliebt, z. B. Angelina Jolie (amerikanische Schauspielerin)

Aniela polnische Form von Angela

Anila indisch, aus dem Sanskrit: »Wind«

Anisha indisch, aus dem Sanskrit: »immerwährend«, Beiname des Gottes Vishnu

Anita international – ursprünglich spanische Koseform von Anna, in Europa weit verbreitet, z. B. Anita Wachter (österreichische Skirennläuferin), Anita Ekberg (schwedische Schauspielerin), Anita Mund (Malerin)

Anja russische Form von Anna, von 1965 bis 1980 überaus beliebt, heute dagegen eher selten vergeben, z. B. Anja Charlet (Moderatorin), Anja Dittmer (Triathletin)

Anke niederdeutsche, slawische und ungarische Form von Anna, zwischen 1930 und 1990 durchgängig vergeben, konstant beliebt, aber nie auf den Spitzenplätzen, z. B. Anke Engelke (Komikerin), Anke Huber (Tennisspielerin). Auch: *Anka*

Ann international – Kurzform von Anna, meist als Teil von Doppelnamen vergeben (Ann-Sophie, Ann-Katrin), besonders beliebt von 1985 bis 1995, inzwischen weniger häufig, z. B. Ann-Kathrin Kramer (Schauspielerin), Ann Kathrin Linsenhoff (Dressurreiterin), Ann Dvorak (amerikanische Schauspielerin)

Anna biblisch + international – hebräisch für »Gnade, Zuneigung Gottes«. Die weite Verbreitung des Namens beruht auf der Verehrung der hl. Anna, der Mutter Marias, Schutzpatronin der Ehe, der Mütter, Witwen und Armen, erst ab dem 16. Jahrhundert als Taufname gebräuchlich, zahlreiche Varianten und Ableitungen in allen Sprachen. In Deutschland seit Beginn der Namensstatistiken durchgängig beliebt, zwischen 1920 und 1980 allerdings nicht auf Spitzenplätzen, inzwischen wieder unter den beliebtesten Mädchennamen überhaupt, z. B. Anna Seghers (Schriftstellerin), Anna Gavalda (französische Schriftstellerin), Anna Wintour (amerikanische Modepäpstin). Auch: *Anne*

Annabella von Anna und lateinisch bella »schön«. Auch: *Annabell*, *Anabel*, *Amabel*

Annabritt von Anna und Britt (schwedische Kurzform zu Brigitte)

Annalena von Anna und (Magda)lena. Auch: *Annalene*, *Annelene*, *Annelena*

Annamira von Anna und Mira (Mirabella)

Annegret von Anne und (Mar)gret, einer der beliebtesten Doppelnamen zwischen 1940 und 1950, seit 1980 kaum noch gewählt

Annekatrin von Anne und einer Kurzform von Katharina. Auch: *Annkatrin*, *Annakatharina*, *Annakatrin*

Annelie schweizerisch-alemannische Sonderform von Anna

Anneliese aus Anna und Liese (von Elisabeth), in den 1950ern zusammen mit Annemarie einer der beliebtesten Doppelnamen

Annelotte zusammengezogen aus Anna und Liselotte

Anneluise aus Anna und Luise. Auch: *Annaluise*, *Annaluisa*

Annemarie in den 1950ern und frühen 1960ern beliebtester Doppelname mit dem Erstelement Anne. Auch: *Annamaria*

Annerose von Anne und einem auf -rose endenden Vornamen

Annette international – französische Sonderform von Anna, kam um 1940 in Mode, in den 1960ern sehr beliebt und nach 1990 kaum noch gewählt, z. B. Annette von Arentin (Moderatorin), Annette von Droste-Hülshoff (Schriftstellerin), Annette Schavan (Bundesbildungsministerin). Auch: *Annett*

Annik Kurzform von Annika, z. B. Annik Wecker (Backvirtuosin und Autorin)

Familienname als Zweitname

Bei nicht verheirateten Eltern gibt es oft heiße Diskussionen darüber, welchen Familiennamen das Kind bekommen soll. Die neueste Rechtsprechung in Sachen »Familienname als Zweitname« kann in so einem Fall weiterhelfen – zumindest, wenn es nicht um Allerweltsnamen wie Müller, Meier, Schulze geht. Nach Ansicht des Bundesgerichtshofs seien diese als Vornamen verwendet nämlich nicht geeignet, »dem Kind die mit dem Vornamen einhergehende Identitätsfindung und Individualisierung zu ermöglichen.« Der Familienname »Lütke« wurde jedoch als geeignet betrachtet und als Zweitname zugelassen. *(Quelle: ELTERN)*

Annika international – schwedische Sonderform zu Anna, kam in den 1970ern in Mode und hält sich seitdem auf den vorderen Plätzen der Namenshitlisten, z.B Annika Bryn (schwedische Schriftstellerin)

Annouck slawische Sonderform von Anna, auch in Frankreich verbreitet. Auch: *Annouk, Anouk*

Annunziata alter italienischer Name, lateinisch für »die Angekündigte«, Beiname der hl. Maria

Ansgard althochdeutsch für »unter Gottes Schutz«

Anthea aus dem Griechischen: »Blume«

Antigoni neugriechisch, nach der Antigone der griechischen Sage

Antje niederländische Sonderform von Anna, zwischen 1940 und 1980 durchgängig beliebt, seit 1990 völlig aus der Mode, z. B. Antje Buschschulte (Schwimmerin), Antje Hagen (Schauspielerin), Antje Kühnemann (TV-Moderatorin)

Antonia international – von Antius, einem römischen Geschlechternamen, durch die hl. Antonia von Brescia beliebt, ab dem 18. Jahrhundert in ganz Europa verbreitet, in Deutschland seit Mitte der 1960er häufiger vergeben, seit Mitte der 1990er ziemlich beliebt, z. B. Antonia Hilke (TV-Journalistin), Antonia Pozzi (italienische Dichterin), Antonia Rados (österreichische Journalistin). Auch: *Antonie, Antonina, Antonietta, Antoinette*

Anuschka slawische Sonderform von Anna. Auch: *Anouschka, Anuscha*

Anusha indisch, sanskritisch für einen Sternennamen, z. B. Anusha (indisches Modelabel)

Appolonia griechisch für »die dem Gott Apollo Geweihte«, verbreitete sich im Mittelalter durch die Verehrung der hl. Apollonia

Arabella spanisch für »kleine Araberin«, z. B. Arabella Kiesbauer (Moderatorin)

Araminta englisch, nach einer Figur des Dichters John Vanbrugh

Aranka ungarische Form von Aurelia

Arantxa baskische Kurzform von Arántzazu, vom gleichnamigen Marienheiligtum im Baskenland

Aretha englisch/amerikanisch, aus dem Griechischen: »Tugend«, z. B. Aretha Franklin (amerikanische Soulsängerin). Auch: *Areta*

Ariadne griechisch für »die Singende«; in der griechischen Mythologie Tochter des kretischen Königs Minos, die Theseus einen Faden gab, damit er aus dem Labyrinth des Minotaurus zurückfinden konnte. Auch: *Ariane, Arianna*

Ariella italienisch, weibliche Form von Ariel. Jüngst durch die gleichnamige Meerjungfrau in Disneys Spielfilm populär geworden. Auch: *Ariela, Ariell, Arielle*

Arista griechisch für »die Beste«

Arka Kurzform von althochdeutschen Namen mit arn »Adler«

Arlene englisch/keltisch für »Liebespfand«

Arlette französisch/althochdeutsch, von hari »Heer«

Arna althochdeutsch, von arn »Adler«. Auch: *Arnka*

Arndis althochdeutsch, von dis »Schutzgöttin«

Arnhild althochdeutsch, von arn »Adler« und hiltia »Kampf«. Auch: *Arnhilde, Arhild*

Aruna indisch, aus dem Sanskrit: »Morgenröte«

Asbirg skandinavische Form von Ansberga

Asgard skandinavische Form von Ansgard

Asha indisch, aus dem Sanskrit: »Hoffnung, Sehnsucht«, z.B. Asha Bhosle (berühmte indische Sängerin)

Ashira hebräisch für »die Wohlhabende«

Asja russisch, Sonderform zu Anastasia. Auch: *Assja*

Asma arabisch für »angesehen, hervorragend«. Auch: *Asmaa*

Aspasia griechisch für »willkommen, erwünscht«

Assunta italienisch für »die in den Himmel Aufgenommene«, Beiname der heiligen Maria, bezieht sich auf den katholischen Feiertag »Maria Himmelfahrt« am 15. August

Asta skandinavische Kurzform für Astrid, Anastasia, Augusta, in Deutschland seit dem 19. Jahrhundert gebräuchlich

Astrid international – skandinavisch, von altschwedisch as »Gottheit« und wahrscheinlich altnordisch frid »schön«, seit 1920 häufiger vergeben, besonders beliebt Ende der 1960er-Jahre, inzwischen aus der Mode, z.B. Astrid Kumbernuss (deutsche Olympiasiegerin und Weltmeisterin im Kugelstoßen), Astrid Lindgren (schwedische Kinderbuchautorin)

Aswina althochdeutsch, von ask »Esche« und wini »Freund«. Auch: *Aswine*

Atalanta griechisch, eine berühmte Jägerin der griechischen Sagenwelt, die nur einen Mann heiraten wollte, der sie im Wettlauf besiegen konnte. Auch: *Atalante, Atlanta*

Athalia hebräisch, von athaljah »stark, erhaben (ist Gott)«

Athanasia neugriechisch für »Unsterblichkeit«

Athena griechisch, von Athene, Göttin der Weisheit, des Krieges und Friedens, Schutzherrin der Stadt Athen. Auch: *Athene, Athina*

Atiya arabisch für »Geschenk«. Auch: *Atiyah*

Attala sehr alter Name, von gotisch atta »Vater«

Auda skandinavisch/isländisch, von aur »Besitz«

Audrey englisch, Kurzform von Etheldred (deutsch = Adeltrude), altenglisch für »aus edlem Geschlecht«, z.B. Audrey Hepburn (amerikanische Schauspielerin), Audrey Tautou (französische Schauspielerin)

Augusta klassisch – lateinisch für »die Erhabene«, Ehrentitel der römischen Kaiserin, in Adelskreisen war er viele Jahrhunderte bis um 1900 sehr beliebt, seit etwa 1920 kaum noch gebräuchlich, z.B. Augusta Bender (Schriftstellerin). Auch: *Auguste, Augustina, Augustine*

Aurelia klassisch – lateinisch, vom römischen Geschlechternamen der Aurelier; beliebt in der Literatur des 19. Jahrhunderts (z.B. bei E.T.A. Hoffmann, Goethe, Eichendorff); in romanischen Ländern recht häufig, z.B. Aurelia Dobre (rumänische Kunstturnerin), Aurélie Filipetti (französische Schriftstellerin + Politikerin), Aurélie Revillet (französische Skirennläuferin). Auch: *Aurelie, Aurélie*

Aurica rumänische Form zu Aurelia

Aurora lateinisch, von der römischen Göttin der Morgenröte, in Deutschland seit dem 17. Jahrhundert gebräuchlich, wird heute wegen seines Wohlklangs häufig als Markenname eingesetzt, z.B. für Mehl, Musikgruppen und Software.

Auxilia lateinisch, von auxilium »Beistand«

Ava international – Herkunft unsicher, von altsächsisch aval »Kraft«, von lateinisch avis »Vogel« oder friesisch awa »Wasser«, in Australien und USA derzeit sehr beliebt, z.B. Ava von Melk (Dichterin), Ava Gardner (amerikanische Schauspielerin)

Averil englisch/altenglisch, von eofor »Eber« und hyld »Schutz« oder lateinisch für »öffnen«. Auch: *Avril*, z.B. Avril Lavigne (kanadische Popsängerin)

Avila spanisch für »aus der Stadt Avila stammend«

Aviva hebräisch für »Frühling«

Ayana äthiopisch für »schöne Blume«

Aysel türkisch für »Mondwasser«

Ayesha in englischsprachigen Ländern und im Mittleren Osten sehr verbreitet, abgeleitet vom arabischen Aisha bzw. Aischa, z.B. Ayesha Dharker (englische Schauspielerin), Ayesha Qaddafi (Tochter des libanesischen Politikers), Ayesha Takia (indische Schauspielerin)

Aziza arabisch für »lieb« und afrikanisch für »kostbar«, z.B. Aziza Mustafa Zadeh (aserbaidschanische Jazzmusikerin und Sängerin)

B

Babette französisch, Sonderform zu Barbara oder Elisabeth, kam im 19. Jahrhundert aus Frankreich nach Deutschland. Auch: *Babett*

Babsi Sonderform von Barbara. Auch: *Babs*

Bahar türkisch, aus dem Farsi: »Frühling«

Bahija arabisch für »die Glückliche«

Bala indisch, aus dem Sanskrit: »kleines Kind«

Balbina lateinisch für »die Stammelnde«. Auch: *Balbine*

Baltrun althochdeutsch, von bald »kühn« und runa »Geheimnis, Zauber«

Banu türkisch, aus dem Farsi: »angesehene Frau«

Barbara klassisch + international – von griechisch barbaros »ausländisch, fremd«; bekannt durch die hl. Barbara, eine der 14 Nothelfer, Schutzpatronin gegen Blitz- und Feuersgefahr und Patronin der Feuerwehrleute und des Technischen Hilfswerks, besonders häufig von 1940 bis 1970 vergeben, heute aus der Mode, auch in Polen und den USA verbreitet, z. B. Barbara Feltus (Designerin), Barbara Schöneberger (deutsche Moderatorin), Barbara Wussow (deutsche Schauspielerin). Auch: *Barbra*, z. B. Barbra Streisand (amerikanische Schauspielerin)

Bärbel in Süddeutschland häufigste Sonderform von Barbara, z. B. Bärbel Höhne (Politikerin)

Barte niederdeutsche Form von Berta

Basak türkisch für »Weizen«

Basia polnische Form von Barbara

Basilia griechisch, von basileos »König«. Auch: *Basilea*, *Basilie*, *Basia*

Basma arabisch für »lächeln«. Auch: *Basima*

Bastet ägyptisch für »Feuer, Hitze«; Name der Tochter des Sonnengottes Re, häufig als Katze dargestellt

Batul arabisch für »Jungfrau«. Auch: *Betül*

Bea Kurzform von Beate oder Beatrix

Beate klassisch – lateinisch für »die Glückliche», vor allem um 1960 sehr beliebt in Deutschland, z. B. Beate Merk (Politikerin), Beate Peters (Speerwerferin), Beate Maxian (Schriftstellerin). Auch: *Beata*

Beatrix international – lateinisch für »die Glückbringende«; seit dem 11. Jahrhundert in Adelskreisen gebräuchlich, z. B. die ehemalige Königin Beatrix der Niederlande. Auch: *Beatrice*, *Beatriz*

Becky englische Kurzform zu Rebekka

Beeke niederdeutsch, weibliche Form von Albert

Bedelia Sonderform von Bridget

Bele Kurzform zu Elisabeth, auch Sonderform von Gabriele, z. B. Bele Bachem (deutsche Malerin)

Belinda international – englisch, kam erst im 20. Jahrhundert nach Deutschland, vielleicht von althochdeutsch badu »Kampf« und lind »mild, sanft«, wurde in den 1960ern populär durch den Schlager »Pretty Belinda«, z. B. Belinda Tot (deutsche Moderatorin), Belinda Lee (britische Schauspielerin)

Béline französisch, von belle »schön«. Auch: *Belina*

Bella Kurzform zu Vornamen wie Arabella, Isabella oder Rosabella. Auch: *Belle*

Bende niederdeutsche Form von Bernhardine

Benedikta lateinisch für »die Gesegnete«. Auch: *Benedetta*, *Benedicta*, *Bénédicte*, *Benita*

Benigna lateinisch für »gütig, liebevoll«

Bente dänische Form von Benedikta

Trends des 18. Jahrhunderts

Um 1700 kamen französische, italienische und englische Vornamen nach Deutschland. Laura und Guido wurden zuerst im Süden beliebt, am Rhein Luise und Charlotte und an der Küste Edgar und Ellen.

Bentje niederländisch-friesische Kurzform von Benedikta

Berenike biblisch + international – griechisch für »den Sieg bringend«, Schwester von Herodes Agrippa II. in der Apostelgeschichte, im 17. Jahrhundert von Frankreich aus verbreitet, Titelheldin verschiedener Dramen von Corneille und Racine, erst seit 1980 auch in Deutschland häufiger, z. B. Berenike Langmaack (deutsche Sopranistin), Bernice Jan Liu (kanadische Schauspielerin). Auch: *Berenice, Bernice, Bérénice*

Bergisa Sonderform von Namen auf -berga

Berit dänische und schwedische Form von Birgit

Berkeley englisch, von altenglisch beorce »Birke« und lea »Wiese«. Auch: *Berkley, Berkly, Barcley*

Berlind althochdeutsch, von pero »Bär« und lind »sanft, mild«. Auch: *Berlinde, Berlindis*

Berna türkisch für »junge Frau«

Bernadette französisch, weibliche Form von Bernhard, in Deutschland verbreitet durch Franz Werfels Roman »Das Lied der Bernadette« über das Leben der hl. Bernadette, der im 19. Jahrhundert in Lourdes die Jungfrau Maria erschien

Bernharda althochdeutsch, von ber »Eber« und hart »stark«. Auch: *Bernharde, Bernarda, Bernarde*

Bertha traditionell – Kurzform von mit Bert- beginnenden oder mit -bert endenden Vornamen, althochdeutsch berath »die Glänzende«, im Mittelalter weit verbreitet und im 19. Jahrhundert durch die romantische Dichtung wiederbelebt, Ende der 1890er einer der beliebtesten Mädchennamen, nach 1930 aus der Mode gekommen, der Name geriet durch die »Dicke Bertha«, ein Geschütz aus dem Ersten Weltkrieg, etwas in Verruf, z. B. Bertha von Suttner (österreichische Schriftstellerin). Auch: *Berte, Berthe, Berta*

Bertila Sonderform von Berta

Bertine Sonderform von Berta

Bertlinde althochdeutsch, von berath »glänzend« und lind »mild, sanft«. Auch: *Bertlindis*

Bertrun althochdeutsch, von berath »glänzend« und runa »Geheimnis, Zauber«

Beryl englisch, vom Edelsteinnamen Beryll. Auch: *Beryll*

Bess englisch, Kurzform von Elizabeth, bekannt durch Gershwins Oper »Porgy and Bess«. Auch: *Bessie, Betsy*

Bette Kurzform von Elisabeth. Auch: *Betta*

Bettina Sonderform von Elisabeth, Modename in den 1960ern und 1970ern, nach 1990 eher selten, z. B. Bettina von Arnim (Dichterin), Bettina Böttinger (Journalistin & Moderatorin), Bettina Hoy (Reiterin)

Beverley amerikanisch, von einem altenglischen Familiennamen mit der Bedeutung Biberwiese

Bianca international – italienisch für »die Weiße«, von 1970 bis 1990 recht beliebt, z. B. Bianca Kappler (Leichtathletin), Bianca Schmidt (Fußballerin), Bianca Jagger (englische Menschenrechtsaktivistin). Auch: *Bianka, Blanca*

Biancamaria Doppelname aus Bianca und Maria

Bibi nordische Kurzform von Brigitte. Auch: *Bibbi*

Bibiana wahrscheinlich lateinische Form von Viviane. Auch: *Bibiane, Bibianka*

Bibigul kasachisch für »Nachtigall«

Bilke niederdeutsch-friesische Sonderform von Sibylle

Billie englisch, von altenglisch willa »Entschluss«, deutsche Koseform von Sybille; z. B. Billie Holiday (amerikanische Jazzsängerin). Auch: *Bille*

Binka Kurzform von Benigna. Auch: *Binke*

Bionda italienisch für »die Blonde«

Birga Sonderform zu Birgit oder Brigitte

Birgit international – schwedische Form von Brigitte, seit Mitte der 1930er vergeben, 1950 bis 1965 äußerst beliebt, danach aus der Mode gekommen, z. B. Birgit Fischer (Kanutin, Olympiasiegerin), Birgit Prinz (Fußballerin), Birgit Nilsson (schwedische Operndiva). Auch: *Birgitt, Birgid, Bergit*

Birgitta ältere schwedische Form von Brigitte, nach der hl. Birgitta von Schweden

Birte dänische Kurzform von Birgitta. Auch: *Birtha, Birthe*

Biruta polnisch, aus dem Litauischen: »kleines Mädchen«

Bitja hebräisch für »Tochter Gottes«. Auch: *Bithia, Bithiah, Bityah, Batyah*

Björk norwegisch und isländisch für »Birke«, wurde bekannt durch die gleichnamige Sängerin

Blanda *lateinisch* für »freundlich, nett«. Auch: *Blandina*

Blanka spanisch, von blanca »die Weiße«, in Deutschland erst seit Mitte des 19. Jahrhunderts üblich, in Osteuropa weiter verbreitet, z. B. Blanka Vlašić (kroatische Hochspringerin). Auch: *Blanca, Blanche*

Bo englisch, vielleicht von französisch beau »schön«

Bogdana russisch für »Gottesgabe«

Bona lateinisch für »die Gute«

Bonnie englisch/schottisch für »lieb«, seit etwa 1950 auch in Deutschland üblich, bekannt durch die Filme »Bonnie und Clyde« (1967) und »Vom Winde verweht« (1939), z. B. Bonnie Tyler (amerikanische Popsängerin). Auch: *Bonny*

Bora dänisch für »die Fremde«

Bothild althochdeutsch, von boto »Bote, Gebieter« und hiltia »Kampf«. Auch: *Bothilde*

Božena tschechische Form von Bogdana

Branka serbokroatisch, weibliche Form von Branko

Breanne englisch, aus dem Altenglischen: »hügelig«

Brenda international – englisch, Herkunft und Bedeutung ungeklärt, vielleicht von althochdeutsch brant für »Schwert«, z. B. Brenda Lee (amerikanische Countrysängerin)

Brianna englisch, seit etwa 1980 gebräuchliche weibliche Form von Brian

Briar englisch, aus dem Altenglischen: »dornige Hecke«

Brigitte traditionell – von keltisch briganti »die Erhabene«, gehörte Mitte des 20. Jahrhunderts zu den beliebtesten Vornamen in West- und Süddeutschland, z. B. Brigitte Mira (Schauspielerin), Brigitte Reimann (Schriftstellerin), Brigitte Bardot (französische Schauspielerin). Auch: *Brigitta, Brigida, Birgitta, Birgitte, Bridget*

Britney englisch, Nebenform von Britanny, bekannt geworden Ende des 20. Jahrhunderts durch Britney Spears (amerikanische Popsängerin). Auch: *Brittney*

Britta schwedische Kurzform von Brigitta, seit Mitte des 20. Jahrhunderts auch in Deutschland gebräuchlich, zwischen 1965 und 1975 einer der beliebtesten Mädchennamen, z. B. Britta Steffens (Schwimmerin). Auch: *Britt, Brit*

Brooke englisch, ursprünglich Familien- bzw. Ortsname, von brook »Bach«, seit Ende der 1990er-Jahre gebräuchlich, z. B. Brooke Shields (amerikanische Schauspielerin)

Bruna italienisch, von bruno »braun«

Bruneke niederdeutsche Sonderform von Brunhild

Brunella italienisch für »braunhaarig«. Auch: *Brunetta*

Brunhilde traditionell – althochdeutsch, von brunia »(Panzer)hemd« und hiltia »Kampf«, bekannt durch die Brunhild aus der Nibelungensage. Richard Wagners Opernzyklus über den Sagenstoff trug Ende des 19. Jahrhunderts zur weiteren Verbreitung des Namens bei. Er hielt sich bis 1960 in den Vornamensstatistiken, war jedoch nie besonders populär, z. B. Brunhilde Baur (Verlegerin). Auch: *Brunhild, Brünhild, Brünhilde*

Bruni deutsche Kurzform von Brunhild/Brunhilde

Burga Sonderform der mit Burg- beginnenden oder auf -burg endenden Vornamen

Burghild althochdeutsch, von bergan »schützen« und hiltia »Kampf«. Auch: Burghilde, Borghild

Butaina arabisch für »gutes Land«

Byrd englisch, von mittelenglisch bryd »junger Vogel«. Auch: *Birdie, Bird*

C

Cäcilie klassisch – lateinisch, entstanden aus dem römischen Geschlechternamen der Caecilier, in Deutschland seit etwa dem 13. Jahrhundert verbreitet durch die hl. Cäcilie, die Schutzheilige der Musik. Erfreute sich lange beim Adel großer Beliebtheit, z. B. Cäcilie von Mecklenburg-Schwerin, Cäcilie von Preußen. Auch: *Cäcilia*, *Cecilie*, *Celilia*, *Cécile*, *Caecilia*, *Caecilie*

Cadence englisch für »rhythmischer Ablauf«

Calantha englisch, griechisch für »schöne Blüte«

Calista englisch, von griechisch kallistos »am schönsten«, z. B. Calista Flockhart (amerikanische Schauspielerin). Auch: *Callista*, *Callie*

Calla schwedische Kurzform von Caroline oder Carola

Calliope englisch, nach Kalliope, der griechischen Muse des Epos und der Elegie. Auch: *Kalliope*

Cameron englisch, geht auf einen schottischen Familiennamen zurück, auch als Männername gebräuchlich, z. B. Cameron Diaz (amerikanische Schauspielerin)

Camilla international – lateinisch für »ehrbares Mädchen« oder »Altardienerin«, gebräuchlich im englischen Sprachraum, Skandinavien, Italien und Frankreich, z. B. Camilla Mountbatten-Windsor (Gattin des englischen Thronfolgers). Auch: *Kamilla*

Camille französische Form von Camilla, z. B. Camille Claudel (französische Malerin)

Canan türkisch für »geliebt«

Candice englisch, wahrscheinlich abgeleitet vom Herrschernamen Candace vieler äthiopischer Königinnen, z. B. Candice Bergen (Schauspielerin), Candice Night (amerikanische Sängerin)

Candida lateinisch für »die Reine, die Aufrichtige«, bekannt durch ein Stück von George Bernard Shaw. Auch: *Candide*, *Candy*

Caprice französisch für »Laune«

Cara italienisch/spanisch, von lateinisch carus »lieb, teuer«. Auch: *Carita*, *Kara*

Carda Kurzform von Ricarda

Carina international – italienisch, von carina »die Hübsche«. Bekanntgeworden in den 1960ern durch einen erfolgreichen Schlager von Roy Black, z. B. Carina Wiese (Schauspielerin). Auch: *Karina*

Carla international – italienisch/spanisch, weibliche Form zu Carlo(s), in Deutschland Anfang des 20. Jahrhunderts in der Form Karla verbreitet, nach 1940 aus der Mode gekommen und seit Ende der 1990er in der internationalen Schreibweise recht beliebt, z. B. Carla Bruni (Frau des ehemaligen französischen Staatspräsidenten Nicolas Sarkozy). Auch: *Karla*

Carlotta italienische Form von Charlotte, seit Ende der 1980er recht beliebt. Auch: *Karlotta*

Carma arabisch für »Obst-, Weingarten«

Carmela italienisch/spanisch, aus dem Hebräischen: »Garten«. Auch: *Carmel*, *Carmelia*, *Carmelina*

Carmen international – spanisch, von Virgen del Carmen »Jungfrau vom Berge Karmel«, in Deutschland erst im 20. Jahrhundert wirklich gebräuchlich. Besonders beliebt in den 1950ern und 1960ern, inzwischen wieder aus der Mode, z. B. Carmen Nebel (TV-Moderatorin), Carmen Maura (spanische Schauspielerin), Carmen Russo (italienische Tänzerin). Auch: *Carmina*, *Carmine*

Carol englische Kurzform zu Caroline

Carola beliebter deutscher Name, entwickelte sich wie alle Nebenformen aus dem Männernamen Carl, von althochdeutsch charal »freier Mann«, z. B. Carola Ferstl (TV-Moderatorin). Auch: *Karola*

Caroline international – englische/französische Form von Carola, um 1900 in den Top 20 der Namenslisten, danach aus der Mode und seit 1980 wieder häufiger gewählt, z. B. Caroline Schreiber (TV-Moderatorin), Prinzessin Caroline von Monaco. Auch: *Carolina*, *Caroline*, *Karoline*

Carsta niederdeutsche Form von Christa

Caryl englisch, Sonderform von Carol

Casey irisch, nach einem alten Familiennamen, der »tapfer« bedeutet

Cassandra englisch/griechisch, Name der Tochter des Königs Priamus, die den Untergang von Troja voraussah; in den USA recht verbreitet. Auch: *Kassandra*, *Cassandre*

Cassia hebräisch, von kesiah »Zimtrinde«

Casta lateinisch für »keusch«

Catalina Sonderform von Catharina

Catharina international + klassisch – griechisch für »die Reine«, zur Namenserklärung siehe auch Katharina, wird auch in Deutschland zunehmend mit C geschrieben, seit Beginn der Aufzeichnungen immer in der Namensstatistik vertreten, besonders beliebt Ende der 1980er-Jahre, z. B. Catharina Elisabeth Goethe (Mutter des deutschen Dichterfürsten). Auch: *Catarina*, *Catherina*, *Catrina*, *Cathrine*, *Caterina*

Celestina italienisch, von lateinisch caelestis »himmlisch«. Auch: *Celeste*, *Cölestina*, *Celestine*

Celia Kurzform zu Cecilia

Celine französisch, abgeleitet vom römischen Frauennamen Caelina, von 1995 bis 2005 sehr populär, z. B. Celine Dion (kanadische Sängerin). Auch: *Celina*

Cendrine französisch, von cendre »Asche«

Chandra indisch, aus dem Sanskrit: »Mond«, z. B. Chandra Sturrup (Leichtathletin von den Bahamas), Chandra Wilson (amerikanische Schauspielerin)

Chantal französisch, nach der Heiligen Jeanne de Chantal, in Deutschland häufiger seit 1985, 2005 recht beliebt, seit 2012 praktisch aus den 500 beliebtesten Vornamen verschwunden. Der Tiefpunkt der Popularität war erreicht mit den Fuck-you-Göthe-Filmen und dem Zitat: *Heul leise, Chantal.*

Charline englisch/französisch, weibliche Sonderform zu Charles, in Deutschland ab etwa 1970 gebräuchlich, z. B. Charline Hartmann (Fußballerin). Auch: *Charleen*

Charlize englisch, weibliche Sonderform zu Charles, z. B. Charlize Theron (südafrikanische Schauspielerin)

Charlotte ursprünglich französische Sonderform zu Charles, in Deutschland seit dem 18. Jahrhundert beliebt, auch beim Adel. Anfang des 20. Jahrhunderts sehr populär und wieder seit Ende der 1990er, z. B. Charlotte Kramm (Schauspielerin), Charlotte von Stein (Freundin Goethes und Schillers). Auch: *Carlotta*, *Carlotte*

Charmaine englisch, wahrscheinlich von »Charme«

Chaya hebräisch für »lebendig«

Chelsea amerikanisch, wahrscheinlich von englischen Ortsnamen, z. B. Chelsea Clinton (amerikanische Politikertochter). Auch: *Chelsie*, *Chelsey*

Chenoa Herkunft unbekannt, evtl. indianisch für »weiße Taube«

Cher amerikanisch, Kurzform von Cheryl, z. B. Cher (amerikanische Sängerin)

Cherry englisch, Sonderform von Charity

Cheryl englisch, im 20. Jahrhundert aus »cherry« entstanden, z. B. Cheryl Studer (amerikanische Opernsängerin).

Cheyenne amerikanisch, vom Namen eines Indianerstammes in den USA, kam von dort zu uns. Inzwischen in Deutschland beliebter als dort.

Chiara italienische Form von Clara, seit den 1990ern häufiger vergeben und inzwischen einer der beliebtesten Mädchennamen

Chilali indianisch für »Schneevogel«

Chloe englisch/französisch, von griechisch chloe »junger Trieb«, Beiname der Göttin Demeter, in USA beliebt. Auch: *Chloé*

Christa deutsche Kurzform zu Christiane und Christina, zwischen 1930 und 1950 sehr beliebt, z. B. Christa Kinshofer (Skirennläuferin), Christa Wolf (Schriftstellerin)

Christine klassisch – von griechisch christos »christlich«, in ganz Europa bekannt, in Deutschland seit dem Mittelalter verbreitet. Seit 1900 durchgehend vergeben, besonders beliebt 1950 bis 1980, danach aus der Mode gekommen, z. B. Christine Brückner (Schriftstellerin), Christine Kaufmann (Schauspielerin), Christine Neubauer (Schauspielerin), Christine Westermann (TV-Moderatorin). Auch: *Christiane*, *Christina*, *Christiana*

Chun chinesisch für »Frühling«

Ciara irisch, von gälisch ciar »schwarz«

Cilia Kurzform zu Cäcilia. Auch: *Cilla*, *Cille*, *Cilli*, *Cillia*, *Cilly*

Cinderella englisch, von französisch cendre »Asche«, englischer Name für Aschenputtel

Cindy englisch, Kurzform von Lucinda, Cinderella oder Cynthia, zwischen 1970 und 1995 unter den Top 200 der Vornamenshitlisten, z. B. Cindy Crawford (amerikanisches Model)

Claire englische und französiche Form von Clara oder Cläre

Clara klassisch – lateinisch für »die Leuchtende, Helle«, wurde im 13. Jahrhundert beliebt durch die hl. Clara, Gründerin des Klarissenordens, z. B. Clara Schumann (Pianistin), Clara Zetkin (Politikerin). Auch: *Chiara*, *Ciara*, *Klara*

Claretta italienische Sonderform von Clara

Clarissa Sonderform von Clara, wurde in Deutschland durch literarische Vorbilder ab dem 18. Jahrhundert gebräuchlich, z. B. Clarissa Ahlers (Journalistin und TV-Moderatorin). Auch: *Clarisse*, *Clarita*, *Clarice*, *Klarissa*

Claude französische Kurzform von Claudia

Claudia klassisch + international – lateinisch, nach dem Geschlechternamen der Claudier, Bedeutung ungeklärt, von 1955 bis 1980 sehr beliebt, um 1970 auf den Spitzenplätzen der Namenshitlisten, einer der zeitlosen Vornamen, z. B. Claudia Pechstein (Eisschnellläuferin), Claudia Roth (Politikerin), Claudia Schiffer (Model), Claudia Cardinale (italienische Schauspielerin). Auch: *Claudine*, *Claudina*, *Klaudia*

Clea griechisch, von kleo »berühmt«. Auch: *Klea*

Clelia lateinisch, von einem römischen Geschlechternamen

Cleo Kurzform von Cleopatra, z. B. Cleo Kretschmer (Schauspielerin). Auch: *Clio*

Cleopatra griechisch, von kleo »berühmt« und patros »von Seiten des Vaters«, Name der berühmten ägyptischen Königin und Geliebten Cäsars. Auch: *Kleopatra*

Cliona irisch, nach einer schönen Fee aus der Sage

Clivia englisch, nach einem Amaryllisgewächs

Cloris italienisch, griechisch für »hellgrün«, Göttin der Blumen und Blüten. Auch: *Chloris*

Clover englisch für »Klee«

Coco französisch, bekannt durch die Pariser Modeikone Coco Chanel

Colette französisch, Kurzform von Nicoletta. Auch: *Coletta*

Colleen amerikanisch/australisch, von irisch cailun »Mädchen«, z. B. Colleen McCullough (australische Schriftstellerin). Auch: *Coleen*, *Coline*

Consilia lateinisch, von consiliatrix »Ratgeberin«

Constanze klassisch – lateinisch, von constantia »Beständigkeit«, seit dem Mittelalter immer wieder – auch beim Adel – in Mode. Auch: *Konstanze*, *Constance*, *Constantia*, *Constantina*, *Constantine*

Consuela spanisch, von consuelo »Trost«. Auch: *Consuelo*

Cora international – griechisch, von kore »Mädchen, Tochter«

Coral englisch für »Koralle«. Auch: *Coralie*

Cordelia Sonderform von Cordula. Auch: *Cordelie*

Cordula klassisch – lateinisch für »Herzchen«, zwischen 1950 und 1997 recht beliebt, z. B. Cordula Stratmann (Komikerin). Auch: *Kordula*

Coretta Erweiterung zu Cora, bekannt z. B. durch die Frau von Martin Luther King

Corinna klassisch – griechisch, von kore »Mädchen«, von 1955 bis 1990 recht beliebt, z. B. Corinna Harfouch (Schauspielerin), Corinna May (Sängerin). Auch: *Korinna*, *Corinne*

Cornelia klassisch – lateinisch, vom römischen Geschlechternamen der Cornelier, im deutschen Sprachraum seit dem 16. Jahrhundert beliebt, besonders zwischen 1950 und 1980, z. B. Cornelia Froboess (Schlagersängerin), Cornelia Pieper (Politikerin), Cornelia Poletto (Starköchin). Auch: *Cornelie*, *Kornelia*, *Cornelle*

Corona lateinisch für »Kranz, Krone«

Corrie englisch, Kurzform zu Cornelia. Auch: *Corry*

Cosima italienisch, von griechisch cosmos »die Ordnung«, z. B. Cosima von Borsody (Schauspielerin), Cosima Wagner (Frau von Richard Wagner). Auch: *Cosma*, z. B. Cosma Shiva Hagen (Schauspielerin)

Cosina italienisch für »kleines Ding«

Cosmea vom Blumennamen »Schmuckkörbchen«

Creola französisch, von provenzalisch crioulo »einheimisch«

Cressida griechisch für »die Goldglänzende«, bekannt durch Shakespeares Drama »Troilus und Cressida«

Wichtig für Schule und Beruf

Dass es Kinder mit Namen wie Mandy, Chantal, Kevin oder Rocco schwerer haben, bei Lehrern als intelligent zu gelten, ist durch verschiedene Studien in Deutschland und den USA aus den 2000er-Jahren belegt worden und inzwischen vielen Eltern klar. Auch Lehrer wurden in den vergangenen zehn Jahren für dieses Problem sensibilisiert. Doch vieles in Schule und Beruf entscheidet der erste Eindruck. Deswegen kann die Namenswahl der Eltern unter Umständen die Weichen für den Erfolg der Kinder stellen.

Ob jedoch immer eintrifft, was Studien ermitteln und wie lange die Ergebnisse ihre Gültigkeit behalten, lässt sich nicht voraussagen. Prüfen Sie deshalb zunächst Ihre eigenen Reaktionen auf Namen. Behalten Sie die Ruhe, wenn Sie einen Namen schön finden, der in den Medien im Kreuzfeuer steht. Welchen Lebensweg Ihr Kind einschlagen wird, hängt von seiner Persönlichkeit ab und davon, welchen Start Sie ihm ins Leben gegeben haben.

Trotzdem ein paar Hinweise aus den erwähnten Studien:

- Mit einfachen, kurzen Namen hat man es leichter in Schule und Beruf. Dasselbe gilt für häufige Namen gegenüber seltenen. Der Grund ist verständlich: Wir mögen, was wir kennen.
- Klassische Namen kommen in der Beurteilung in Schule und Beruf sehr häufig gut weg, sowohl was die Erfolgsaussichten als auch die Einschätzung der Intelligenz angeht. Aber auch die folgenden Namen lassen ihre Träger nach Auswertung von Umfragen auf babyclub.de besonders klug wirken.

  Mädchen: Alessa, Aline, Anastasia, Elina, Emelie, Ester, Helen, Ina, Irina, Isabel, Juliane, Kristin, Leana, Leonora, Liv, Marlena, Maja, Mira, Nicole, Veronika

  Jungen: Constantin, Elijah, Jaron, Julius, Lars, Leo, Leonard, Levi, Liam, Matthias, Mattis, Maxim, Mio, Neo, Patrick, Raphael, Samuel, Thilo, Tristan, Vincent
- Menschen, deren Vornamen mit den ersten Buchstaben des Alphabets beginnen, sind den Untersuchungen zufolge erfolgreicher bei dem, was sie tun. Das liegt wahrscheinlich daran, dass eher auffällt, wer am Anfang einer Liste auftaucht.
- Mit einem modernen Vornamen wirkt man jünger und damit attraktiver für Arbeitgeber.
- Firmen entscheiden sich außerdem angeblich häufig für Bewerber, deren Vornamen mit demselben Buchstaben wie der Firmenname beginnt. Das haben zumindest Psychologen aus Belgien ermittelt.

(Quelle: karrierebibel.de/12.11.2016)

Crystal englisch für »Kristall« oder auch Ableitung zu Christa

Cybele griechisch, von Kybele, einer Muttergöttin der griechischen Mythologie

Cynthia griechisch, von Kynthia, dem Beinamen der Göttin Artemis. Auch: *Cintia*, *Cinzia*

Cypris englisch, von griechisch zyprios »aus Zypern«. Auch: *Cyprienne*

D

Dacia rumänisch, nach dem Namen einer Landschaft

Dagmar dänisch, vom slawischen Dagomira, einer aus Böhmen stammenden dänischen Königin; zwischen 1945 und 1965 besonders beliebt, z. B. Dagmar Berghoff (Nachrichtensprecherin), Dagmar Haase (Schwimmerin), Dagmar Wöhrl (Politikerin)

Dagny schwedisch, von dag »Tag« und ny »neu«

Dahlia englisch, Blumenname (»Dahlie«)

Daiana Sonderform von Diana

Daisy englisch, Blumenname (»Gänseblümchen«), abgeleitet von day's eye »Auge des Tages«

Dakota amerikanisch, nach dem gleichnamigen indianischen Volk, z. B. Dakota Fanning (amerikanische Schauspielerin), Dakota Richards (englische Schauspielerin)

Daliah hebräisch, von gedalja »Gottes Tat«, z. B. Daliah Lavi (israelische Sängerin). Auch: *Dalia*

Dalya türkisch für »Blütenstern«

Dama lateinisch, von domina »Herrin«

Damaris biblisch – griechisch, von damar »Gattin, Geliebte«. Name einer Athenerin, die von Paulus bekehrt wurde (Apostelgeschichte). Auch: *Damiara*, *Damara*

Damiana englisch, weibliche Form von Damian, vielleicht von griechisch demos »Volk«

Dana Kurzform zu Daniela und dem slawischen Bogdana

Danaë griechisch für »die, die mit dem Meer zu tun hat«, in der griechischen Sage Geliebte des Zeus und Mutter des Perseus. Auch: *Danai*

Daniela international + biblisch – hebräisch, von danijjel »Gott ist (mein) Richter«, weibliche Form von Daniel, einem Propheten des alten Testaments, zwischen 1965 und 1990 sehr beliebt, z. B. Daniela Giordano (italienische Schauspielerin), Daniela Katzenberger (Model und Schauspielerin). Auch: *Daniele*, *Danela*, *Daniella*, *Danielle*, *Danila*, *Danilka*, *Danita*, *Danuta*

Danja slawische Kurzform zu Bogdana und Daniela

Danka serbokroatisch für »die Geschenkte«

Danuta polnische Form von Daniela

Daphne englisch, von griechisch daphne »Lorbeer(baum)«, Name einer Nymphe der griechischen Sage, erst seit dem 20. Jahrhundert in Deutschland üblich, z. B. Daphne du Maurier (englische Schriftstellerin). Auch: *Dafne*, *Daphna*, *Daphni*, *Dafine*

Daria slawisch/italienisch, weibliche Form von Darius, lateinisch, von griechisch dareios »Bezwinger«, wird seit 1980 gelegentlich vergeben, z. B. Daria Lehmann (Synchronsprecherin). Auch: *Darja*, *Darya*

Darleen amerikanisch, von darling »Liebling«, kam nach 1945 nach Deutschland. Auch: *Darlene*, *Darline*

Davida weibliche Form von David, hebräisch für »Geliebter, Liebling«. Auch: *Davide*, *Davina*, *Davine*, *Davita*

Dawn englisch für »Morgendämmerung, Tagesanbruch«

Daya hebräisch für »Vogel«

Dea international – aus dem Lateinischen: »Göttin«, schwedische Kurzform von Andrea und Desideria, englische Kurzform für Deanna; Name einer Mineralölkette

Debbie englisch, Kurzform zu Deborah. Auch: *Debby*

Deborah international + biblisch – hebräisch für »Biene«, Name einer Prophetin des Alten Testaments, z. B. Deborah Compagnoni (italienische Skirennläuferin), Deborah Crombie (amerikanische Schriftstellerin), Deborah Kerr (englische Schauspielerin). Auch: *Debora*

Debra Kurzform von Deborah, z. B. Debra Winger (amerikanische Schauspielerin)

Decima lateinisch für »die Zehnte«

Deike niederdeutsche Kurzform von Namen mit diet, von althochdeutsch thiot »Volk«

Deirdre irisch, Bedeutung unklar, vielleicht »die Tobende« oder »die Kummervolle«, Name einer

Heldin der irischen Sage und vieler Frauen der Dichtung

Dela Kurzform von Adela. Auch: *Dele, Delan, Delona*

Delia griechisch, von Delos, einer Kykladeninsel, Beiname der griechischen Fruchtbarkeitsgöttin Artemis. Auch: *Deliane*

Delilah biblisch – hebräisch für »herabwallende Locke« oder von layla »Nacht«, Geliebte Samsons im alten Testament, verriet das Geheimnis seiner Kraft an die Philister. Der Name wurde in Deutschland bekannt durch einen Hit gleichen Namens von Tom Jones im Jahr 1968. Auch: *Delila, Dalila, Dalilah*

Delizia schweizerisch/italienisch/englisch, aus dem Lateinischen: »Entzücken, Wonne«. Auch: *Delicia*

Della englische Kurzform zu Adella

Delma weibliche Form von Delmar

Demeke niederdeutsche Form von Dietmut

Demet türkisch für »Blumenstrauß«

Demetra griechisch, von demetrios »der Göttin Demeter geweiht«

Demi Kurzform von Demetra, z.B. Demi Moore (amerikanische Schauspielerin)

Denise international – französisch, von griechisch Dionysia »dem Gott Dionysios geweiht«, seit 1970 häufiger vergeben, in den 1990ern in den Top 50, heute selten, z.B. Denise Biellmann (schweizerische Eiskunstläuferin). Auch: *Denise, Denis, Denisa*

Deniz türkisch für »offenes Meer«, z.B. Deniz Seki (türkische Sängerin)

Denna englisch, von angelsächsisch für »Schlucht«

Desideria lateinisch, von desiderare »wünschen«. Auch: *Desiderata*

Désirée französische Form von Desideria, in den 1960ern aus Frankreich übernommen, z.B. Désirée Nick (Schauspielerin), Désirée Nosbusch (Schauspielerin)

Derya persisch, aus dem Farsi: »weites Meer«

Detje niederdeutsch-friesische Form zu Dieta. Auch: *Deetje*

Deva indisch, aus dem Sanskrit: »Gott«

Devi indisch, Beiname der Gemahlin des Gottes Shiva. Auch: *Devika*

Diamond englisch für »Diamant«

Dian Kurzform von Diana, z.B. Dian Fossey (amerikanische Zoologin)

Diana klassisch + international – lateinisch, Name der römischen Göttin der Jagd und des Mondes, von 1970 bis 1985 besonders beliebt, z.B. Diana Amft (Schauspielerin), Diana Spencer (Prinzessin von Wales). Auch: *Diane*, z.B. Diane Krüger (Schauspielerin), Diane Keaton (amerikanische Schauspielerin), *Dijana, Dianna*

Diandra amerikanisch, Neubildung aus Diana und Alexandra

Dido griechisch, Name der sagenhaften Gründerin Karthagos und Geliebten des Aeneas

Dietlinde traditionell – althochdeutsch, von thiot »Volk« und lind »sanft, mild«. Auch: *Dietlind, Dietlindis*

Dietmut traditionell – althochdeutsch, von thiot »Volk« und muot »Seele, Herz, Gemüt«. Auch: *Dietmute, Dietmunde, Diemut, Demodis*

Dija russisch, Kurzform zu Konkordia

Dilara türkisch, von persisch dil »Herz«

Dilek türkisch für »Wunsch«

Dima arabisch für »Wolkenbruch, Dauerregen«

Dimitra neugriechisch, von altgriechisch »Mutter Erde«. Demeter ist die griechische Göttin der Fruchtbarkeit.

Dinah biblisch – hebräisch für »eine, der zu ihrem Recht verholfen wurde«, Tochter von Jakob und Lea im Alten Testament. Auch: *Dina, Dine*

Dionne englisch, nach einer Figur aus der griechischen Sage: Dione ist in Homers »Illias« die Mutter von Aphrodite, z.B. Dionne Warwick (amerikanische Soulsängerin)

Diotima griechisch, von dios und tima »Gott geweiht«

Dita international – Kurzform von Namen mit diet, von althochdeutsch thiot »Volk«, z.B. Dita von Teese (amerikanische Tänzerin)

Divya indisch, aus dem Sanskrit: »göttlicher Schein«, z.B. Divya Dutta (indische Schauspielerin)

Dobra serbokroatische Sonderform zu Dobravka

Dodo französisch, Sonderform zu Dorothea

Dolly englisch, Kurzform zu Dorothy

Dolores spanisch, Beiname Marias, von virgen de los dolores »schmerzenreiche Jungfrau«
Doma Kurzform von Domenika
Domenika international – lateinisch für »dem Herrn zugehörig«, in Deutschland ab den 1950ern üblich. Auch: *Dominika*, *Domenica*, *Dominica*, *Dominique*
Donata lateinisch für »die Geschenkte«
Donatella italienische Sonderform von Donata, z. B. Donatella Versace (italienische Modeschöpferin)
Donella keltisch, weibliche Form von Donald, von domhnall »Weltherrscher«
Donja russisch, Kurzform verschiedener Vornamen mit Don-. Auch: *Donia*
Donka russische Sonderform von Dominika
Donna englisch, italienisch für »Frau«, erst seit dem 20. Jahrhundert in Gebrauch, z. B. Donna Karan (amerikanische Modeschöpferin), Donna Leon (amerikanische Schriftstellerin), Donna Summers (amerikanische Popsängerin)
Dora international – Kurzform von Dorothea, Theodora oder Isidora, z. B. Dora Bakogianni (griechische Politikerin), Dora Diamant (Lebensgefährtin von Franz Kafka), Dora Maar (französische Malerin). Auch: *Doria*, *Dorina*, *Dorine*
Doreen englische Sonderform von Dorothy
Doriana englisch, weibliche Form von Dorian
Dorika Sonderform von Dora. Auch: *Dorina*
Doris klassisch – Figur aus der griechischen Mythologie, Mutter der Nereiden, beliebt in den 1940ern bis 1960ern, z. B. Doris Dörrie (Regisseurin und Schriftstellerin), Doris Schröder-Köpf (Journalistin und Altkanzler-Exgattin), Doris Day (amerikanische Schauspielerin), Doris Lessing (englische Schriftstellerin)
Dorit ursprünglich englische Kurzform zu Dorothea. Auch: *Dorrit*, *Doriet*, *Dorita*, *Dorith*, *Dorritt*
Dorkas griechisch für »Gazelle«
Dorke niederdeutsche Sonderform von Dorothea
Dorota polnische und tschechische Form von Dorothea
Dorothea klassisch – griechisch für »Gottesgeschenk«, die hl. Dorothea ist die Patronin der Gärtner, besonders beliebt im 18. und 19. Jahrhundert. Auch: *Dorette*, *Dorothy*, *Dorotea*, *Dorothee*, z. B. Dorothee Sölle (evangelische Theologin)
Dorta bulgarische Kurzform von Donata
Dorte niederdeutsche und dänische Form von Dorothea. Auch: *Dörte*, *Dorthe*
Draga slawische Kurzform von Dragomira
Dragana Sonderform des slawischen Draga
Drew Neuschöpfung aus dem englischen Sprachraum, z. B. Drew Barrymore (amerikanische Schauspielerin)
Drusilla griechisch für »mildäugig«
Duana gälisch, von duan »Lied«
Dudu persisch, aus dem Farsi: »kleine Schwester«
Dulce spanisch für »süß«. Auch: *Dulcie*
Dunja international – viele Bedeutungsableitungen, slawisch »die Wohlangesehene«, arabisch »Welt«, serbokroatisch »Quitte«, z. B. Dunja Hayali (Jounalistin und Nachrichtensprecherin), Dunja Rajter (kroatische Schlagersängerin)
Durga indisch, aus dem Sanskrit: »die schwer Zugängliche«, Beiname einer Gattin Shivas
Duru türkisch für »klar, rein«
Dysis griechisch für »Sonnenuntergang«

Bei DEA tanken Sie auf!

Bei der Jagd nach dem besten Vornamen für den eigenen Nachwuchs entgehen Eltern manchmal Entwicklungen auf dem Gebiet der Produktnamen: So ist DEA eine Mineralölkette, ALEA ein Marke für Brettspiele, ALANA die Textilmarke einer Drogeriemarktkette, IDUNA ein Versicherungskonzern und ROCO ein Hersteller von Modelleisenbahnen. Sie tun Ihrem Kind einen Gefallen, wenn Sie einen Namen vor Vergabe auf diese Möglichkeit hin überprüfen.

E

Eartha amerikanisch, von altenglisch eorthe »Erde«, z. B. Eartha Kitt (amerikanische Soulsängerin)
Easter englisch, von althochdeutsch ostarun »Ostern«
Ebba Kurzform von heute nicht mehr gebräuchlichen Namen, die mit Eber- beginnen, wie z. B. Eberhild
Ebbela Sonderform von Eberhardine
Ebony amerikanisch, von ebony »Ebenholz«, seit den 1970ern vor allem von afro-amerikanischen Eltern gewählt
Ebru türkisch für »Augenbraue«
Ece türkisch für »Königin«. Auch: *Ecem*
Edda Kurzform von mit Edel- und Adel- beginnenden Vornamen. Auch: *Eda*
Edelgard althochdeutsch, von gart »Schutz«. Auch: *Edelgart*
Edeltraud althochdeutsch, von trut »vertraut, lieb«, neuere Form von Adeltraud, Mitte des 20. Jahrhunderts ziemlich verbreitet, z. B. Edeltraud Plattner (Politikerin). Auch: *Edeltraut*
Edina Neubildung aus einem germanischen Namen mit Ed- oder Erweiterung von Eda
Edis türkisch für »erhaben«
Edith traditionell + international – englisch, von altenglisch ead »Besitz« und gyth »Kampf«, in Deutschland erst seit dem 19. Jahrhundert geläufig, zwischen 1920 und 1935 besonders beliebt, z. B. Edith Baumann (deutsche Malerin), Edith Peter (österreichische Skirennläuferin), Edith Wharton (amerikanische Schriftstellerin). Auch: *Edit*, *Edyth*, *Editha*, *Edita*
Edmea italienische Form von Edmunda. Auch: *Edmée*
Edna englisch, von hebräisch adena(h) »Entzücken«
Edvige italienische Form von Hedwig
Effi Sonderform von Elfriede
Efrona hebräisch für »süß singender Vogel«
Efser türkisch für »Krone«
Ehmi weibliche Form von Ehm, Kurzform zu Othmar
Eila norwegische Sonderform von Helene
Eileen englisch-irische Form von Helene
Eilen norwegische Form von Helene
Eilika friesische Sonderform von mit Eil- beginnenden Namen
Eina schwedisch, von altisländisch einarr »Einzelkämpfer«
Eirene griechisch für »Friede«
Eithne irisch für »Kern«
Ekata indisch, aus dem Sanskrit: »Einheit«
Ekaterini neugriechisch für Katharina
Elaine englische Sonderform von Helene
Elarda weibliche Sonderform von Eilhard, von althochdeutsch agil »Schwert« und hart »hart, stark«
Eldora spanisch, von El Dorado, dem nie entdeckten Land des Goldes in der Neuen Welt
Eldrid altnordisch, von altenglisch Aetheldryth, entspricht dem deutschen Edeltraud
Eleane Kurzformen von Eleonora. Auch: *Eleana*
Elektra von griechisch elektron »Bernstein«, Name aus der griechischen Sage, Tochter von Agamemnon und Klytemnästra, die ihren Bruder Orest dazu bringt, seine Mutter zu ermorden. Ihre Lebensgeschichte bildet die Grundlage vieler klassischer Dramen.
Elena bulgarische, italienische, portugiesische, rumänische und spanische Form von Helene
Eleni neugriechische Form von Helene
Eleonora international – Herkunft unsicher, vielleicht von Alienor, der provenzalischen Form von Helena, oder von arabisch ellinor »Gott ist mein Licht«, z. B. Eleonora Duse (italienische Schauspielerin). Auch: *Eleonore*, *Leonore*, *Eleanora*, *Eleanore*, *Eleanor*, *Elinor*, *Elinore*
Elfi Sonderform von Elfriede. Auch: *Elfie*
Elfriede traditionell – althochdeutsch, von elfe »guter Naturgeist« und fridu »Friede, Schutz«, in Deutschland zu Beginn des 20. Jahrhunderts weit verbreitet, z. B. Elfriede Jelinek (österreichische Schriftstellerin), Elfriede Ott (Schauspielerin)
Elga Nebenform von Helga
Elgard Nebenform von Edelgard
Eliana hebräisch, von elijah »Jahwe ist mein Gott«, weibliche Form von Elias. Auch: *Eliane*
Elida isländisch, von ellidhi »das schnell segelnde (Schiff)«. Auch: *Ellida*

Eliette weibliche Form von Elie, der französischen Variante von Elias, von hebräisch elijah »Jahwe ist mein Gott«

Elif türkisch, Ableitung vom ersten Buchstaben alif des arabischen Alphabets, Bezeichnung für eine erste Tochter

Elin nordische Form von Helene, in Schweden derzeit sehr beliebt. Auch: *Elina*

Elisa Kurzform von Elisabeth, kommt seit 1980 immer mehr in Mode, wohingegen Elise Anfang des 20. Jahrhunderts populär war. Auch: *Elise*

Elisabeth biblisch + klassisch – hebräisch, von elisheba »Gott hat geschworen«, »Gott ist Fülle« oder »Gott ist mein Eid«, Mutter von Johannes dem Täufer im Neuen Testament, sehr zeitloser Vorname, bis 1950 sehr beliebt, dann etwas weniger gewählt, im Moment mit ansteigendem Trend, z. B. Elisabeth von Österreich (Kaiserin, genannt Sissi), Elisabeth Flickenschildt (Schauspielerin), Elisabeth Noelle-Neumann (Kommunikationswissenschaftlerin). Auch: *Elisabetha*, *Elisabeta*, *Elisabetta*, *Elisaweta*, *Elizabeth*, *Elizabete*

Elissa Sonderform von Elisabeth

Eliza englische Sonderform von Elisabeth, bekannt durch Eliza Doolittle aus dem Musical »My Fair Lady«

Eljana Sonderform von Helena

Elke friesisch-niederdeutsche Sonderform von mit Adal- oder Adel- beginnenden Vornamen wie Adelheid, beliebt vor allem zwischen 1940 und 1960, z. B. Elke Heidenreich (Schriftstellerin, Journalistin und Kabarettistin), Elke Herrmann (Nachrichtensprecherin), Elke Sommer (Schauspielerin)

Ella Kurzform von Elisabeth und Namen mit -ella, gehörte um 1900 zu den beliebtesten Vornamen, ab 1940 fast 50 Jahre aus der Mode und jetzt wieder häufiger gewählt, z. B. Ella Fitzgerald (amerikanische Jazzsängerin)

Ellen international – englische und dänische Sonderform von Helene, z. B. Ellen Kessler (Tänzerin), Ellen McArthur (englische Seglerin), Ellen Page (kanadische Schauspielerin)

Elli Kurzform zu Elizabeth oder Eleonore. Auch: *Ellie*, *Elly*

Ellis englische Kurzform zu Elizabeth

Elma im Deutschen Sonderform von Alma, aber auch türkisch für »Apfel«

Elmira spanisch, aus dem arabischen Wort für »fürstlich«

Elodia spanisch, von westgotisch ali »fremd« und od »reich«

Eloisa englisch, Sonderform zu Heloise. Auch: *Eloise*

Elsa traditionell + international – Kurzform von Elisabeth, bekannt durch Elsa von Brabant aus der Lohengrinsage, um 1900 sehr beliebt, ab 1940 kaum noch vergeben, z. B. Elsa Morante (italienische Schriftstellerin), Elsa Schiaparelli (französische Modeschöpferin). Auch: *Else*, *Elza*

Elva altenglisch, von aelf »flink, geschickt«

Elvira ursprünglich spanische Form des germanischen Vornamens Alwara, von althochdeutsch al »ganz« und wara »Schutz«, Mitte des 20. Jahrhunderts in Deutschland etwas häufiger. Auch: *Elwira*, *Elvire*

Elysia griechisch, von Elysium, dem Gefilde der Seeligen

Emana arabisch für »glaubhaft, ehrlich«

Emanuela hebräisch für »Gott mit uns«. Auch: *Emanuele*, *Emmanuella*, *Emmanuelle*

Emerald englisch für »Smaragd«

Emerentia lateinisch für »die Verdiente«. Auch: *Emerentina*, *Emerenzia*

Emerita lateinisch für »die Würdige«

Emilia international + klassisch – lateinisch, von aemulus »eifrig«, geht auf den römischen Geschlechternamen der Aemilier zurück, fand Verbreitung durch Lessings Drama »Emilia Galotti«, seit 2010 immer unter den beliebtesten Vornamen vertreten. Auch: *Emilie*, *Emily*, *Emilka*, *Èmilie*, *Emmi*, *Emmie*

Emine türkisch, von amin »Vertrauen, Zutrauen«. Auch: *Emina*

Emma international + klassisch – englisch, Kurzform zu mit Erm- beginnenden althochdeutschen, heute ungebräuchlichen Vornamen wie Ermtraud. Der Name ist zeitlos, erfreut sich seit mehr als 100 Jahren immer einer gewissen Beliebtheit und ist seit der Jahrtausendwende wieder in Mode; bekannt aus der Literatur (»Madame Bovary« von Flaubert, »Emma« von Jane Austen) und Fernsehserien (Emma Peel aus »Schirm, Charme und Melone«, Emma Strobel aus »Sturm der Liebe«). Auch: *Emmi, Emmy, Emme, Emy, Emi, Ema, Imma*

Emmylou amerikanisch, Neubildung aus Emmy und Lou

Emunah Ursprung nicht ganz geklärt, wahrscheinlich zu arabisch eman »Glaube«

Enid englisch, nach einer Gestalt aus der Artussage, z. B. Enid Blyton (englische Jugendbuchautorin)

Enja englisch, aus dem Keltischen: »Kern, Herz«

Enke niederdeutsche Koseform von Enna

Enna niederdeutsch-friesische Sonderform von heute ungebräuchlichen Namen mit althochdeutsch agi »Schrecken«, ekka »Spitze« oder arn »Adler«

Enola Herkunft umstritten, evtl. indianisch für »schöne Blume«, bekannt durch den Film »Waterworld« mit Kevin Costner. Enola Gay war der Name jenes Bombers, der die erste Atombombe über der japanischen Stadt Hiroshima abwarf.

Enora französisch, von lateinisch honorare »ehren«

Enrica italienische Form von Henriette

Enya irisch, Sonderform von Eithne.

Enza italienisch, weibliche Form von Enzo (Heinz)

Eobane griechisch, von eos »Morgenröte, Osten« und baino »gehen«

Eos griechisch, nach der Göttin der Morgenröte

Erda altnordisch, von Jörd, der nordgermanischen Erdgöttin

Erika traditionell – weibliche Form von Erik, häufig aber auch vom botanischen Namen für das Heidekraut, in der ersten Hälfte des 20. Jahrhunderts sehr beliebt. Heute in aller Munde durch Erika Mustermann, die Musterfrau auf offiziellen Formularen, z. B. Erika Berger (TV-Moderatorin), Erika Johansen (amerikanische Schriftstellerin). Auch: *Erica*

Erin amerikanisch/australisch, von gälisch Erinn »Irland« bzw. »Frieden«

Erken Kurzform zu heute nicht mehr gebräuchlichen Namen mit der Vorsilbe Erk-, von althochdeutsch erkan »fest, vornehm«, z. B. Erkenhild

Erla Kurzform zu heute nicht mehr gebräuchlichen Namen mit der Vorsilbe Erl-, z. B. Erlfriede, Erlwine

Aufsteiger im Jahr 2016

Diese Namen haben von 2014 und 2015 auf 2016 den größten Sprung beim Anteil an allen Vornamen gemacht. Ein Zeichen für einen aktuellen, positiven Trend!

Alessia	Alessio
Charlotte	Anton
Ella	Carl
Elli	Elias
Emilia	Joris
Juna	Leonard
Matilda	Liam
Mila	Milan
Sophia	Oskar
Tilda	Theo

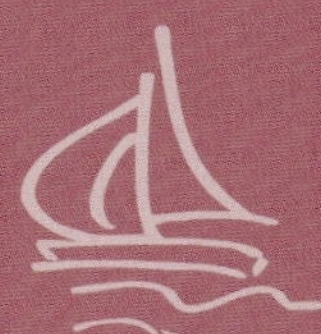

(Nennungen in alphabetischer Reihenfolge, Quelle:www.beliebte-vornamen.de)

Erna Kurzform zu Vornamen mit der Vorsilbe Ern-, häufig für Ernesta, Anfang des 20. Jahrhunderts sehr beliebt, danach aus der Mode gekommen, z.B. Erna Haffner (Schauspielerin), Erna Roder (Malerin). Auch: *Erne*, *Erni*

Ernesta italienisch/spanisch, weibliche Form zu Ernesto (Ernst). Auch: *Ernestina*, *Ernestine*

Erofili neugriechischer Vorname, von griechisch eros »Liebe« und philein »gerne mögen, lieben«

Ersi neugriechisch für »frisch wie der Morgentau«

Esin türkisch für »beflügeln«

Esma englisch, wahrscheinlich französischen Ursprungs, von altfranzösisch esmer »schätzen«. Auch: *Esmé*, *Esmée*

Esmeralda spanisch für »Smaragd«, besonders in England und Frankreich gebräuchlich, bekannt durch die Esmeralda aus Victor Hugos »Der Glöckner von Notre Dame«

Esperance französisch für »Hoffnung«. Auch: *Esperanza*

Estella spanisch/französisch, von lateinisch stella »Stern«. Auch: *Estelle*, *Estrella*, *Estrela*

Esther biblisch – unklare Herkunft, vielleicht aus dem Hebräischen: »junge Frau« oder vom persischen Wort für Stern, in der Bibel Erretterin der Juden in Persien, z.B. Esther Schweins (Schauspielerin), Esther Vilar (Schriftstellerin), Esther Ofarim (israelische Sängerin). Auch: *Ester*, *Hester*

Etelka ungarische Sonderform zu Adela

Ethel englische Kurzform von Namen wie Ethelburg, Etheldred, von altenglisch aethel »edel«

Euclea griechisch, von eukleia »Ruhm«

Eudora griechisch, von eu »gut» und dóron »Gabe«

Eugenia griechisch, von eugenios »von guter Abstammung«. Auch: *Eugenie*

Eulalia griechisch, von eulalos »angenehm redend«. Auch: *Eulalie*

Eunice englisch, von griechisch eu »gut« und nike »Sieg«

Eusebia griechisch, von eu »gut« und sebeo »ich bin fromm«

Euterpe von altgriechisch eu »gut« und terpein »Freude bereiten«, Muse der lyrischen Poesie

Eva biblisch + international – von hebräisch hawwah »Leben, Lebensspendende«; im Alten Testament Name der Stammmutter der Menschheit, seit der Reformation in Deutschland verbreitet, relativ zeitloser Name, nur in den 1990ern eher selten vergeben, z.B. Eva Hermann (TV-Moderatorin), Eva Mattes (österreichische Schauspielerin), Eva Padberg (Model), Eva Longoria (amerikanische Schauspielerin). Auch: *Eve*, *Evi*, *Ewa*

Evalina Sonderform zu Eva

Evamaria bekannter Doppelname aus Eva und Maria

Evangeline englisch, von griechisch euangélion »frohe Botschaft«. Auch: *Evangelia*, *Evangelina*

Evanthia neugriechisch, von altgriechisch eu »gut« und anthos »Blume«

Evarosa Doppelname aus Eva und Rosa

Evaruth seltener Doppelname aus Eva und Ruth

Evelyn international – englisch, von altenglisch aval »Kraft«, wird seit dem 19. Jahrhundert in Deutschland durchgehend vergeben, in den 1950ern besonders beliebt, z.B. Evelyn Hamann (Schauspielerin), Evelyn Sanders (Schriftstellerin), Evelyn Ashford (amerikanische Sprinterin). Auch: *Eveline*, *Evelin*, *Evelyne*

Everta althochdeutsch, von eber »Eber« und aval »Kraft«

Eylem türkisch für »Umtrieb, Aufruhr«

Ezel türkisch für »Anfang, Neubeginn«

Durch die Blume

Aus England kam die Namensmode nach Deutschland, Mädchen nach Blumen (Rose, Jasmin, Erika) oder Edelsteinen zu nennen (Pearl, Ruby, Jade). Besonders populär waren solche Namen zwischen 1920 und 1950. Jasmin ist der einzige dieser Namen, der bei uns häufiger gewählt wird. In der italienischen Schweiz ist das Veilchen (Viola) sogar in den aktuellen Top 10.

F

Fabia weibliche Form von Fabian, nach dem römischen Geschlechternamen der Fabier. Auch: *Fabiana, Fabiane*

Fabiella italienische Sonderform von Fabia

Fabienne französische Form von Fabiane, um 1980 in Mode gekommen, schaffte es Anfang 2000 in die Top 100 und hält sich seitdem dort.

Fabiola spanische Sonderform zu Fabia

Fabrizia italienisch, weibliche Form von Fabrizius, vom römischen Geschlechternamen der Fabrizier, nach lateinisch fabus »Handwerker«

Fadia arabisch, von fada »erlösen, opfern«

Fadila arabisch für »Tugend«

Fahima arabisch, von fahim »der Kluge, Gebildete«

Faina Name einer Guanchen-Herrscherin der kanarischen Insel Lanzarote, Bedeutung ungeklärt

Faith amerikanisch, englisch für »Glaube«, wurde zuerst ab etwa 1700 bei puritanischen Familien vergeben

Faiza arabisch für »Siegerin«

Fallon englisch, von einem irischen Familiennamen mit der Bedeutung »Führer, vom Herrscher abstammend«, wurde bei uns bekannt in den 1980ern durch die US-Serie »Denver Clan« (Fallon Carrington)

Fanika slawische Sonderform zu Franziska

Fanny international – ursprünglich englisch, Sonderform zu Frances, aber auch deutsche Kurzform von Franziska und Stefanie, z. B. Fanny zu Reventlow (Schriftstellerin), Fanny Ardant (französische Schauspielerin). Auch: *Fanni*

Farah arabisch für »Freude«, bekannt durch Farah Diba, letzte Kaiserin von Persien (Iran)

Farhild althochdeutsch, von faran »fahren, reisen« und hiltia »Kampf«

Fariba persisch für »bezaubernd«

Farida arabisch, von farid »einzigartig«, z. B. Farida Jalal (indische Schauspielerin). Auch: *Faridah, Feride*

Fasila persisch, aus dem Farsi: »überaus glücklich«

Fastrada althochdeutsch, von fasto »fest, sicher«, wörtlich etwa »die sichere Ratgeberin. Auch: *Fastrade, Vastrada*

Fatima arabisch, von fatama »abstillen, entwöhnen«, nach der jüngsten Tochter Mohammeds. In katholischen Kreisen vergeben nach der Marienerscheinung »Unsere Liebe Frau von Fatima« 1917 im portugisischen Ort Fatima. Auch: *Fatma*

Fausta italienisch, weibliche Form von Faustus, lateinisch für »Glück bringend«. Auch: *Faustina*

Faye englisch, von altfranzösisch fei »Fee«, z. B. Faye Dunaway (amerikanische Schauspielerin). Auch: *Fay*, z. B. Fay Weldon (englische Schriftstellerin)

Fayola afrikanisch, aus dem Yoruba: »Glück und Ehre«

Fe spanisch für »Vertrauen, Glaube«

Fedora russisch, weibliche Form von Fedor (Theodor). Auch: *Feodora*

Fedra neugriechisch, griechisch für »heller Schein«

Fee deutsche Entsprechung von Fay(e)

Felicitas klassisch – lateinisch, von felicitas »Glück (seligkeit)«, z. B. Felicitas Kukuck (Komponistin), Felicitas Weck (Politikerin). Auch: *Felizitas, Felicita*

Felizia italienisch, von lateinisch felix »erfolgreich, glücklich«. Auch: *Felicia, Félicie*

Femke niederdeutsche Sonderform zu Friedgart

Fenella englisch, von gälisch fionn »weiß« und guala »Schulter«. Auch: *Finola*

Fenja niederdeutsch-friesische Kurzform für Namen mit frede »Friede, Schutz«. Auch: *Fenna, Fenne, Fenni, Fentje*

Fern englisch für »Farn«

Fernanda italienisch/spanisch, weibliche Form von Ferdinand. Auch: *Fernande*

Fiamma italienisch für »Flamme«

Fidelis lateinisch für »treu«. Auch: *Fidelia, Fides*

Fina Kurzform von Namen auf -fina, besonders Josefina. Auch: *Fini, Finni, Fine*

Finja russisch, selbstständige Kurzform von Rufina, seit 1990 mit stark zunehmender Tendenz vergeben

Fiona international – englisch, von gälisch fionn »rein, weiß«, wurde in Großbritannien ab dem 18. Jahrhundert durch die Literatur verbreitet und beliebt, mittlerweile auch in anderen Sprachen gebräuchlich, bei uns seit 1990 üblich und seit 2005 in den Top 50 der Namenshitlisten, z. B. Fiona Winter-Swarovski (schweizerisch-österreichische Unternehmerin)

Fiora italienisch für »Blume«. Auch: *Fioretta, Fiorina, Fiorella*

Flavia italienisch, vom römischen Geschlechternamen der Flavier, von lateinisch flavus »hellblond«. Auch: *Flavi, Flavie*

Flavienna Sonderform von Flavia

Fleur französisch für »Blume, Blüte«, seit den 1960ern auch in englischsprachigen Ländern üblich durch Fleur Forsyth, eine Figur aus Galsworthys »Forsyth Saga«. Auch: *Fleurette*

Flora international – lateinisch, von Flora, einer Frühlingsgöttin, und flos »Blüte«, in Deutschland seit dem 17. Jahrhundert üblich, z. B. Flora Thompson (englische Poetin), Flora Tristan (französische Schriftstellerin). Auch: *Floria, Flore*

Florence englische/französische Form von Florentia

Florentia italienisch, lateinisch für »blühend«

Floriana weibliche Form von Florian. Auch: *Floriane, Florina*

Florica rumänisch für »Blümchen«

Folke friesische Kurzform von mit Folk- oder Volk- beginnenden Namen. Auch: *Fokka, Foelke*

Fortuna lateinisch für »Schicksal, Glück«, römischen Göttin des Glücks, in Deutschland häufig Beiname von Sportvereinen. Auch: *Fortunata*

Framgard althochdeutsch, von fram »in hohem Maße, vorzüglich« und gart »Schutz«

Franca italienisch, weibliche Form von Franco

France französisch, Kurzform von Françoise

Frances englische Form von Franziska

Françoise französische Form von Franziska

Franka traditionell – aus dem Althochdeutschen: »Franke«, z. B. Franka Dietzsch (Diskuswerferin), Franka Potente (Schauspielerin). Auch: *Franca*

Franzi Kurzform von Franziska

Franziska klassisch – weibliche Form von Franziskus, lateinisch für »kleiner Franzose«, relativ zeitlos, gegen Ende des 20. Jahrhunderts in Deutschland recht beliebt, z. B. Franziska van Almsick (Schwimmerin), Franziska Augstein (Journalistin), Franziska Walser (Schauspielerin). Auch: *Franciska, Frantiska, Francesca, Francisca, Francine*

Frauke niederdeutsch-friesisch für »kleine Frau«

Frayda englisch, vom jiddischen Wort für »Freude«

Freia altnordisch, von freyja »Herrin, Herrscherin«, Name der Göttin der Fruchtbarkeit. Auch: *Freya, Freija, Frikka*

Friderica spanische Form von Friederike

Frieda traditionell – Kurzform von mit fried beginnenden oder endenden Namen, von althochdeutsch frido »Friede«, um 1900 einer der beliebtesten Mädchennamen überhaupt, um 1940 fast völlig verschwunden, erlebt seit 2010 eine kleine Renaissance, z. B. Frieda Seidlitz (Widerstandskämpferin). Auch: *Friede, Frida*, z. B. Frida Kahlo (deutsch-mexikanische Malerin), *Friedel, Fridel*

Friederike traditionell – weibliche Form von Friederich, althochdeutsch von fridu »Friede« und rikki »Herrschaft«, im 18. Jahrhundert entstanden, beliebter Adelsname, z. B. Friederike Brion (Jugendliebe Goethes), Friederike Kempter (Schauspielerin), Friederike Mayröcker (österreichische Schriftstellerin). Auch: *Frederike, Frederika, Friederika*

Friedgard althochdeutsch, von fridu »Friede«, gart »Schutz«

Friedrun traditionell – althochdeutsch, von fridu »Friede« und runa »Geheimnis, Zauber«, z. B. Friedrun Huemer (österreichische Politikerin). Auch: *Friederun, Friderun*

Frika niederdeutsche Kurzformen von Friederike. Auch: *Frike, Fricka, Fricke, Frikka, Frikke, Frigga, Frigge*

Frini neugriechisch, aus dem Altgriechischen: »Liebreiz«

Fulvia italienisch, weibliche Form von Fulvio, von lateinisch fulvus »bräunlich«

Fumi japanisch für »Buch, Schrift, Kultur«

Funani afrikanisch, zulu für »was willst du?«

G

Gabi eigenständige Kurzform von Gabriele, z. B. Gabi Bauer (Nachrichtensprecherin). Auch: *Gaby*, z. B. Gaby Hauptmann (Schriftstellerin)

Gabriele biblisch – weibliche Form von Gabriel, hebräisch für »Mann Gottes«, Name eines Erzengels, in anderen Sprachen (italienisch, französisch) lautet die männliche Form so, wurde ab 1930 immer häufiger vergeben, zwischen 1950 und 1965 einer der beliebtesten Mädchennamen, z. B. Gabriele Münter (Malerin), Gabriele Wohmann (Schriftstellerin). Auch: *Gabriela*

Gabriella italienische Form von Gabriele. Auch: *Gabrielle*

Gaetana italienisch, weibliche Form von Gaetano (Kajetan)

Gaia griechisch für »Erde«

Gail englisch, Sonderform von Abigail. Auch: *Gayle*, *Gale*

Gala russisch, Kurzform von Galiana, bekannt durch die Muse des Malers Salvador Dalí

Galdina italienisch, Weiterentwicklung von Galdo

Galina russisch für »Stille, Ruhe«

Gana hebräisch für »Garten«

Ganga indisch, sanskritisch für die Muttergöttin Ganges, Namensgeberin des gleichnamigen Flusses

Garbine friesische Sonderform von Namen mit Ger-

Garda Kurzform von Namen auf -gard. Auch: *Gardi*, *Gardis*, *Gardy*

Gardenia englischer Blumenname (Gardenie)

Garifallia neugriechisch für »Nelke«

Garnet englisch für »Granat« oder Weiterentwicklung von Agathe

Gauri indisch, sanskritisch für »hell, schön«, Beiname von Shivas Gattin Parvati, z. B. Gauri Khan (indische Filmproduzentin)

Gawrila russische Form von Gabriele

Gaynor englisch, Herkunft unbekannt

Gayora englisch, aus dem Hebräischen: »Tal des Lichts«

Gea von Gaia, der griechischen Göttin der Erde

Gebina Sonderform von Gebharde. Auch: *Gebine*

Geeske niederdeutsch-friesische Sonderform von Gesa

Gefion Name einer nordischen Göttin (»die Gebende«)

Gela Kurzform zu Angela. Auch: *Gele*

Gemma italienisch für »Edelstein«

Genia Kurzform von Eugenia

Genoveva Ursprung und Bedeutung nicht eindeutig geklärt, möglicherweise »die sich weiträumig Bewegende«, bekannt und verbreitet durch die Sage der Genoveva von Brabant. Auch: *Genofeva*, *Geneviève*

Georgette französische Form von Georgia. Auch: *Georgeta*

Georgia international – weibliche Form zu Georg, z. B. Georgia van der Rohe (Tänzerin, Tochter des Bauhausarchitekten Mies van der Rohe), Georgia O'Keeffe (amerikanische Malerin). Auch: *Georgiana*, *Georgina*, *Georgine*, *Giorgina*

Gepa Kurzform zu Gebharde und Gerburg

Gera Kurzform von Geraldine

Geraldine international – weibliche Form von Gerald, im englischen Sprachraum geläufiger, z. B. Geraldine Chaplin (amerikanische Schauspielerin), Geraldine Halliwell (englische Popsängerin). Auch: *Géraldine*

Gerarda weibliche Form von Gerard. Auch: *Gerardina*

Gerburg althochdeutsch für ger »Speer« und burg »Schutz«. Auch: *Gerborg*

Gerda traditionell – von altnordisch gerdhr »Schützerin«, nach der Gemahlin des nordischen Gottes Freyr, war im 19. Jahrhundert in Skandinavien sehr beliebt und kam von dort Anfang des 20. Jahrhunderts zu uns, zwischen 1915 und 1935 äußerst populär, heute kaum noch vergeben, z. B. Gerda Taro (Fotografin), Gerda Johanna Werner (Malerin). Auch: *Gerdi*, *Gerdie*, *Gerte*

Gerdis nordisch, von althochdeutsch ger »Speer« und altnordisch dis »Göttin«

Gerhild althochdeutsch, von ger »Speer« und hiltia »Kampf«

Gerlinde traditionell – von althochdeutsch ger »Speer« und lind »mild, sanft«, wurde bis gegen 1970 häufiger vergeben, z. B. Gerlinde Locker (Schauspielerin), Gerlinde Kaltenbrunner (österreichische Alpinistin). Auch: *Gerlindis*, *Gerlind*, *Gerline*, *Garlinde*

Gerlis Neubildung aus Namen mit Ger-, von althochdeutsch ger »Speer«

Germa althochdeutsch, von ger »Speer« und mari »berühmt«. Auch: *Germana*

Germaine französische Form von Germa

Germania lateinisch, von der römischen Bezeichnung für Germanien

Gerit friesisch-niederdeutsche und weibliche Form von Gerhard. Auch: *Gerrit*

Gertje niederdeutsch-friesische Sonderform von Gertrud

Gertrud traditionell – von althochdeutsch ger »Speer« und trut »vertraut, lieb«, vom Mittelalter bis 1920 sehr beliebt, nach 1960 praktisch nicht mehr vergeben, z.B. Gertrud Bäumer (Frauenrechtlerin), Gertrud von le Fort (Schriftstellerin), Getrud Fussenegger (österreichische Schriftstellerin). Auch: *Gertraud*, *Gertrude*, *Gertrudis*, *Gertrun*

Gervasia weibliche Form von Gervasius, von keltisch vass »Knecht«

Gerwine althochdeutsch, von ger »Speer« und wini »Freund«

Gesa niederdeutsch-friesische Sonderform von Gertrud und anderen mit Ger- beginnenden Namen. Auch: *Gesche*, *Gese*, *Gesina*, *Gesine*, *Geska*, *Geske*

Giada italienisch für »Jade«

Gianna italienische Kurzform zu Giovanna (Johanna), z.B. Gianna Nannini (italienische Rocksängerin). Auch: *Giannina*

Gila Kurzform von Gisela, z.B. Gila von Weitershausen (Schauspielerin). Auch: *Gilla*

Gilah hebräisch für »frohlocken«. Auch: *Gila*, *Gilat*

Gilberta althochdeutsch für »glänzender Sproß«

Gilda italienisch, weibliche Form von Gildo, bekannt durch eine Figur aus Verdis »Rigoletto«

Gill englisch, Kurzform zu Gillian

Gillian englische Form von Juliane

Gina italienische/rumänische Kurzform von Regina, z.B. Gina Lollobrigida (italienische Schauspielerin)

Ginger englisch für »Ingwer« oder Kurzform von Virginia, z.B. Ginger Rogers (amerikanische Schauspielerin und Tänzerin)

Gioconda italienisch, von lateinisch iucundus »erfreulich, angenehm«. Auch: *Jucunda*

Gioia italienisch für »Freude« oder »Juwel«

Giovanna italienische Form von Johanna. Auch: *Giovannina*

Gisa Kurzform von mit Gis- beginnenden Namen

Gieseke niederdeutsche Sonderform von Gisa

Gisela traditionell – althochdeutsch für »Geisel, Bürge«, zwischen 1925 und 1950 einer der beliebtesten Mädchennamen, z.B. Gisela von Arnim (Dichterin), Gisela May (Schauspielerin). Auch: *Gisella*, *Gisèle*, *Giselle*, *Gizella*, *Gizela*

Gislinde althochdeutsch, von gis »Geisel, Bürge« und lind »mild, sanft«. Auch: *Gislind*, *Gislindis*

Gismara althochdeutsch, weibliche Form von Gismar, von gis »Geisel, Bürge« und mari »berühmt«

Gita indisch, sanskritisch für »Lied«

Gitta Kurzform von Brigitte. Auch: *Gitte*, *Gita*, *Gitti*

Giulia italienische Form von Julia

Giuliana italienenisch Form von Juliana. Auch: *Giulietta*

Giuseppa italienische Form von Josefa. Auch: *Giuseppina*

Gladys walisisch für »Herrscherin«, bei afro-amerikanischen Eltern beliebt, z.B. Gladys Knight (Soulsängerin)

Glenda englisch, von gälisch gleann »enges Tal«, z.B. Glenda Jackson (englische Schauspielerin). Auch: *Glenn*, *Glynis*, *Glynnis*

Gloria klassisch + international – lateinisch für »Ruhm«, z.B. Gloria von Thurn und Taxis (Unternehmerin), Gloria Estefan (kubanisch-amerikanische Sängerin). Auch: *Gloriosa*

Gloriana Sonderform von *Gloria*

Goda Kurzform zu mit God- beginnenden Namen. Auch: *Godela*, *Godje*

Godiva englisch, von altenglisch god »Gott« und gifu »Gabe«; bekannt durch Lady Godiva, die der

Beliebtheit in Zahlen

Im Jahr 2015 kamen in Deutschland etwa 738 000 Kinder zur Welt. Davon bekamen nur 17 Prozent der Mädchen (ca. 125 500) und 16 Prozent der Jungen (ca. 118 000) einen Namen aus den Top 10.
(Quelle: www.beliebte-vornamen.de)
Im Jahr 2016 belegte der Vorname Elias bei den Jungen mit 1,42 Prozent den 1. Platz, Marie/Mari bei den Mädchen mit 2,77 Prozent.
(Quelle: www.gfds.de)

Legende nach nackt und nur von ihrem langen Haar bedeckt durch die Stadt ritt, um ihren Mann Leofric dazu zu bewegen, die Steuerlast für die Bürger von Coventry zu senken.

Golda hebräisch für »die Helle, Goldene, Glänzende«, z. B. Golda Meir (ehemalige Ministerpräsidentin Israels)

Goldie englisch, wahrscheinlich abgeleitet von Gold, z. B. Goldie Hawn (amerikanische Schauspielerin)

Gönül türkisch für »Herz, Seele«

Gotlinde althochdeutsch, von got »Gott« und lind »mild«

Gracilia lateinisch, von gracilis »schlank«

Grada Kurzform von Gerharda

Granja russisch, Kurzform zu Agrafa

Grazia international – von lateinisch gratia »Gunst, Anmut«. Auch: *Grace*, z. B. Grace Jones (englische Schauspielerin und Sängerin), *Gracia*, z. B. Gracia Patricia von Monaco (ehemals Grace Kelly, amerikanische Schauspielerin), *Gracie*, *Gracy*, *Graziana*, *Graziella*, *Grazina*, *Grazyna*

Greta eigenständige Kurzform von Margareta, seit 2008 mit zunehmender Tendenz vergeben, z. B. Greta Garbo (schwedische Schauspielerin)

Grete Kurzform von Margarete. Auch: *Grethe*, *Gretel*

Gretlinde Neubildung aus Grete und Linde

Griet niederländische-friesische Kurzform zu Margret

Griselda italienisch, Bedeutung nicht ganz geklärt, wahrscheinlich althochdeutsch für »graue Kämpferin«, italienische Sagengestalt, deren Schicksal sowohl von Petrarca und als auch von Boccaccio literarisch bearbeitet wurde, in Deutschland erst seit dem 20. Jahrhundert als Name vergeben. Auch: *Griseldis*

Grit Kurzform von Margrit. Auch: *Gritt*, *Grita*

Gritli schweizerische Kurzform von Margarete

Guadalupe spanisch, nach Marienheiligtümern in Spanien und Mexico (Virgen de Guadalupe)

Guda aus dem Althochdeutschen: »gut«. Auch: *Gudula*

Gudrun traditionell – althochdeutsch, von gunt »Kampf« und runa »Geheimnis, Zauber«, wurde bekannt als Figur aus nordischen (Frau von Sigurd) und althochdeutschen Sagen (Kudrunlied), kam im 19. Jahrhundert in Deutschland in Mode. Heute eher selten, z. B. Gudrun Landgrebe (Schauspielerin), Gudrun Pausewang (Schriftstellerin). Auch: *Gutrun*, *Gudrune*, *Gutrune*

Gulab indisch, aus dem Sanskrit: »Rose«

Gunda Kurzform zu Namen mit -gund, z. B. Gunda Niemann-Stirnemann (Eisschnellläuferin). Auch: *Gunde*, *Gonda*, *Gundi*, *Gundis*, *Gunna*

Gundalena Neubildung aus Gunda und Lena

Gundula Sonderform von Gunda, war von etwa 1930 bis 1960 recht verbreitet, z. B. Gundula Diehl (Leichtathletin), Gundula Gause (TV-Moderatorin und Journalistin). Auch: *Gundel*, *Gundela*, *Gunilla*

Günes türkisch für »Sonne«

Gunhild skandinavische Form von Gundhild. Auch: *Gunild*

Gunilla skandinavische Form von Gunthild, z. B. Gunilla Bergstrom (Kinderbuchautorin)

Gunthild althochdeutsch, von hiltia »Kampf«

Gustava weibliche Form von Gustav

Gutta Sonderform von Gudrun

Gwen Kurzform von Gwendolin, z. B. Gwen Stefani (amerikanische Popsängerin)

Gwenda Sonderform von Gwendolin

Gwendolin englisch, walisisch für »weißer Bogen«

Gwyneth englisch, von keltisch gwynedd »gesegnet«, wurde vor allem bekannt durch Gwyneth Paltrow (amerikanische Schauspielerin)

H

Habiba arabisch für »die Geliebte«
Hadice arabisch für »im Frühling geboren«
Hadmut althochdeutsch, von hadu »Kampf« und muot »Mut, Gesinnung«. Auch: *Hadumod*
Hagar biblisch – hebräisch für »Stadt«, im Alten Testament Mutter Ismaels und Geliebte Abrahams
Hala arabisch für »Hof des Mondes«, Name einer Schwester von Mohammeds Frau Khadija
Haldis schwedisch, von altnordisch dis »Göttin«
Halima arabisch für »die Milde, Geduldige«
Halina polynesisch für »Ähnlichkeit« und polnische Form von Helena
Halka polnische Sonderform von Helena
Hallgard althochdeutsch, von gart »Schutz«
Halona indianisch für »glücklich«
Hana international – japanisch für »Blüte«, tschechische Form von Hanna und arabisch für »Freude, Glück«
Hanan arabisch für »Mitgefühl«
Hanja slawische Sonderform von Johanna oder Anna
Hanna Kurzform von Johanna. Auch: *Hanne*, *Hanni*
Hannah biblisch + international – hebräisch für »Anmut, Liebreiz«, wird mehrmals im Alten Testament erwähnt, kam in den 1980er-Jahren in Mode und gehört seit den 2000ern zu den beliebtesten Vornamen, z. B. Hannah Arendt (Philosophin), Hannah Herzsprung (Schauspielerin). Auch: *Hanna*
Hannelene Doppelname aus Hanne und Lene
Hannelore Doppelname aus Hanne und Lore, zwischen Erstem und Zweitem Weltkrieg sehr beliebt, z. B. Hannelore Hoger (Schauspielerin), Hannelore Kohl (Kanzlergattin)
Hannerose Doppelname aus Hanne und Rose
Hanni Kurzform von Johanna, bekannt durch Enid Blytons Buchreihe »Hanni und Nanni«
Haralda althochdeutsch, weibliche Form von Harald
Harmony englisch, von griechisch harmonia »Fügung«
Harriet englische Form von Henrietta. Auch: *Hattie*
Hatice türkische Form von Khadija, Name der ersten Frau Mohammeds
Haukea weibliche Form von Hauke und polynesisch für »schneeweiß«
Hava neuhebräische Form von Eva
Hayley englisch, geht auf einen Ortsnamen zurück, in den USA und Australien geläufig. Auch: *Hailey*, *Haley*
Heather englisch für Heidekraut
Hedda skandinavische Kurzform von Hedwig, bekannt durch Ibsens Drama »Hedda Gabler«. Auch: *Heda*, *Hedi*, *Heta*
Hedwig traditionell – althochdeutsch, aus zwei Worten mit gleicher Bedeutung, von hadu »Kampf« und wig »Kampf«; die hl. Hedwig war Patronin von Schlesien; bis 1920 ein sehr populärer Mädchenname, seit 1960 nur noch sehr selten gewählt, z. B. Hedwig Bollhagen (Keramikerin), Hedwig Courths-Mahler (Schriftstellerin). Auch: *Hadwig*, *Heidewig*, *Hedwige*, *Hedwiga*, *Jadwiga*
Heide Kurzform von Adelheid, in den 1930ern und 1940ern sehr beliebter Bestandteil von Doppelnamen wie Heidemarie, Heidelinde oder Heiderose, z. B. Heide Rosendahl (Leichtathletin). Auch: *Heida*
Heidegard Verbindung von Heide und -gard, von althochdeutsch gart »Schutz«
Heidegret Doppelname aus Heide und Grete
Heidelinde Doppelname aus Heide und Linde
Heidemarie der beliebteste Doppelname mit Heide
Heiderose Doppelname aus Heide und Rose
Heidi traditionell – Kurzform von Adelheid, wurde bekannt durch das Mädchenbuch von Johanna Spyri (1881), war im 20. Jahrhundert sehr beliebt und ist ziemlich zeitlos, z. B. Heidi Kabel (Volksschauspielerin), Heidi Klum (Model)
Heidrun traditionell – althochdeutsch, Bedeutung nicht geklärt, vielleicht von heit »Art, Wesen« und runa »Geheimnis, Zauber«, war in den 1940ern und 1950ern verbreitet, z. B. Heidrun Abromeit (Politikwissenschaftlerin), Heidrun Jänchen (Schriftstellerin), Heidrun Rueda (Malerin)
Heike niederdeutsch-friesische Kurzform von Heinrike, vor allem von 1940 bis 1970 sehr beliebt, z. B.

Heike Henkel (Leichtathletin), Heike Makatsch (Schauspielerin)

Heila Kurzform von mit Heil- beginnenden Namen

Heilgard althochdeutsch, von heil »gesund, vollkommen« und gart »Schutz«. Auch: *Helgard*

Heilika althochdeutsch, von heilic »zum Heil bestimmt, fromm«

Heilrun althochdeutsch, von heil »gesund, vollkommen« und runa »Geheimnis, Zauber«. Auch: *Helrun*

Heiltraud althochdeutsch, von heil »gesund, vollkommen« und trut »vertraut, lieb«. Auch: *Heiltraude, Heiltrud, Heiltrude*

Heilwig althochdeutsch, von heil »gesund, vollkommen« und wig »Kampf«. Auch: *Helwig*

Heima Kurzform von Namen mit Heim-

Heimke niederdeutsch-friesische Kurzform der mit Heim- beginnenden Namen

Heimlinde Neubildung aus Heim- und Linde

Heimtraud althochdeutsch, aus Heim- und trut »vertraut, lieb«. Auch: Heimtraute, Heimtrud, Heimtrude

Heinrike weibliche Form von Heinrich

Helen englische Form von Helene, z. B. Helen Mirren (englische Schauspielerin)

Helena international + klassisch – von griechisch selas »Licht, Glanz«, polnische, portugiesische und tschechische Form von Helene, auch griechisch-latinisierte Form und deutsche Nebenform. Der Name wurde bekannt durch die griechische Sage vom Untergang Trojas, für den die Schönheit der Helena der Auslöser war. Helena gilt seitdem als Sinnbild für Schönheit und sündige Liebe. Die hl. Helena, Mutter Konstantins des Großen, und die Beliebtheit des Namens in Adelskreisen trugen zur weiteren Verbreitung bei. Er kam nie vollkommen aus der Mode, gehörte aber auch nie zur Spitzengruppe der beliebtesten Mädchennamen, z. B. Helena Bergström (schwedische Schauspielerin), Helena Rubinstein (amerikanische Kosmetikunternehmerin), Helena Suková (tschechische Tennisspielerin). Auch: *Hélène, Helin, Heliane, Hella, Helle, Hely, Jelena, Olena, Ylenia*

Helene klassisch – von griechisch selas »Licht, Glanz«, siehe auch Helena, z. B. Helene Mira (österreichische Schauspielerin), Helene Weigel (Schauspielerin und Ehefrau von Bert Brecht), Helene Olafsen (norwegische Snowboarderin)

Helga skandinavisch, wörtlich »die Gesunde, Vollkommene«, seit Anfang des 20. Jahrhunderts auch in Deutschland verbreitet, Mitte der 1930er der beliebteste Name überhaupt, ab 1970 selten vergeben, z. B. Helga Brauer (Schlagersängerin), Helga Feddersen (Schauspielerin), Helga Steudel (Rennfahrerin),

Helke niederdeutsch-friesische Kurzform vom mit Heil- beginnenden Namen

Hella Sonderform von Helene, z. B. Hella von Sinnen (Komikerin)

Helma Kurzform von mit Helm- beginnenden Namen

Helmgard althochdeutsch, von helm »Helm, Schutz« und gart »Schutz«

Helmina Kurzform von Wilhelmina. Auch: *Helmine*

Heloise französisch, ursprünglich Helewidis, wahrscheinlich von althochdeutsch heil »heil, gesund« und swind »stark«, wurde um 1970 häufiger vergeben als Folge des Hitsongs »Eloise« von Barry Ryan (1968). Auch: *Héloïse, Eloïsa, Eloïse*

Hema indisch, sanskritisch für »golden«, z. B. Hema Malini (indische Schauspielerin)

Hemma Sonderform von Namen mit Heim-

Hendrika weibliche Form von Hendrik. Auch: *Hendrica, Hendrike, Hendrikje, Hendrina*

Henny Kurzform von Henriette oder Henrike, war um 1900 ein ausgesprochener Modename, nach 1930 kaum noch vergeben, z. B. Henny Koch (Jugend-

Hildegard von Bingen

Durch diese Heilige wurde der Name Hildegard im Mittelalter sehr beliebt. Sie war eine Mystikerin, beschäftigte sich mit Philosophie, Ethik und Medizin. Noch heute gehören ihre Abhandlungen über Pflanzenwirkungen zu den Standardwerken der Naturheilkunde.

schriftstellerin), Henny Porten (Stummfilmstar). Auch: *Hennie, Henni*

Henriette englisch/französische Weiterentwicklung von Henri, bis 1920 recht beliebt, um 1990 wiederbelebt, z. B. Henriette Confurius (Schauspielerin), Henriette Joop (Modedesignerin). Auch: *Henrietta*

Henrike weibliche Form von Henrik. Auch: *Henrieke, Henrika*

Hera griechisch für »die Starke, die Mächtige«, Name einer griechischen Göttin, Gemahlin des Zeus, Schützerin von Ehe und Familie, Kurzform von Namen mit Her-, z. B. Hera Lind (Schriftstellerin)

Herburga althochdeutsch, von heri »Heer, Menge« und burg »Schutz«. Auch: *Herburg*

Herdina Neubildung von einem mit Her- beginnenden Namen

Herdis isländisch, altnordisch her »Heer« und dis »Göttin«

Hergard althochdeutsch, von heri »Heer, Menge, Schar« und gart »Schutz«

Herlind althochdeutsch, von heri »Heer, Menge, Schar« und lind »mild, sanft«. Auch: *Herlinde*

Herma Kurzform von Hermanna, Hermina oder Hermine. Auch: *Hermi, Hermia*

Hermine traditionell – weibliche Weiterbildung von Hermann, von althochdeutsch heri »Heer, Menge, Schar« und man »Mann«, erst seit etwa 1800 üblich, z. B. Hermine Huntgeburth (Regisseurin), Hermine Schröder (Leichtathletin). Auch: *Hermina*

Hermione englisch, nach einer griechischen Sage Tochter des Menelaos und der schönen Helena

Herta traditionell – wahrscheinlich nach Nerthus, einer germanischen Göttin, um 1910 ein Spitzenreiter bei den Mädchennamen, nach 1930 völlig unmodisch geworden, z. B. Herta Müller (rumänisch-deutsche Schriftstellerin). Auch: *Hertha*

Heseke niederländisch-friesisch, Herkunft unklar

Hesper griechisch, von hesperios »abendlich, westlich«, in der Antike Bezeichnung für Italien und Spanien (Hesperiden)

Hessa arabisch für »Schicksal«

Hester englische Sonderform von Esther

Hiba arabisch für »Geschenk, Gabe«

Hicran türkisch für »leidgeprüft«

Hikari japanisch für »Licht«

Hilaria lateinisch, von hilaris »heiter, froh«. Auch: *Hilary, Hillary*, z. B. Hillary Clinton (amerikanische Politikerin)

Hilde traditionell – Kurzform von Namen mit hild-, bekannt durch die Mutter Gudruns in der Gudrunsage, z. B. Hilde Domin (Dichterin), Hilde Gerg (Skirennläuferin). Auch: *Hilda*

Hildegard traditionell – von althochdeutsch hiltia »Kampf« und gart »Schutz«, im Mittelalter sehr beliebt u.a. durch die hl. Hildegard von Bingen, dann eher selten und erst im 19. Jahrhundert durch die Romantik wiederentdeckt. Von 1910 bis 1940 einer der beliebtesten Vornamen in Deutschland, seit etwa 1960 kaum noch vergeben, z. B. Hildegard Hamm-Brücher (Politikerin), Hildegard Knef (Schauspielerin und Sängerin). Auch: *Hildegart, Hildegardis*

Hildrun traditionell – von althochdeutsch hiltia »Kampf« und runa »Geheimnis, Zauber«, z. B. Hildrun Claus (Leichtathletin). Auch: *Hiltrun*

Hilka niederdeutsch-friesische Form von Namen mit Hild-. Auch: *Hilke, Hille, Hilla, Hilleke, Hilma*

Hiltrud traditionell – von althochdeutsch hiltia »Kampf« und trud »vertraut, lieb«. Auch: *Hiltrude*

Holda althochdeutsch für »gnädig«

Holly englisch für Stechpalme, seit Anfang des 20. Jahrhunderts üblich, wurde bekannt durch Holly Golightly aus Truman Capotes »Frühstück bei Tiffany«, z. B. Holly Hunter (amerikanische Schauspielerin)

Holma weibliche Form von Holm, von altnordisch holmr »Insel«

Honey englisch für »Honig«

Hope englisch für »Hoffnung«, seit dem 17. Jahrhundert bei den Puritanern beliebt

Hortensia lateinisch, zum römischen Geschlechternamen Hortensius, von hortensis »den Garten betreffend«. Auch: *Hortensie, Hortense*

Hoshi japanisch für »Stern«

Huberta althochdeutsch, weibliche Form von Hubertus

Hürriyet türkisch für »Freiheit«

Hulda biblisch + traditionell – hebräisch für »Wiesel«, Name einer Prophetin des Alten Testaments. Im Deutschen auch Ableitung von »Holde«, im 19. Jahrhundert recht verbreitet, z. B. Hulda Pankok (Journalistin)

I

Ida traditionell – Bedeutung nicht klar, vielleicht von altnordisch idh »Mühe«, bereits im Mittelalter sehr beliebt und im 19. Jahrhundert durch die Ritterdichtung wiederbelebt. Um 1900 einer der beliebtesten Mädchennamen, nach 1930 verschwunden. Erlebte ab 2000 eine Renaissance, seit 2010 in den Top 50, z. B. Ida von Bodelschwingh (Mitbegründerin von Bethel), Ida Dehmel (Frauenrechtlerin), Ida Görres (Schriftstellerin). Auch: *Idis*

Idoya baskisch für »Schilf, Teich, Feuchtgebiet«, nach einem Marienheiligtum in Isaba (Navarra)

Idra englisch, aus dem Aramäischen: »Feigenbaum«

Iduna althochdeutsch für »jugendlich«, Name der Göttin der ewigen Jugend und Unsterblichkeit. Auch: *Idony*

Iesha arabisch für »wohlauf sein«

Ihna friesische Sonderform für Namen mit In-

Ike friesisch, Sonderform von Ida oder Kurzform von Namen mit der Endung -ike. Auch: *Iken*

Ilana bulgarisch, weibliche Form von Ilija. Auch: *Ilina*

Ildiko ungarisch, ursprünglich Koseform von Hilde

Ileana rumänische Form von Helene. Auch: *Iliana*, *Ilena*

Ilga Kurzform von Ilsegard oder lautliche Variante von Helga

Ilka ungarisch, Kurzform zu Ilonka

Ilona ungarische Form von Helena, seit 1940 auch in ganz Deutschland gebräuchlich, z. B. Ilona Christen (Moderatorin), Ilona Gusenbauer (Leichtathletin)

Ilse klassisch – ursprünglich Kurzform von Elisabeth, von 1910 bis 1940 sehr beliebt, wie so viele traditionelle Namen in den 1960ern aus der Mode gekommen, z. B. Ilse Aichinger (österreichische Schriftstellerin), Ilse Aigner (Politikerin), Ilse Werner (Schauspielerin). Auch: *Ilsa*, *Ilske*

Ilsedore Doppelname aus Ilse und Dore

Ilsegard Doppelname aus Ilse und -gard

Ilsegret Doppelname aus Ilse und Grete

Ilva italienisch, lateinische Bezeichnung für Elba

Iman arabisch für »Glaube«. Auch: *Imane*, *Imani*, *Imen*, *Imene*

Imelda italienische Form von Irmhild

Imke niederdeutsche Kurzform von mit Irm- beginnenden Namen, seit 1960 bundesweit vergeben und in den 1970ern recht beliebt, aber nie auf Spitzenplätzen der Hitlisten, z. B. Imke Brügger (Schauspielerin), Imke Sönnichsen (Illustratorin). Auch: *Imme*, *Imma*

Immaculata spanisch/italienisch, von lateinisch für »unbefleckt«, nach einem Beinamen Marias. Auch: *Immakulata*, *Imaculada*, *Inmaculada*

Imogen englisch, Bedeutung ungeklärt, vielleicht von altirisch ingen »Tochter« oder von lateinisch imago »Bild«, nach einer Dramengestalt von Shakespeare

Ina Kurzform von auf -ina endenden Namen, z. B. Ina Seidel (Schriftstellerin)

Inci türkisch für »Perle«

India englisch, vom Namen für Indien

Indigo englisch für »tiefes Blau«

Indira indisch, aus dem Sanskrit: »Schönheit, Glanz«, Beiname der Glücksgöttin Lakshmi, der Gemahlin Vishnus, z. B. Indira Gandhi (indische Staatspräsidentin)

Indra indisch, aus dem Sanskrit: »Tropfen«, Name eines Wettergottes, der über den Regen gebietet

Ines international – spanische Form von Agnes. Auch: *Inés*, *Inès*, *Inis*

Inessa Sonderform von Agnes

Ingalisa schwedischer Doppelname aus Inga und Lisa

Inge ursprünglich Kurzform von Ingeborg, zwischen 1930 und 1950 sehr beliebt, z. B. Inge Meysel (Schauspielerin). Auch: *Inga*

Ingeborg skandinavisch, vom Namen einer Gottheit und altnordisch borg »Schutz«, kam Ende des 19. Jahrhunderts in Mode, vor allem in den 1920ern und 1930ern sehr beliebt, z. B. Ingeborg Bachmann (österreichische Schriftstellerin), Ingeborg Drewitz (Schriftstellerin). Auch: *Ingeburg*

Ingela skandinavisch, von Ingwio, dem Namen einer Gottheit

Ingelore Neubildung aus Inge und Lore

Ingelotte Neubildung aus Inge und Lotte

Ingemaren Neubildung aus Inge und Maren

Inger skandinavisch, Kurzform von Ingegerd oder Ingerid

Ingerose Neubildung aus Inge und Rose.

Ingrid ursprünglich skandinavischer Name, der um 1900 nach Deutschland kam und zwischen 1929 und 1952 ständig zu den zehn beliebtesten Namen gehörte, z. B. Ingrid Noll (Schriftstellerin), Ingrid Bergmann (schwedische Schauspielerin). Auch: *Ingerid*

Ingrun Neubildung aus Inge und einem auf -run endenden Namen

Inja Neubildung aus Ingeborg und Jakoba

Inka friesische Kurzform von mit Ing- beginnenden Namen. Auch: *Inken, Insa, Inska, Ingke*

Innocentia lateinisch für »die Unschuldige«

Insa friesische Kurzform für Namen mit Ing-

Inula griechisch, nach einer gleichnamigen Gattung von Korbblütlern (deutsch »Alant«)

Iola englisch, latinisierte Form des griechischen Namens Iole

Iona schottisch, eine Insel der Inneren Hebriden, deren Name Eibeninsel bedeutet

Ione englisch, von griechisch íon »Veilchen«

Iora englisch, von lateinisch aurum »Gold«

Iphigenie klassisch – griechisch, von iphi »mächtig« und genos »Geschlecht«, Gestalt der griechischen Sage, die von den Griechen geopfert wurde, damit ihre Schiffe nach Troja auslaufen konnten. Die Göttin Artemis entführte sie vom Opferaltar in das Land der Taurer, wo sie als Priesterin diente. Auch: *Iphigenia, Ifigenia, Ifingenie*

Ira Kurzform von Irina

Irene klassisch – griechisch, von eirene »Friede«, z. B. Irene Epple-Waigel (Skirennläuferin), Irène Jacob (französische Schauspielerin). Auch: *Irena, Irène, Irina, Irini*

Iris international – ursprünglich englisch, von griechisch iris »Regenbogen« oder der Pflanze Iris (Schwertlilie), Götterbotin der griechischen Mythologie, z. B. Iris Berben (Schauspielerin), Iris Hanika (Schriftstellerin), Iris Radisch (Literaturkritikerin)

Irit hebräische Bezeichnung für ein Liliengewächs. Auch: *Irith*

Irma traditionell – Kurzform von Namen mit Irm- beginnen, z. B. Irma von Cube (Drehbuchauto-

Ist Ida auch ein Jungenname?

Im Jahr 2008 verfolgte ganz Schleswig-Holstein die Auseinandersetzungen eines Elternpaars mit dem Standesamt Husum. Die Eltern wollten ihr Baby Ida nennen, ohne Zweitnamen. Doch der Standesbeamte stellte sich quer, da der Name im Vornamenbuch der Gesellschaft für deutsche Sprache als geschlechtsneutral bezeichnet wird. Die fassungslosen Eltern zogen vor Gericht. Doch nachdem ihr Kampf zum Thema eines Fernsehbeitrags geworden war, schlug die Stimmung bei der Namensbehörde um: Ida durfte nun doch einfach Ida heißen.

Die Gesellschaft für deutsche Sprache hat übrigens den Vermerk »geschlechtsneutral« im standesamtlichen Vornamenbuch inzwischen gestrichen.

(Quelle: www.shz.de)

Von Heiligen zu Filmstars

Lange Zeit waren die meisten Vornamen, die in Deutschland vergeben wurden, Namen von Heiligen. Besonders Katholiken wählten hiernach den Namen für ihre Kinder aus. Der heilige Namenspate sollte das Kind beschützen. Protestantische Eltern wählten dagegen eher Namen aus der lutherischen Bibelübersetzung.

Heute geht die Religiosität stark zurück – und es werden neue Namensvorbilder gesucht. Im multimedialen Zeitalter kommen diese ganz selbstverständlich aus Popmusik, TV und Kino. Deswegen sind Angelina und Justin, Kate und Colin eher der Normalfall als die Ausnahme.

rin), Irma Hermann (Schauspielerin), Irma Weiland (Malerin). Auch: *Irmena, Irmina, Irmene*

Irmgard traditionell – althochdeutsch, von irmin »allumfassend, mächtig« und gart »Schutz«, Name verbreitet im Mittelalter durch die hl. Irmgard von Köln, sehr beliebt zwischen 1910 und 1940, z. B. Irmgard Keun (Schriftstellerin). Auch: *Irmingard, Irmgart*

Irmhild althochdeutsch, von irmin »allumfassend, mächtig« und hiltia Kampf. Auch: *Irminhild*

Irmlinde althochdeutsch von irmin »allumfassend, mächtig« und lind »sanft, mild«

Irmtraud traditionell – von althochdeutsch irmin »allumfassend, mächtig« und trut »vertraut, lieb«, z. B. Irmtraud Morgner (Schriftstellerin). Auch: *Irmtraut, Irmintraud, Irmintraut, Irmtrud, Irmtrut*

Isa Kurzform von Isabella

Isabella international – italienische Sonderform von Elisabeth, im Mittelalter häufig Name französischer, spanischer und italienischer Fürstinnen, verbreitete sich von dort ins Bürgertum. In Deutschland erst seit Ende des 19. Jahrhunderts üblich, gehört seit Mitte der 1980er in all seinen Formen zu den 100 beliebtesten Mädchennamen, z. B. Isabella Rosselini (italienische Schauspielerin). Auch: *Isabel, Isabell, Isabelle*, z. B. Isabelle Adjani (französische Schauspielerin), *Isabe, Izabella, Izabela, Isobel*

Isadora englisch, von griechisch für »Geschenk der Göttin Isis«, z. B. Isadora Duncan (amerikanische Tänzerin)

Isburga althochdeutsch, von isan »Eisen« und burg »Schutz«

Isgard althochdeutsch, von isan »Eisen« und gart »Schutz«

Isidora griechisch, von isos »gleich(wertig)« und doros »Geschenk«

Isha indisch, aus dem Sanskrit: »Beschützerin«. Auch: *Ischa*

Isis griechisch, Name der ägyptischen Sonnengöttin

Iska friesische Kurzform von mit Is- beginnenden Namen

Ismene griechisch, Bedeutung unklar, vielleicht von smenos »Schwarm«, in der Sage Tochter des Ödipus. Auch: *Ismini*

Isolde traditionell – Herkunft und Bedeutung unklar, vielleicht von althochdeutsch isan »Eisen« und hiltia »Kampf«, bekannt durch die Sage »Tristan und Isolde« und die gleichnamige Oper von Richard Wagner, z. B. Isolde Holderied (Rallyefahrerin), Isolde Ohlbaum (Fotografin). Auch: *Isolda*

Isra arabisch, von sara »in der Nacht reisen«

Ivera schwedisch, weibliche Form von Ivar

Ivonne traditionell + international – von althochdeutsch iwa »Eibe«, in den 1970ern einer der populärsten Mädchennamen, seit 2000 nicht mehr gefragt, z. B. Ivonne Polizzano (Schauspielerin). Auch: *Yvonne, Iva, Iveta*

Ivy englisch, von ivy »Efeu«

Iwana russisch, weibliche Form von Ivan. Auch: *Ivana*

J

Jacintha englische Form von Hyazintha. Auch: *Jacinta*

Jackie englische Kurzform von Jacqueline

Jacqueline international – ursprünglich französische Form von Jacques (Jakob), kam in den 1960er-Jahren nach Deutschland und war von 1985 bis 2000 recht populär, z. B. Jacqueline Jeske (Schauspielerin), Jacqueline Boyer (französische Sängerin), Jacqueline Kennedy-Onassis (amerikanische Präsidentengattin und Stilikone). Auch: *Jaqueline*, *Jacquelin*, *Jacquelyn*, *Jacklyn*

Jade englisch für »Jade«, in den USA auch: *Jada*

Jaden Nebenform von Jade

Jadwiga polnische Form von Hedwig

Jadyn Nebenform von Jade

Jaël biblisch – englisch, vom hebräischen Wort für »berühmt, bekannt«, aus dem Buch der Richter bekannt. Auch: *Yaël*

Jakoba weibliche Form von Jacob. Auch: *Jacoba*, *Jakobea*, *Jacobina*, *Jacobine*

Jale friesische Kurzform von Namen mit althochdeutsch gailan »lustig, lüstern«. Auch: *Jalina*

Jalisa amerikanische Neubildung. Auch: *Jaleesa*

Jalila arabisch für »Ruhm, Größe«

Jamie amerikanisch, seit etwa 1960 als weibliche Form zu James in Gebrauch, kam um 1980 nach Deutschland, z. B. Jamie Lee Curtis (amerikanische Schauspielerin). Auch: *Jamy*

Jamila arabisch für »die Schöne«

Jana international – Kurzform zu zu Juliana, Diana oder Johanna, seit 1960 in Deutschland beliebt und seit 1975 unter den Top 50 der Hitlisten, z. B. Jana Bode (Rennrodlerin), Jana Grzimek (Bildhauerin), Jana Henke (Schwimmerin). Auch: *Janka*, *Janna*, *Jania*

Jane englische Form von Johanna, im Deutschen Kurzform von Namen, die auf -iane enden, hat durch viele Trägerinnen Bekanntheit erlang, so z. B. durch die Freundin von Tarzan oder die Schauspielerin Jane Fonda. Auch: *Jayne*, *Janet*, *Janett*, *Janetta*, *Jean*, z. B. Jean Harlow (Schauspielerin)

Janessa Neuschöpfung aus Jane und Vanessa

Janica serbokroatische Form von Jana, z. B. Janica Kostelić (Skirennläuferin). Auch: *Janika*

Janina weibliche Form von Jan, polnische und russische Form von Johanna, zwischen 1975 und 1995 besonders beliebt. Auch: *Janin*, *Janine*, *Janika*, *Jannine*, *Jannina*

Janis englische Weiterbildung von Jane, z. B. Janis Joplin (amerikanische Sängerin). Auch: *Janice*

Janka ungarische Sonderform von Johanna

Jara brasilianisch, Kurzform von Januaria. Auch: *Yara*

Jarmila tschechisch, Neubildung aus jary »stark, kräftig« und mily »lieb, nett«

Erstaunliche Erkenntnisse

Ein belgischer Psychologe konnte nachweisen, dass Menschen Buchstaben bevorzugen, die im eigenen Namen vorkommen. Und einer französischen Studie zufolge greifen Käufer am liebsten zu Marken, die einen ähnlichen Klang haben wie der eigene Name: Marc zu Mars, Pieter zu Snickers. Bei Markennamen aus zwei Buchstaben bevorzugen Menschen solche mit den eigenen Initialen. Eltern entscheiden also bei der Namenswahl über die Zukunft der Märkte!

Jasmin international – persisch, vom gleichlautenden Namen eines Zierstrauchs, im englischen Sprachraum seit dem 19. Jahrhundert gebräuchlich, seit Mitte des 20. Jahrhunderts auch in Deutschland, inzwischen sehr beliebt, z. B. Jasmin Tabatabai (deutsch-iranische Schauspielerin), Jasmin Wagner (Sängerin und Moderatorin), Jasmin Chen (taiwanische Springreiterin). Auch: *Jasmina*, *Jasmine*, *Yasemin*, *Yasmin*, *Yasmina*

Jaya indisch, von sanskritisch jai »Sieg«, Beiname des Gottes Shiva, z. B. Jaya Bahadur-Bachchan (indische Schauspielerin)

Jeanne französische Form von Johanna, z. B. Jeanne Moreau (französische Filmschauspielerin). Auch: *Jeannette*, *Jeannine*

Jella Kurzform für Gabriela. Auch: *Jelle*

Jemima biblisch – hebräisch für »Taube«, Tochter Hiobs im Alten Testament

Jennifer international – englisch, von walisisch Gwenhwyvar, Name der Gemahlin von König Artus, um 1980 einer der beliebtesten Vornamen, z. B. Jennifer Nitsch (Schauspielerin), Jennifer Werth (Fußballerin), Jennifer Aniston (amerikanische Schauspielerin). Auch: *Jenifer*, *Jenniffer*

Jenny englische Sonderform von Jennifer, seit etwa 1980 recht populär, aber nie besonders beliebt. Auch: *Jenni*, *Jenna*

Jerra friesische Kurzform von Gertrud

Jessica biblisch + international – hebräisch, von jischkah »er (Gott) schaut«, bekannt durch eine Gestalt in Shakespeares »Der Kaufmann von Venedig«, zwischen 1990 und 2000 ein sehr beliebter Vorname, z. B. Jessica Alba (amerikanische Schauspielerin), Jessica Lindell-Vikarby (schwedische Skirennläuferin). Auch: *Jessika*, *Jésica*, *Jesica*, *Jessi*, *Jesika*, *Jessyka*

Jette Kurzform von Henriette, gehört seit 2000 zu den Modenamen, war aber noch nie auf einem Spitzenplatz, z. B. Jette Joop (Modeschöpferin). Auch: *Jetta*

Jewel englisch für »Edelstein«

Jiao chinesisch für »lieblich«

Jill englisch, Kurzform von Gillian, seit den 1970ern in Deutschland gebräuchlich. Auch: *Jil*, z. B. Jil Sander (Modeschöpferin)

Jimena spanisch, weibliche Form von Jimeno. Auch: *Ximena*

Jindra weibliche Form von Jindrich (tschechisch für Heinrich)

Joan englische Form von Johanna, z. B. Joan Baez (amerikanische Folksängerin), Joan Collins (amerikanische Schauspielerin), Joan Sutherland (australische Opernsängerin). Auch: *Joanna*, *Joana*

Joanne englische Nebenform von Johanna, z. B. Joanne K. Rowling (englische Schriftstellerin)

Jocelyn englisch/französisch, vermutlich von einem normannischen Stammesnamen. Auch: *Joceline*, *Jocelyne*

Jodie englische Sonderform von Judith, z. B. Jodie Foster (amerikanische Schauspielerin und Regisseurin). Auch: *Jody*

Joëlle biblisch – hebräisch, von joel »Jahwe ist Gott«, nach einem Propheten des Alten Testaments

Johanna biblisch + traditionell – weibliche Form Johann, vom hebräischen johanan »Jahwe ist gnadig«, in Neuen Testament eine der Frauen, die Jesus heilt. Seit dem 17. Jahrhundert in Deutschland verbreitet, seit 1980 wieder sehr beliebt, lag in den 2010ern im Vorderfeld der häufigsten Namen, z. B. Johanna Gastdorf (Schauspielerin), Johanna Kirchner (Widerstandskämpferin), Johanna Spyri (schweizerische Schriftstellerin). Auch: *Joanna*, *Johannah*

Jolanda Herkunft unklar, vielleicht von griechisch ion »Veilchen« und anthos »Blume«, in Deutschland seit August Hinrichs Lustspiel »Krach um Jolanthe« selten (der Streitauslöser ist ein Schwein). Auch: *Jolanthe*, *Jolantha*, *Jolande*, *Yolanda*, *Yolande*

Jordan amerikanisch, vom gleichnamigen Fluss. Auch: *Jordana*

Jorid schwedisch, von altisländisch jór »Pferd, Hengst« und altschwedisch fridh »schön«

Jorina friesisch, weibliche Weiterbildung von Gregor. Auch: *Jorinde*, *Jorine*, *Jorinna*

Josefine weibliche Form von Josef, seit dem 18. Jahrhundert gebräuchlich, entwickelt sich seit 1990 zu einem Modenamen, z. B. Josefine Preuß (Schauspielerin). Auch: *Josefa*, *Josefina*, *Josefita*, *Josepha*, *Josephine*

Josette französische Sonderform von Josefine

Josina Kurzform von Josefa und Josefina. Auch: *Josi, Josie*

Josta weibliche Form von Jost

Jovanka serbokroatisch, weibliche Form von Jovan (Johann)

Joy englisch für »Freude«, z.B. Joy Flemming (Jazzsängerin)

Joyce englisch, aus dem Lateinischen: »scherzhaft«, z.B. Joyce Carol Oates (amerikanische Schriftstellerin). Auch: *Joycelyn*

Juana spanisch, weibliche Form von Juan (Johann). Auch: *Juanita*

Judica lateinisch, nach dem Namen des fünften Fastensonntags, von iudica »richte«

Judith biblisch + international – von hebräisch jehudit »die aus Judäa Stammende«, in den Apokryphen der Bibel steht die Geschichte von Judith und Holofernes. Der Name wird in Deutschland seit dem Mittelalter vergeben und war immer recht beliebt, wird allerdings seit 2000 kaum noch gewählt, z.B. Judith Holofernes (Sängerin), Judith Kerr (englische Schriftstellerin). Auch: *Juditha, Judit, Juditte, Judintha, Judinta, Yehudit*

Judy Kurzform von Judith, z.B. Judy Garland (amerikanische Schauspielerin)

Jule Sonderform von Julia, wird von einigen Standesämtern nur mit einem zweiten, eindeutigen Mädchennamen zugelassen, seit Beginn der 1990er ein Modename

Juli nach dem gleichnamigen Monat oder Kurzform von Julia

Julia klassisch + international – vom römischen Geschlechternamen der Julier, weiblische Form von Julius, bekannt durch Shakespeares Liebesdrama »Romeo und Julia« (1595), gehört seit den 1970er-Jahren zu den beliebtesten Namen in Deutschland, z.B. Julia Fischer (Geigerin), Julia Jentsch (Schauspielerin), Julia Lermontowa (russische Chemikerin), Julia Roberts (amerikanische Schauspielerin). Auch: *Juli, Julie, Julitta, Giulia, Juliet, Jula, Juliet, Julietta, Juliette, Julika, Julina, Julischka*

Juliane weibliche Form von Julian, vom römischen Geschlechternamen der Julier abstammend, in ganz Europa verbreitet, z.B. Juliane Köhler (Malerin), Juliane Rautenberg (Schauspielerin), Juliane Werding (Schlagersängerin). Auch: *Juliana, Julianna, Julianne, Gillian, Giuliana, Uljana*

June englisch für »Juni«, seit etwa 1920 gebräuchlich

Junia neuerer Name für eine im Juni Geborene

Juno lateinisch, aus dem Griechischen: »blühend«, Name der römischen Göttin für Geburt und Ehe. Auch: *Iuno*

Justina weibliche Form von Justinus

Jutta traditionell – zum einen Kurzform von Judith, zum anderen möglicherweise ein alter germanischer Herkunftsname (»die aus Jütland stammende«), schon im Mittelalter häufig vergeben und zwischen 1925 und 1970 sehr beliebt, z.B. Jutta Ditfurth (Politikerin), Jutta Kleinschmidt (Rennfahrerin), Jutta Limbach (Rechtswissenschaftlerin), Jutta Speidel (Schauspielerin)

Jamila und Mohammed ganz vorne?

In Großstädten wie Berlin oder Hamburg gehören Namen wie Mohammed, Ali, Aischa oder Jamila zu den am häufigsten vergebenen Namen. In einigen Stadtteilen sind sie sogar in den Top 10 zu finden. Doch deutschlandweit schaffen es diese Namen gerade mal an die Top 100 heran. Dass sie überhaupt so weit vorne in der Liste auftauchen, liegt auch nur daran, dass in der Türkei genauso wie in Russland die Namensvergabe in der Regel auf wenige Hauptnamen beschränkt ist.

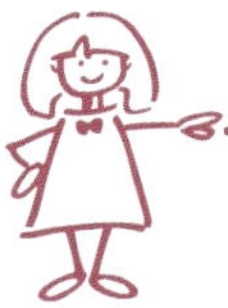

K

Kagami japanisch für »Spiegel«

Kai nordische Kurzform für Katharina. Sowohl männlicher als auch weiblicher Vorname. Auch: *Kaj, Cay, Cay*

Kailani polynesisch für »Meer und Himmel«

Kaimana polynesisch für »Diamant«

Kaisa finnische Form von Karin, z. B. Kaisa Mäkäräinen (Biathletin). Auch: *Kajsa*

Kaja friesische Sonderform von Katharina. Auch: *Kaia*

Kajetana vom römischen Geschlechternamen Caietanus (aus der Stadt Gaeta stammend), weibliche Form von Kajetan

Kalila arabisch für »Geliebte«

Kalla schwedisch, weibliche Form von Kalle (Karl)

Kamala indisch, sanskritisch für »hellrot«

Kamaria afrikanisch, suaheli für »hell wie der Mond«

Kamea polynesisch für »die Einzige«

Kameko japanisch für »Schildkröte«

Kamila arabisch, von kamil »vollendet«

Kanani polynesisch für »Schönheit

Kanisha amerikanische Neubildung, vor allem von afroamerikanischen Eltern gewählt. Auch: *Quanisha*

Kaori japanisch für »Duft«

Karama afrikanisch, suaheli für »Ehre«

Karianne niederländische Namensbildung aus Katharina und Johanna. Auch: *Carianne*

Karin international – ursprünglich schwedische Form von Katharina, gehörte von etwa 1930 bis 1970 zu den beliebtesten Namen, z. B. Karin Balzer (Leichtathletin), Karin Dor (Schauspielerin), Karin Tietze-Ludwig (TV-Moderatorin und Journalistin). Auch: *Kari, Kareen, Karen, Karina*

Karla weibliche Form von Karl. Auch: *Karline, Karola*

Karoline Sonderform von Karla, im 18. und 19. Jahrhundert sehr beliebt, vor allem beim Adel, von 1910 bis 1930 allgemein beliebt, z. B. Karoline von Günderode, Karoline von Schlegel. Auch: *Karolin, Karolina*

Kasota indianisch für »klarer Himmel«

Kassandra griechisch, in der Sage Tochter des trojanischen Königs Priamos. Die Seherin warnte die Trojaner vergeblich davor, das von den Griechen zurückgelassene hölzerne Pferd in die Stadt zu holen. Auch: *Cassandra*

Kate englische Kurzform von Katharina, seit Ende des 20. Jahrhunderts sehr beliebt im englischen Sprachraum, z. B. Kate Moss (amerikanisches Model), Kate Winslet (englische Schauspielerin)

Katharina klassisch – von griechisch kathara »die Reine«, mehrere Heilige trugen zur Verbreitung des Namens bei. Die hl. Katharina von Alexandria gehört zu den 14 Nothelfern, die hl. Katharina von Siena kümmerte sich um die Armen und Kranken, auch zahlreiche literarische Gestalten trugen diesen Namen. Gehört seit Ende der 1990er zu den beliebtesten Vornamen, z. B. Katharina Böhm (Schauspielerin). Auch: *Katarina*, z. B. Katarina Witt (Eiskunstläuferin), *Katherina, Katerina, Kathrina, Katrina, Kathrin, Kathryn, Kathrein*

Käthe traditionell – eigenständige Kurzform von Katharina, um 1900 bis 1920 sehr beliebt, nach 1940 unmodern geworden, z. B. Käthe Kollwitz (Grafikerin). Auch: *Käte*

Kathleen irische Kurzform von Katharina

Kati Kurzform von Katarina, z. B. Kati Wilhelm (Biathletin). Auch: *Kathi, Kathy, Katie*

Katja international – ursprünglich russische Kurzform von Katharina, um 1970 sehr beliebt, z. B. Katja Behrens (Schriftstellerin), Katja Flint (Schauspielerin), Katja Seizinger (Skirennläuferin). Auch: *Katia, Katjana*

Kayla amerikanisch, Kurzform von Kayleigh

Kazuko japanisch für »Friedenskind«

Kea friesischer Kurzname für Namen auf -kea

Keiko japanisch für »Kind der Freude«

Keisha amerikanisch, bei afroamerikanischen Eltern beliebt

Kelila hebräisch für »Lorbeerkranz«

Kelly englisch, Ende des 20. Jahrhunderts sehr beliebt, z. B. Kelly Clarkson (amerikanische Popsängerin). Auch: *Kellie*

Kenia englisch, weibliche Form von Kenneth. Auch: *Kenja*, *Kenya*

Kenna altenglisch für »wissen lassen, können«. Auch: *Kendra*

Kerena biblisch – englisch, Kurzform des biblischen Namens Keren-Happuch »Schminkhörnchen«, einer Tochter Hiobs. Auch: *Keren*

Kerstin niederdeutsche und schwedische Form von Christine, von 1960 bis 1980 sehr beliebt, z. B. Kerstin Braun (Fotografin), Kerstin Hensel (Schriftstellerin), Kerstin Kramer (Schauspielerin). Auch: *Kersten*, *Kersti*, *Kerstina*

Kezia biblisch – hebräisch von »Kassie«, einem Johannisbrotbaumgewächs, Name einer Tochter Hiobs. Auch: *Keziah*, *Keshia*

Khadija arabisch für »früh geborenes Kind«, Name der ersten Frau Mohammeds. Auch: *Khadidja*, *Kadija*, *Kadidja*

Kiana polynesische Form von Diana, z. B. Kiana Davenport (amerikanische Schriftstellerin)

Kiara amerikanisch, bei afroamerikanischen Eltern beliebt, möglicherweise von tiara »Diadem, Stirnreif«

Kichi japanisch für »glücklich«

Kiera von irisch ciaran »dunkelhaarig«

Kiku japanisch, Blumenname (Chrysantheme)

Kim englisch, Sonderform zu Kimball, von altenglisch cynebeald, der Bezeichnung für einen königlichen Anführer, in den 1990ern sehr modisch, z. B. Kim Basinger (amerikanische Schauspielerin), Kim Novak (amerikanische Schauspielerin)

Kimberly englisch, möglicherweise von der südafrikanischen Diamantminenstadt Kimberly, in den USA von 1960 bis 1980 recht beliebt, z. B. Kimberly Williams (amerikanische Schauspielerin), Kimberly Wyatt (Tänzerin und Popsängerin)

Kimiko japanisch für »einzigartiges Kind«

Kira international – ursprünglich russische Form von Kyra, der weiblichen Form von Kyros, z. B. Kira von Preußen, Kira Romanowa (Großfürstin von Russland). Auch: *Kyra*, *Keira*, z. B. Keira Knightley (englische Schauspielerin)

Kiriaki griechisch für »Sonntagskind«

Kirsten niederdeutsche, dänische und norwegische Form von Christine, ein Modename der 1960er, z. B. Kirsten Boie (Schriftstellerin), Kirsten Dunst (amerikanische Schauspielerin). Auch: *Kerstin*, *Kirstin*

Kitty schottische Kurzform von Katharina

Klara lateinisch, von clara »die Leuchtende, Helle, Berühmte«

Klarina Sonderform von Klara. Auch: *Klarinde*, *Klarine*, *Klarissa*

Klea griechisch, von kleo »berühmt«

Klenja russische Kurzform zu Kleopatra

Kleopatra griechisch, von kleo »berühmt« und patros »von seiten des Vaters«, bekannt durch die ägyptische Königin Kleopatra, Geliebte der römischen Feldherrn und Staatsmänner Cäsar und Marcus Antonius.

Konstanze lateinisch, von constantia »Standhaftigkeit, Beständigkeit«, im 18. und 19. Jahrhundert sehr beliebt, die Frau Mozarts hieß so.

Kora griechisch, von kore »Mädchen, Tochter«

Kreszentia von lateinisch crescentia »das Wachsen«. Auch: *Kreszenz*

Kriemhild altnordisch, von grim »Helm« und althochdeutsch hiltia »Kampf«, verbreitet durch die Figur der Kriemhild aus dem Nibelungenlied. Auch: *Kriemhilda*, *Kriemhilde*

Kristiane nordische Form von Christiane und Christine. Auch: *Kristina*

Kumari indisch, aus dem Sanskrit: »Mädchen, Tochter«, Beiname der Göttin Durga

Kunigunde althochdeutsch, in der Bedeutung »die für die Sippe Kämpfende«. Durch die Balladen der Ritterdichtung wurde der Name typisch für das Burgfräulein.

Kylie australisch, aus der Sprache der australischen Aborigines mit der Bedeutung »Bumerang«, z. B. Kylie Minogue (australische Popsängerin)

Kyna englisch, aus dem Gälischen: »Liebe«

Kyra griechisch, von kyros »Herr« oder von altpersisch khurush »Sonne«

Kyrilla weibliche Form von Kyrill

L

Laboni indisch, aus dem Sanskrit: »anmutig«

Lacey englisch, von einem normannischen Familiennamen, z.B. Lacey Mosley (amerikanische Rocksängerin). Auch: *Lacy, Lacie, Laci*

Lada slawische Kurzform von Ladislava. Auch: *Ladina*

Laetitia international – französisch, aus dem Lateinischen: »Freude«, z.B. Laetitia Casta (französisches Model). Auch: *Laetizia, Laeticia, Lätitia, Letizia*, z.B. Letizia Ortiz Rocasolano (Frau des spanischen Thronfolgers)

Laimute litauisch, von laime »Glück«. Auch: *Laima*

Laini afrikanisch, aus dem Suaheli: »sanft«

Lakshmi indisch, sanskritisch für »gutes Vorzeichen«, Gemahlin Vishnus und Göttin von Schönheit, Glück und Reichtum. Auch: *Lakschmi*

Lale Koseform von Lieselotte oder Namen auf -alie, z.B. Lale (eigentlich Liselotte Helene) Andersen (Sängerin)

Lalita indisch, aus dem Sanskrit: »wundervoll«

Lamorna englisch, von mittelenglisch morn »Morgen«

Lana international – englisch, Kurzform von Alana, und russisch, Kurzform von Svetlana und anderen Namen auf -lana, z.B. Lana Clarkson (amerikanische Schauspielerin), Lana Turner (amerikanische Schauspielerin)

Lara international – russisch, Kurzform von Larissa, wurde Mitte der 1960er durch Boris Pasternaks »Doktor Schiwago« bekannt, seit Beginn der 2000er sehr beliebt, auch durch die virtuelle Figur der Lara Croft, z.B. Lara Joy Körner (Schauspielerin), Lara Cardella (italienische Schriftstellerin)

Larissa russisch, vermutlich mit der Bedeutung »Frau aus der Stadt Larissa«, Name einer orthodoxen Heiligen, z.B. Larissa Boehning (Schriftstellerin), Larissa Vassilian (Journalistin) Auch: *Larisa, Larina, Larena*

Laura klassisch + international – italienisch, von lateinisch laurus »Lorbeer«, dem Symbol des Sieges, schon im alten Rom als Personenname üblich. Ging früh in die christliche Namensgebung über, da der Lorbeerkranz auch ein Symbol christlichen Märtyrertums war, seit 1985 einer der beliebtesten Namen überhaupt, z.B. Laura Ashley (englische Designerin), Laura Biagiotti (italienische Designerin). Auch: *Loreen, Laurel, Lauren, Laurie, Laure, Laurena, Laurita*

Laurentia klassisch – von lateinisch laurus »Lorbeer« oder laurentia »die aus der Stadt Laurentium Stammende«. Auch: *Laurenzia*

Lavani indisch, aus dem Sanskrit: »Anmut«

Lavinia Herkunft und Bedeutung nicht klar, vielleicht von lateinisch für »Frau aus der Stadt Lavinium«, in der italienischen Sage Tochter des Königs von Latium und Gattin des Aeneas, z.B. Lavinia Wilson (Schauspielerin), Lavinia Fontana (italienische Malerin). Auch: *Lavina, Lavine*

Lea biblisch – hebräisch, Deutung unsicher, vielleicht von leah »Wildkuh«, im Alten Testament die erste Frau Jakobs, seit 1996 durchgängig in den Top 10 der Namenshitlisten, z.B. Lea Fleischmann (israelische Schriftstellerin), Lea Grundig (Malerin und Bildhauerin). Auch: *Leah, Leana*

Leandra weibliche Form von Leander, griechisch für »Mann des Volkes«

Leda griechisch, vielleicht von lykisch lade »Frau«, nach einer Gestalt aus der griechischen Mythologie, Geliebte des Zeus, der sich ihr in der Gestalt eines Schwans nähert

Lee englisch, von altenglisch leah »Wiese, Lichtung«

Lei chinesisch für »Knospe«

Leila arabisch für »dunkle Nacht«, im gesamten Orient verbreitet durch die persische Dichtung, von dort im 19. Jahrhundert nach England gekommen, z.B. Leila Aman (äthopische Läuferin), Leila Piccard (französische Skirennläuferin). Auch: *Leilah, Laila, Lailah, Leyla, Lajla*

Leilani polynesisch für »Himmelsblume«

Lelia italienisch, vom römischen Geschlechternamen Laelia

Lena ursprünglich niederdeutsche Kurzform von Helene und Magdalena, bekannt durch Büchners Schauspiel »Leonce und Lena«. Schon Anfang des 20. Jahrhunderts in Deutschland weit verbreitet und seit 1995 unter den beliebtesten Mädchennamen, z. B. Lena Christ (Schriftstellerin), Lena Meyer-Landrut (Sängerin). Auch: *Lene, Lenka, Leny, Leni*, z. B. Leni Riefenstahl (Regisseurin und Schauspielerin)

Leokadia griechisch, nach einem Gebirgszug. Auch: *Leokadie, Leocadia*

Leonie Kurzform von mit Leo- beginnenden Namen, von lateinisch leo »Löwe«, seit 2000 unter den Spitzenreitern bei den Mädchennamen. Auch: *Leonia, Leona, Lona, Loni*

Leonora Sonderform von Eleonora. Auch: *Leonore, Lenore, Lenora, Leonor*

Leslie englisch und französisch, ursprünglich Familienname nach einem Adelssitz in Schottland, als weiblicher Vorname erst seit etwa 1960 in den USA üblich, z. B. Leslie Caron (französische Tänzerin und Schauspielerin). Auch: *Lesley*

Levana hebräisch für »Mond«

Levina englisch, weibliche Form von Levin, von altenglisch liof »lieb« und wini »freund«. Auch: *Levinia, Lewina*

Lexa Kurzform von Alexandra

Li chinesisch für »Pflaumenbaum«

Lia Kurzform für Namen auf -ia wie Julia, wird seit 2000 zunehmend beliebter, z. B. Lia Wöhr (Schauspielerin)

Liana Kurzform von Juliana. Auch: *Liane, Lianne*

Liesbeth Kurzform von Elisabeth. Auch: *Lisbeth*

Liliane englisch, Herkunft und Bedeutung unbekannt, vielleicht Sonderform von Elisabeth oder von lily »Lilie«. Auch: *Lilian, Liliana, Lilika, Lillian*

Lilith biblisch – hebräisch für »Wind«, Name aus dem Alten Testament, angeblich erste Frau Adams, ursprünglich ein babylonischer Sturmgeist

Lilli Kurzform von Elisabeth, bekannt durch Lale Andersons Soldatenlied »Lilli Marlen«, bereits um 1900 recht beliebt und inzwischen einer der Topnamen, z. B. Lilli Palmer (Schauspielerin). Auch: *Lil, Lill, Lily, Lili*

Lilo Kurzform von Lieselotte

Lina Kurzform von Namen auf -lina, bereits um 1900 recht verbreitet und seit Mitte der 1990er wieder unter den beliebtesten Mädchennamen, z. B. Lina Rabea Mohr (Schauspielerin)

Linda international – Kurzform von Namen auf -linda bzw. -linde wie Belinda, Dietlinde, Sieglinde, auch von spanisch lindo »schön«, um 1990 recht beliebt, z. B. Linda de Mol (niederländische Moderatorin). Auch: *Linde, Lindie*

Lindsay englisch, von einem schottischen Familien- und Ortsnamen mit der Bedeutung »Lindenbäume am Wasser«. Auch: *Lindsey, Linsay, Linsey*

Ling chinesisch für »wohlklingende Jade«

Linn Kurzform von Namen auf -lin

Lioba Kurzform von Namen mit Lieb-. Auch: *Leoba, Liuba, Ljuba*

Lisa international – Kurzform von Elisabeth und italienische Form von Elsa, gehörte in den 1990ern zu den beliebtesten Vornamen, z. B. Lisa Fitz (Kabarettistin), Lisa Stansfield (englische Sängerin und Schauspielerin). Auch: *Lise, Lisia, Liesa, Liese, Liza*, z. B. Liza Minelli (amerikanische Sängerin)

Liselotte Doppelname aus Liese und Lotte, in den 1920ern und 1930ern sehr beliebt, z. B. Liselotte Pulver. Auch: *Lieselotte*

Lissa Kurzform von Melissa

Lissy Kurzform von Elisabeth. Auch: *Lisse, Lissie, Lizzy, Lizzi*

Lita niederländische Kurzform von Luitgard

Liv nordisch, von altisländisch hlif »Wehr, Schutz« und von schwedisch liv »leben«, z. B. Liv Tyler (amerikanische Schauspielerin), Liv Ullmann (schwedische Schauspielerin)

Livia lateinisch, vom römischen Geschlechternamen der Livier. Auch: *Livie*

Liz englische Kurzform von Elizabeth und Lilian, z. B. Liz Taylor (amerikanische Schauspielerin)

Loana französisch, weibliche Form von Loan

Lola Kurzform von Carola, Carlotta, Dolores, bekannt in Deutschland durch Lola Montez, eine Geliebte des Bayernkönigs Ludwig I., in neuerer Zeit verbreitet durch den Film »Lola rennt« (1998) und die Kinderbuchreihe »Hier kommt Lola«

Lolita spanische Koseform von Lola, bekannt durch eine Figur des Schriftstellers Vladimir Nabokov, heute Synonym für frühreife junge Mädchen

Lona Kurzform von Apollonia und Leona. Auch: *Loni*, *Lorna*

Lora Kurzform von Eleonora. Auch: *Lore*, *Lori*

Loredana italienisch, Name einer Romanheldin

Lorenza italienisch, weibliche Form von Lorenzo

Loretta italienisch, weibliche Form von Loretto, von lateinisch laurus »Lorbeer«, z. B. Loretta Lynn (amerikanische Countrysängerin). Auch: *Lauretta*

Lorica Sonderform von Lore. Auch: *Lorina*

Lorna englisch, nach einem schottischen Ortsnamen, im 19. Jahrhundert Heldin eines erfolgreichen Romans von R. B. Blackmore

Lorraine französisch, kam um 1970 nach Deutschland, von der Herkunft aus Lothringen

Lotte Kurzform von Charlotte, erst ab dem 20. Jahrhundert als selbstständiger Vorname verbreitet, die Form Lotta wird seit 2000 immer beliebter, z. B. Lotte Lenya (österreichische Sängerin und Schauspielerin). Auch: *Lotti*, *Lotta*

Lourdes spanisch/französisch, nach dem gleichnamigen Marienwallfahrtsort in Frankreich

Luana polynesisch für »die Glückliche«

Lucia klassisch + international – lateinisch für »die Leuchtende, die bei Tagesanbruch Geborene«, der Name wurde durch die hl. Lucia von Syrakus verbreitet und ist seit dem Mittelalter üblich, z. B. Lucia Filippini (italienische Ordensgründerin), Lucia Popp (österreichische Sängerin). Im Moment sind die Formen Lucie und Lucy sehr populär. Auch: *Lucie*, *Luzia*, *Luce*, *Lucille*, *Lucy*, *Lucetta*, *Lucienne*, *Lucinde*, *Lucilla*, *Lucille*

Ludmilla tschechisch, von altslawisch ljudi »Volk, Leute« und mili »lieb, angenehm«, die hl. Ludmilla ist die Patronin Böhmens

Ludwina althochdeutsch, von liut »Volk« und wini »Freund«

Luella englischer Doppelname von Louise und Ella. Auch: *Louella*

Luisa weibliche Form von Louis (Ludwig), im 19. Jahrhundert und seit Ende der 1990er beliebt, zeitloser Name, z. B. Luisa Francia (Feministin). Auch: *Luise*, z. B. Luise Rinser (Schriftstellerin), *Louisa*, *Louise*

Luitgard althochdeutsch, von liut »Volk« und gart »Schutz«

Lukrezia lateinisch für »aus dem Geschlecht der Lukretier«, bekannt durch die italienische Fürstin Lukrezia Borgia. Auch: *Lucretia*

Lulu Kurzform von Vornamen mit Lu-, bekannt durch Frank Wedekinds Drama und eine Oper von Alban Berg; auch suaheli für »Perle«

Luna lateinisch für »Mond«, auch Name der Mondgöttin, wird seit 2000 recht regelmäßig vergeben

Lydia klassisch – griechisch für »die aus Lydien Stammende«, als Name schon im alten Rom verbreitet, z. B. Lydia Daher (Sängerin), Lydia Rabinowitsch-Kempner (Mikrobiologin). Auch: *Lyda*, *Lidia*, *Lidda*

Lynette englisch, Name aus der Artus-Sage

Lynn englisch, von altenglisch hlynna »Bach«. Auch: *Lynne*, *Lynna*, *Lyn*

Lisa schlägt Elisabeth

Lisa, die Kurzform von Elisabeth, hat dem Ursprungsnamen im Laufe des letzten Jahrhunderts den Rang abgelaufen. Der Vorname lag z. B. im Jahr 1924 auf Platz 25 der Statistik und Elisabeth auf Platz 12. Um die Mitte des Jahrhunderts verschwand Lisa in der Versenkung, während sich Elisabeth beständig in den Top 50 hielt. In den 1990er-Jahren war dann Lisa wieder auf dem Vormarsch, 1991 und 1993 sogar Deutschlands beliebtester Mädchenname. Im Jahr 2014 fand sich der Name immer noch auf Platz 36 der Hitlisten – während Elisabeth auf Platz 96 abgerutscht war.

(Quelle: www.beliebte-vornamen.de)

M

Mabel englisch, Kurzform von Amabel
Mabelle englisch, von französisch ma belle »meine Schöne«
Madeleine französische Form von Magdalena
Madelon französische Sonderform von Madeleine
Madhu indisch, aus dem Sanskrit: »süß«. Auch: *Madhur*
Madiha arabisch für »Lob«
Madison amerikanisch, von einem Familien- oder Ortsnamen
Madita Neuschöpfung der Kinderbuchautorin Astrid Lindgren als Sonderform von Margareta, in Deutschland seit etwa 1970 vergeben
Mae amerikanische Kurzform von Mary oder Maeve, z. B. Mae West (amerikanische Schauspielerin)
Maeve englisch, von irisch meadhbh »die betrunken macht«. Auch: *Meave, Mave*
Magda Kurzform von Magdalena
Magdalena biblisch + international – ursprünglich hebräisch für »die aus Magdala Stammende«, im Neuen Testament eine treue Jüngerin Jesu, z. B. Magdalena Müller (Sportjournalistin und TV-Moderatorin), Magdalena Neuner (Biathletin). Auch: *Magdalene, Madina, Madlen, Magdalen, Magelone, Madalena*
Maggie englische Kurzform von Margarete. Auch: *Maggy, Magga, Meggy, Mag, Meg*
Magna weibliche Form von Magnus, von lateinisch für »groß«
Magnolia englisch, nach einem Pflanzennamen
Maha arabisch für »Wildkuh«; übertragen für »schöne Augen«
Mahalia englisch, aus dem Hebräischen: »Zartheit«, z. B. Mahalia Jackson (amerikanische Soulsängerin)
Mahin persisch, aus dem Farsi: »mondverbunden«
Maike niederdeutsche Kurzform von Maria, von 1970 bis 1985 recht populär. Auch: *Meike, Majken, Maiken, Maie*
Maila Sonderform des norwegischen Namens Magnhilda
Maite spanisch, aus dem Baskischen: »Geliebte«
Maja beliebte Kurzform von Maria, seit 2000 richtig populär, z. B. Maja Lex (Choreografin), Maja Maranow (Schauspielerin). Auch: *Maia, Maya, Marje, Maie, Maika*
Makani polynesisch für »Wind«
Makena afrikanisch, kikuju für »die Glückliche«
Maleen nordische Kurzform von Magdalena. Auch: *Marleen, Malen, Malena, Malene*
Maleika arabisch für »die Engel«. Auch: *Malaika*
Malenka russische Form von Melanie
Malika arabisch für »Königin«
Malina russische Form von Magdalena. Auch: *Maline, Malin*
Malka hebräisch für »Königin«. Auch: *Malkah*
Malu polynesisch für »Frieden«
Malvina englisch, von althochdeutsch mahal »Zusammenkunft, Gerichtsplatz« und wini »Freund«. Auch: *Melvina, Malvine, Malvida, Malwina, Malwine*
Mandana persisch, aus dem Farsi für: »schwarzer Bernstein«
Mandy englisch, Kurzform von Amanda, in den 1980ern vor allem in den östlichen Bundesländern populär, z. B. Mandy Wötzel (Eiskunstläuferin). Auch: *Manda, Mandi*
Manju indisch, aus dem Sanskrit: »schön«
Manon französische Kurzform von Maria und Marianne, in Frankreich seit ein paar Jahren sehr beliebt
Manuela Kurzform von Emanuela, 1960 bis 1980 recht beliebt, z. B. Manuela Schwesig (Politikerin)
Mara biblisch + international – aus dem Hebräischen: »bitter«, Witwe des Elimelech, wird seit 2005 immer beliebter, z. B. Mara Kayser (Volksmusik-Sängerin), Mara Cruz (spanische Schauspielerin). Auch: *Marah*
Marcella italienisch, weibliche Form von Marcellus, Sonderform von Marcus. Auch: *Marcela, Marcelle, Marcellina*

Marcia englisch, weibliche Form von Marcus. Auch: *Marcy, Marsha*

Marea englische Sonderform von Maria

Mareike deutsche Form vom niederländischen Marijke, von 1980 bis 1995 recht beliebt

Maren dänische Form von Maria, seit den 1930ern in Deutschland ziemlich beliebt, seit 1990 jedoch seltener vergeben. Auch: *Mareen*

Maresa Doppelname aus Maria und Theresa

Marfa russische Form von Martha

Marga Kurzform von Margarete

Margarete klassisch – aus dem Griechischen und Lateinischen: »Perle«. Seit dem Mittelalter durch die hl. Margarete beliebt, der Schutzheiligen der Bauern und Gebährenden, eine der 14 Nothelfer, bis 1925 einer der beliebtesten Mädchennamen, nach 1990 kaum noch vergeben, z. B. Margarete Mitscherlich (Psychoanalytikerin), Margarete Neumann (Lyrikerin), Margarete Steiff (Unternehmerin). Auch: *Margareta, Margaret, Margalita, Margarita, Margherita, Marguerite, Marketta, Margaretha, Margarethe, Margarte, Margitta*

Margit schwedische und ungarische Form von Margarete

Margo Kurzform von Margot

Margot französische Kurzform von Marguerite, um die Jahrhundertwende durch jüdische Familien in Deutschland verbreitet, Anfang des 20. Jahrhunderts beliebt, z. B. Margot Werner (Tänzerin und Sängerin). Auch: *Margo, Margaux, Margone*

Margret Kurzformen von Margareta. Auch: *Margrit*

Maria biblisch + traditionell + international – lateinisch-griechische Form des aramäischen Mirjam, ungeklärte Bedeutung, vielleicht zu hebräisch für »Gottesgeschenk«, Name der Mutter Jesu. Bis zum 16. Jahrhundert aus Ehrfurcht vor der Gottesmutter nicht gebräuchlich, seitdem häufig und beliebt, mit Sicherheit der am weitesten verbreitete christliche Vorname, gehört mit seiner Variante Marie und Mia auch im Moment zu den Spitzenreitern der Namenshitlisten, z. B. Maria Riesch (Skirennläuferin), Maria Schell (Schauspielerin), Maria Callas (griechische Sopranistin), Maria Taglioni (italienische Tänzerin). Auch: *Mari, Mary, Marie, Mariam, Mirjam, Mariana, Mariah, Mariasha*

Marianne traditionell – ursprünglich französischer Doppelname aus Maria und Anne, in Deutschland seit dem 19. Jahrhundert gebräuchlich und bis in die 1960er-Jahre beliebt, z. B. Marianne Koch (Ärztin und Schauspielerin), Marianne Rosenberg (Schlagersängerin), Marianne Sägebrecht (Schauspielerin). Auch: *Marianna, Mariann, Marian, Marianka*

Mariel Sonderform von Maria. Auch: *Mariele, Marielle, Mariella, Mariell*

Marieluise Doppelname aus Maria und Luise, z. B. Marieluise Fleißner (Schriftstellerin). Auch: *Marielouise*

Marierose Doppelname aus Maria und Rose

Marietta Koseform von Maria. Auch: *Marieta, Mariette*

Marika skandinavische und slawische Form von Maria, z. B. Marika Rökk (Tänzerin und Schauspielerin), Marika Kilius (Eiskunstläuferin). Auch: *Marike, Marieke, Marijke, Marikka*

Mariko japanisch für »wahrhaft kluges Mädchen«

Marilena Sonderform von Maria und Magdalena

Marilu Sonderform von Maria und Luise. Auch: *Marilou*

Marilyn englische Sonderform von Mary, besonders in den USA üblich, z. B. Marilyn Horne (amerikanische Sängerin), Marilyn Monroe (amerikanische Schauspielerin)

Marina international – ursprünglich italienisch, aus dem Lateinischen: »am Meer lebend«. Der gleichnamige Hit von Rocco Granata (1959) trug zur Verbreitung des Namens bei, z. B. Marina Kiehl (Skirennläuferin), Marina Massironi (italienische Schauspielerin). Auch: *Marine, Marinella, Marinette*

Marion international – Sonderform von Maria, wahrscheinlich französischen Ursprungs, von 1930 bis 1970 recht populär, z. B. Marion Gräfin Dönhoff (Publizistin), Marion Bauer (amerikanische Komponistin), Marion Cotillard (französische Schauspielerin), Marion Zimmer Bradley (englische Schriftstellerin)

Marisa Sonderform von Maria. Auch: *Maris, Marise, Marissa*

Marisol spanisch, Kurzform für Maria del Sol, von spanisch sol »Sonne«

Marita skandinavische Sonderform von Margarete. Auch: *Marit, Maritta*

Marjorie englisch, Sonderform von Margery (Margarete)

Marla Kurzform von Marlene. Auch: Marle, Marlea

Marlene Doppelname aus Maria und Lene, wie viele anderen Doppelnamen zwischen 1930 und 1960 recht beliebt und seit Mitte der 1990er richtig populär, z.B. Marlene Dietrich (Schauspielerin). Auch: *Marleen, Marlena*

Marlies Doppelname aus Maria und Liese, in den 1940ern und 1950ern recht verbreitet, z.B. Marlies Göhr (Leichtathletin), Marlies Volkmer (Politikerin). Auch: *Marlis, Marielies, Marliese, Marlise*

Marline englische Form von Marlene

Marna schwedische Form von Marina. Auch: *Marnie*

Martha biblisch + klassisch – von hebräisch marah »Herrin«, im Neuen Testament Schwester des Lazarus, Patronin der Hausfrauen, wie viele biblische Namen in Deutschland erst seit dem Mittelalter gebräuchlich, bis Anfang des 20. Jahrhunderts häufig und 1903 auf Platz 1 der weiblichen Vornamenliste, nie völlig aus der Mode gekommen und relativ zeitlos, im Moment wieder auf dem Vormarsch, z.B. Martha Gunkel (Pädagogin), Martha Muchow (Psychologin), Martha Stewart (amerikanische Unternehmerin). Auch: *Marthe, Marta, Marte, Martie, Martja*

Martina international – weibliche Form von Martin, vom römischen Beinamen Martinus, nach Mars, dem Kriegsgott. In Deutschland erst ab 1940 verbreitet, von 1960 bis etwa 1985 sehr beliebt, z.B. Martina Beck (Biathletin), Martina Gedeck (Schauspielerin), Martina Wied (österreichische Schriftstellerin), Martina Stella (italienische Schauspielerin). Auch: *Martine*

Maruschka russische Koseform von Maria. Auch: *Marusja*

Mascha russische Sonderform von Maria

Mathilde traditionell – aus dem Althochdeutschen: »Macht, Kraft« und »Kampf«, im 19. Jahrhundert durch die Ritterdichtung wiederbelebt, Name vieler Königinnen, seit 2005 kommt die Form Mathilda wieder in Mode, z.B. Mathilde Esch (Malerin), Mathilde Kralik (österreichische Komponistin), Mathilde Raven (Schriftstellerin), Mathilde Seigner (französiche Schauspielerin). Auch: *Mathilda, Matilda, Matilde*

Maude englische Sonderform von Mathilda. Auch: *Maud*

Maura italienisch, weibliche Form von Mauro, aus dem Lateinischen: »die Mohrin, die Maurische«

Maureen englische Form von Maura

Mavis englisch für »Singdrossel«

Maxima spanisch, vom römischen Beinamen Maximus (der Große), im Moment bekannt durch Prinzessin Maxima der Niederlande

Maximiliane weibliche Form von Maximilian, vom römischen Beinamen Maximus (der Große). Auch: *Maximiliana, Maxine*

Maybrit skandinavischer Doppelname, z.B. Maybrit Illner (TV-Talkmeisterin). Auch: *Maibrit, Maibritt, Mai-Britt, Maybritt*

Mea Kurzform von Namen auf -mea

Mechthild traditionell – Nebenform von Mathilde, im Mittelalter sehr verbreitet, heute eher selten

Medea griechisch für »walten, herrschen«, in der griechischen Sage verhilft sie Jason zum Goldenen Vlies, heiratet ihn und bringt aus Rache die gemeinsamen Kinder um. Dieser Stoff wurde in mehreren klassischen Dramen verarbeitet.

Megan walisische Form von Margaret. Auch: *Meg, Mégane, Meggy, Meghan*

Melanie international – aus dem Griechischen: »die Schwarze, die Dunkle«, zwischen 1970 und 1990 sehr beliebt, z.B. Melanie Arns (Schriftstellerin), Melanie Applebie (englische Sängerin), Melanie Griffith (amerikanische Schauspielerin). Auch: *Malenka, Melania, Melany, Melaine*

Melina französische Sonderform von Amalia, hält sich bei uns seit Mitte der 1990er unter den Top 50 der Hitlisten, z.B. Melina Mercouri (griechische Sängerin). Auch: *Melinda, Meline*

Melissa international – aus dem Griechischen: »Biene, Honig«, eine Nymphe der griechischen Sage, seit 1990 recht beliebt, z.B. Melissa Etheridge (amerikanische Sängerin), Melissa Nathan (englische Schriftstellerin). Auch: *Melitta*, z.B. Melitta Bentz (Unternehmerin und Erfinderin des Kaffeefilters)

Melody englisch für »Melodie«, in Großbritannien seit 1940 häufiger, kam um 1970 nach Deutschland. Auch: *Mélodie*

Meral türkisch für »Hirschkuh«

Mercedes spanisch, vom Fest Maria de mercede redemptionis captivorum (»Maria von der Gnade der Gefangenenerlösung)«

Meret schweizerische Kurzform zu Emerentia, z. B. Meret Becker (Schauspielerin). Auch: *Merit*

Merle englisch, aus dem Französischen: »Amsel«, wird seit 1995 recht gern vergeben

Merry englisch für »fröhlich«

Merula lateinisch für »Amsel«

Meryl englisch, Sonderform von Muriel

Meta Sonderform von Margareta, um 1900 beliebt, dann aus der Mode gekommen

Mette niederdeutsche, dänische und norwegische Kurzform von Mechthild

Mia Kurzform von Maria, Modename der 2000er-Jahre, 2016 wieder auf den vorderen Plätzen, z. B. Mia Farrow (amerikanische Schauspielerin)

Michaela international – weibliche Form von Michael, Erzengel in der Bibel, erst seit Mitte des 20. Jahrhunderts häufiger, in den 1960ern und 1970ern beliebt, z. B. Michaela May (Schauspielerin), Michaela Dorfmeister (österreichische Skirennfahrerin). Auch: *Micaela, Michèle, Michala, Michalina, Mikaela, Mikal*

Michelle französische Form von Michaela, in den 1990er sehr beliebt, z. B. Michelle Pfeiffer (amerikanische Schauspielerin)

Michiko japanisch für »schönes, vernüftiges Kind«, Name der japanischen Kaiserin

Mignon französisch für »niedlich, zierlich«, wurde im 19. Jahrhundert bekannt durch Goethes »Wilhelm Meisters Lehrjahre«

Mila slawische Kurzform von Emilie. Wird seit 2010 immer beliebter und nimmt Kurs auf die vorderen Plätze der Hitlisten. Auch: *Mile*

Mildred englische Form von Miltraud, von althochdeutsch milti »gnädig, barmherzig« und trut »vertraut, lieb«,

Milena slawischer Ursprung mit der Bedeutung »die Liebliche«, seit 1990 regelmäßig in den Statistiken. Auch: *Milana, Milene*

Milva italienisch, von lateinisch milvus »Greifvogel«, bekannt durch die gleichnamige Sängerin. Auch: *Milvia*

Minna traditionell – eigenständige Kurzform von Namen auf -mina, nach 1920 zusammen mit den gleichnamigen Hausmädchen aus der Mode gekommen. Auch: *Minne*

Mira Kurzform von Mirabella, seit 2000 immer häufiger gewählt

Mirabella italienisch, von lateinisch mirabilis »erstaunlich, wunderbar« und italienisch bella »die Schöne«. Auch: *Mirabelle, Mirella*

Mireille französisch, von lateinisch mirare »(sich) wundern«, z. B. Mireille Matthieu (französische Sängerin)

Mirjam Sonderform von Maria, aus dem Hebräischen, relativ zeitlos, zwischen 1975 und 2000 recht populär, z. B. Mirjam Pressler (Autorin und Übersetzerin). Auch: *Miriam*

Mitsuko japanisch für »strahlendes, helles Kind«

Miyuki japanisch für »tiefer Schnee«

Moana polynesisch für »weites Meer«

Mohini indisch, aus dem Sanskrit: »bezaubern«

Moira englisch, aus dem Griechischen: »Glück, Schicksal«

Mona international – aus dem Altenglischen: »Monat«, auch Kurzform für Monika und Ramona, seit den 1960ern regelmäßig vergeben, aber immer jenseits der Top 100 platziert

Monika klassisch – Herkunft und Bedeutung ungeklärt, vielleicht aus dem Griechischen: »die Einzigartige«, verbreitet ab dem Mittelalter durch die hl. Monika, Mutter des Kirchenvaters Augustinus, zwischen 1940 und 1980 sehr beliebt, z. B. Monika Gruber (Kabarettistin), Monika Maron (Schriftstellerin). Auch: *Monica*, z. B. Monica Bleibtreu (Schauspielerin), *Monique*

Monja amerikanisch, aus dem Griechischen: »Harmonie«

Muriel irisch, von muir »die See« und geal »glänzend«

Myra englisch, literarischer Ursprung, vermutlich im 16. Jahrhundert von dem Dichter Fulke Greville (1554–1628) für seine Liebesgedichte erfunden

Myrna gälisch, von muirne »gütig« oder vom aramäisch-arabischen Wort für »Myrrhe«

N

Naama biblisch – aus dem Hebräischen: »Liebreiz«, Tochter Lamechs im Alten Testament

Nabila arabisch für »edel«. Auch: *Nabile*

Nadescha russisch, von nadezda »Hoffnung«. Auch: *Nadjeschda*

Nadine französische Form von Nadja, schoss 1975 in die vorderen Ränge der Namenshitlisten und blieb dort bis Mitte der 1990er, heute kaum noch gewählt, z.B. Nadine Brandt (Schauspielerin), Nadine Kleinert (Kugelstoßerin)

Nadira arabisch für »kostbar«

Nadja international – Kurzform von Nadjeschda, außer in Russland auch in Italien und im deutschsprachigen Raum gebräuchlich, z.B. Nadja Auermann (Model), Nadja Tiller (österreichische Schauspielerin). Auch: *Nadia, Naya, Nadina, Nadjana, Nadya*

Naila arabisch für »eine, die ihr Ziel erreicht«. Auch: *Naile*

Naja grönländisch für »kleine Schwester«

Nalani polynesisch für »Ruhe des Himmels«

Namika arabisch, von namik »Schreiber, Schriftsteller«

Nana französische Sonderform von Anna, z.B. Nana Mouskouri (griechische Sängerin). Auch: *Nanina, Nanon, Nanja*

Nancy englisch, Weiterentwicklung von Anne, z.B. Nancy Reagan (amerikanische First Lady), Nancy Sinatra (amerikanische Sängerin)

Nanda indisch, aus dem Sanskrit: »Freude«

Technik mit Tücken

Häufig geben Eltern ihren Kindern zwei oder mehrere Vornamen, damit sie sich später einen Rufnamen aussuchen können, der dann auf Dokumenten immer an erster Stelle steht. Nur eben auf der Geburtsurkunde nicht. Oft ist die Reihenfolge in dieser Urkunde familiären Vornamenstraditionen geschuldet.

Das kann seit 2010 zu Problemen bei Pässen und Personalausweisen führen. Bis dahin wurde immer nur ein Vorname eingetragen, und man konnte ihn sich aussuchen. Seit der Umstellung auf maschinenlesbare Ausweise werden alle Vornamen von der Geburtsurkunde übernommen. Da die Zeichenanzahl auf 80 Zeichen begrenzt ist, fallen jedoch bei mehreren Vornamen häufig die hinteren weg. Deshalb steht unter Umständen der Rufname nicht mehr im Pass, was z.B. zu Problemen bei Flügen führt: Man hat mit dem Rufnamen von der Kreditkarte gebucht und im Pass steht etwas anderes.

Dieses Problem soll 2017 durch ein neues Gesetz geregelt werden. Danach wird es möglich sein, die Reihenfolge beim Standesamt zu ändern, damit der Rufname auf der Geburtsurkunde an erster Stelle erscheint.

(Quelle: Frankfurter Neue Presse, 20.04.2017)

Nannette französisch, Koseform von Anna. Auch: *Nanette, Nanett*

Nanni Koseform von Anna, bekannt durch die Kinderbuchreihe »Hanni und Nanni« von Enid Blyton. Auch: *Nanna, Nanny*

Nara altenglisch, von nearra »die nahe und teuer ist«

Nassima arabisch für »Brise, Hauch«

Naomi englische Form von Noëmi und japanisch für »ehrliche Schönheit«, z. B. Naomi Campbell (englisches Model), Naomi Watts (amerikanische Schauspielerin)

Narmin persisch, aus dem Farsi: »weich«

Nastasja russische Kurzform von Anastasia. Auch: *Nastassja*, z. B. Nastassja Kinski (Schauspielerin), *Nastja*

Natalie international – aus dem Lateinischen: »Tag der Geburt (Christi)«, durch die Literatur im 19. Jahrhundert verbreitet, seit etwa 1965 wieder häufiger und in den 1990ern sehr beliebt, z. B. Natalie Cole (amerikanische Schriftstellerin), Natalie Wood (amerikanische Schauspielerin). Auch: *Natalia, Natalina, Nataly, Natalja, Nathalie*

Natascha russische Koseform für Natalia, z. B. Natascha Wodin (Schriftstellerin), Natascha Korsakowa (russische Geigerin). Auch: *Natacha, Natasha*

Nausika griechisch, in Homers »Odyssee« Tochter von Alkinoos, dem König der Phäaken. Auch: *Nausikaa*

Navina indisch, aus dem Sanskrit: »neu«

Nazli persisch, aus dem Farsi: »kokett«

Neele friesisch-niederländische Kurzform von Cornelia, seit Mitte der 1970er immer populärer geworden und seit 2000 immer in den Top 50 der Hitlisten zu finden, z. B. Neele Vollmar (Regisseurin). Auch: *Neela, Nehle, Nela, Nele, Nelia, Nella*

Nelly international – englische Kurzform von Elisabeth, z. B. Nelly Sachs (Dichterin), Nelly Frijda (niederländische Schauspielerin), Nelly Furtado (kanadische Sängerin). Auch: *Nelli*

Nena Kurzform von verschiedenen Vornamen auf -ena, durch die Popsängerin Nena in den 1980ern in Deutschland gebräuchlich

Nerea spanisch, vom griechischen Wassergott Nereus

Nerrissa griechisch, von nereis »Meernymphe«. Auch: *Nerina*

Neva altenglisch, von neowe »neu«

Nevanka serbokroatisch, von neven »Ringelblume, Immortelle«. Auch: *Nevenka*

Nicole international – französisch, weibliche Form von Nicolas (Nikolaus), gehörte zwischen 1970 und 1990 zu den beliebten Vornamen, inzwischen kaum noch vergeben, z. B. Nicole Fontaine (französische Politikerin), Nicole Kidman (australische Schauspielerin). Auch: *Nicola, Nikola*

Nike griechisch, nach der Göttin des Sieges

Niki Kurzform von Nikola. Auch: *Nicki*

Nina Kurzform von Vornamen auf -nina wie Janina, seit den 1960ern in Deutschland durchgehend ziemlich beliebt, z. B. Nina Hagen (Sängerin), Nina Hoss (Schauspielerin), Nina Kraft (Triathletin). Auch: *Nine, Ninetta, Ninette, Ninja*

Ninon französische Koseform von Nina

Nirmala indisch, aus dem Sanskrit: »unbefleckt, rein«

Nisha indisch, aus dem Sanskrit: »Nacht«, z. B. Nisha Kothari (indische Schauspielerin). Auch: *Nischa*

Noelani polynesisch für »schönes Mädchen vom Himmel«

Noelle aus dem Französischen: »Weihnachten«

Noëmi biblisch + international – aus dem Hebräischen: »die Liebliche«, im Alten Testament Schwiegermutter der Ruth und Urgroßmutter von David, z. B. Noëmi Nadelmann (schweizerische Sopranistin). Auch: *Noëme*

Nona englisch/schwedisch, wahrscheinlich von lateinisch nona »die Neunte«. Auch: *Nova*

Nora international – Kurzform von Eleonora, Norberta und Honora, auch arabisch für »Gott ist mein Licht«. In Deutschland seit Ende des 19. Jahrhunderts bekannt durch das gleichnamige Drama von Ibsen, z. B. Nora Bendig (Schauspielerin), Nora Roberts (amerikanische Schriftstellerin). Auch: *Norah, Noreen, Norena, Norea, Norina*

Nori japanisch für »Gesetz«. Auch: *Noriko*

Name und Karriere

Eine Kölner Namensagentur hat herausgefunden, dass Namen durchaus Einfluss auf die Karriere haben: So hat es im Berufsleben leichter, wer einen einfachen, einprägsamen Namen trägt. Von Vorteil ist es ebenfalls, wenn der Name leicht zu schreiben ist.

- Doppelnamen werden aufgrund ihrer Länge häufig als umständlich empfunden. Weil sie bei den Nachnamen im späteren Leben manchmal die einzig sinnvolle Lösung sind (man denke nur an die Namenswahl in Patchworkfamilien), sollten Eltern vielleicht bei den Vornamen darauf verzichten: Ann-Sophie Haider klingt nett, aber Ann-Sophie Haider-Schulz?
- Wer seinem Nachwuchs die Möglichkeit auf eine internationale Karriere offen halten möchte, sollte Namen ausschließen, die Umlaute enthalten.
- Gerade bei Mädchen ist ein »seriös klingender« Vorname wichtig, weil ihnen sonst womöglich fehlendes Durchsetzungsvermögen oder gar eine geringere Qualifikation unterstellt werden. Dr. Ellen Schneider klingt eben ernsthafter als Dr. Janina Schneider. Gute prominente Namensbeispiele sind bei Schauspielerinnen Alexandra Maria Lara und Iris Berben – international, leicht zu schreiben und gut verständlich. Dasselbe gilt für die Namen der Models Barbara Meier und Heidi Klum. Mit diesen Namen hätten die Damen laut Vornamenstudien gute Karrierechancen in der Industrie.

(Quelle: www.frauenzimmer.de)

Norma klassisch – lateinisch für »Richtschnur, Maßstab, Regel«. Der Name geht auf Bellinis gleichnamige Oper zurück.

Nuala irisch, Koseform von Fenella

Nunzia Kurzform von Annunziata

Nur arabisch für »Licht«. Auch: *Nour*

Nuray türkisch für »heller Mond«

Nuria spanisch, vom Namen des als wundertätig verehrten Muttergottesbildes Nuestra Señora de Nuria (»unsere Frau von Nuria«). Im Spanischen leiten sich viele Mädchennamen von einem Beinamen der Muttergottes ab.

O

Oceana Neubildung, von lateinisch oceanus »Meer«. Auch: Ozeana

Oda traditionell – selbstständige Kurzform von Vornamen mit Ot-, von althochdeutsch für »Besitz«, z. B. Oda Tietz (Kochbuchautorin)

Odette französische Koseform von Oda

Odilia Koseform von Oda, die hl. Odilia als Patronin der Augenkranken trug zur Verbreitung des Namens im Mittelalter bei. Auch: *Odelia, Odile*

Ofra biblisch – aus dem Hebräischen: »Rehkitz«, im Alten Testament zum Stamme Juda gehörig. Auch: *Ophra, Ophrah*

Oktavia lateinisch, von octavus »der Achte«, römischer Beiname. Auch: *Octavia*

Ola polynesisch für »gutes Leben«

Olga international – russische Form von Helga, kam bereits im 19. Jahrhundert nach Deutschland, relativ zeitlos. Um 1900 sehr beliebt und dann wieder in den 1980ern, z. B. Olga Tschechova (Schauspielerin), Olga Engl (österreichische Schauspielerin), Olga Korbut (weißrussische Turnerin)

Olesja russisch, Sonderform von Olga

Olina Kurzform von Namen wie Carolina

Olivia international – aus dem Lateinischen: »Ölbaum«, in Deutschland seit 2000 langsam auf dem Vormarsch, z. B. Olivia Molina (deutsch-mexikanische Sängerin), Olivia Pascal (Schauspielerin), Olivia de Havilland (amerikanische Schauspielerin), Olivia Newton-John (australische Popsängerin). Auch: *Oliva, Olive*

Olympia griechisch, vom Ort der Olympischen Spiele. Auch: *Olimpia*

Omrit hebräisch, von omer »Gabe«

Opal englisch, vom gleichnamigen Edelstein

Ophelia griechisch für »Hilfe«, bekannt durch eine Figur aus Shakespeares »Hamlet«. Auch: *Ofelia, Ophélie*

Ophira hebräisch für »Gold«. Auch: *Ofira*

Orali hebräisch für »ich habe Licht«

Oriana Herkunft unklar, eventuell von lateinisch aurum »Gold«. Der Name wurde zuerst wahrscheinlich verbreitet durch eine spanische Ritterdichtung von Montalvo, in Spanien und Italien gebräuchlich, z. B. Oriana Fallaci (italienische Journalistin und Autorin). Auch: *Oriane*

Orna englisch, von lateinisch ornare »schmücken«

Ornella italienisch, von ornello »Esche«, Gestalt aus einem Stück von Gabriele D'Annunzio, z. B. Ornella Muti (italienische Schauspielerin)

Ortrun althochdeutsch, von ort »Spitze der Waffe« und runa »Geheimnis«, Schwester Hartmuts aus der Gudrunsage, wie viele andere Namen mit Ort- heute ungebräuchlich

Ose niederdeutsche Kurzform von heute ungebräuchlichen Namen mit Os-, z. B. Oswalde

Ottilie Sonderform von Odilie, z. B. Ottilie Baader (Frauenrechtlerin), Ottilie Wildermuth (Schriftstellerin). Auch: *Ottilia*

Oxana ukrainische Nebenform zu Xenia

Özgül türkisch für »echte Rose«

Öznur türkisch für »reines Licht«

Populär im Ausland

Bei uns kaum mehr gefragte traditionelle Namen wie etwa Oda oder Martina sind in anderen Ländern sehr populär. Für nur wenige deutsche Eltern ist es beispielsweise vorstellbar, ihren Sohn Hugo zu nennen. In Spanien führte der Name 2014 die Hitliste an. Martina war unter den Top 10.

P

Padma indisch, aus dem Sanskrit: »Lotus«, Beiname der Göttin Lakshmi, z. B. Padma Lakshmi (indisch-amerikanische Kochbuchautorin und TV-Moderatorin). Auch: *Padmini*

Paloma spanisch für »Taube«, Name kommt ursprünglich von einem Beinamen Marias, der »Virgen de la Paloma« (hl. Jungfrau von der Taube), z. B. Paloma Picasso (spanische Modeschöpferin), Paloma Rao (indische Schauspielerin)

Pam eigenständige Kurzform von Pamela

Pamela international – ursprünglich englisch, geschaffen von Sir Philip Sidney für eine Gestalt in seinem Roman »Arcadia«, z. B. Pamela Wedekind (Schauspielerin), Pamela Anderson (kanadisches Pin-up-Girl), Pamela Palmer (amerikanische Schriftstellerin)

Pamina griechisch, von pammenis »Vollmondnacht«, bekannt durch eine Gestalt aus Mozarts »Zauberflöte«

Pandora griechisch, von pan »ganz« und doron »Gabe, Geschenk«, Gestalt aus der griechischen Sage, die durch das Öffnen einer Büchse das Schlechte auf die Erde brachte – verbietet sich deswegen eigentlich als Vorname

Panoria griechisch, mit der Bedeutung »die ganz schöne Frau«

Panthea englisch, von griechisch pan »ganz« und thea »Göttin«

Paola international – ursprünglich italienische Form von Paula, z. B. Paola Felix (schweizerische Schlagersängerin), Königin Paola von Belgien

Parda italienisch, aus dem Lateinischen: »Panter«

Parihan persisch, aus dem Farsi: »Feenkönigin«

Parvati indisch, Name der Gattin Shivas, beliebter indischer Name, Parvati Patil z. B. ist eine Mitschülerin von Harry Potter in Hogwarts

Pascale französisch, von lateinisch paschalis »österlich«, weibliche Form von Pascal. Auch: *Pascaline*

Pat englische Kurzform von Patricia

Patia englisch, von patience »Geduld«

Patricia klassisch – von lateinisch patricius »dem römischen Adel zugehörig«, Name kam über England nach Deutschland und war um 1950 recht beliebt, z. B. Patricia Riekel (Journalistin), Patricia Kaas (französische Sängerin), Patricia Shaw (australische Schriftstellerin). Auch: *Patrizia*

Patty Kurzformen von Patricia. Auch: *Pattie, Patsy*

Paula klassisch + international – weibliche Form von Paul, lateinisch für »Kleine«, war um 1900 beliebt und wird auch seit 2010 wieder gern vergeben, z. B. Paula Buber (Schriftstellerin), Paula Moderson-Becker (Malerin), Paula Wessely (österreichische Schauspielerin). Auch: *Paule, Pola, Pavla, Paulina, Pauline, Pauletta, Paulette*

Pearl englisch für »Perle«, z. B. Pearl S. Buck (amerikanische Schriftstellerin)

Peggy englische Kurzform von Margarete

Pembe türkisch für »rosa«

Penelope international – griechisch, Deutung unsicher, Gemahlin des Odysseus in Homers »Odyssee«, in Großbritannien seit dem 16. Jahrhundert üblich, bei uns eher selten, z. B. Penélope Cruz (spanische Schauspielerin), Penelope Fitzgerald (englische Schriftstellerin), Penelope Houston (amerikanische Rocksängerin)

Pennina biblisch – aus dem Hebräischen: »Koralle«, Stiefmutter Samuels im Alten Testament

Penny englische Kurzform von Penelope

Pepita spanische Sonderform von Josefa

Perdita lateinisch, von perditus »verloren«

Peregrina lateinisch für »die Fremde«

Pernilla dänische Form von Petronella, z. B. Pernilla Wiberg (schwedische Skirennläuferin). Auch: *Pernille*

Petra klassisch – weibliche Form von Peter, aus dem Lateinischen: »Fels«, erst seit Anfang des 20. Jahrhunderts üblich und 1950 bis 1970 unter den zehn beliebtesten Mädchennamen, ab 1980

aus der Mode gekommen, z. B. Petra Hammesfahr (Schriftstellerin), Petra Kelly (Politikerin), Petra Schürmann (TV-Moderatorin). Auch: *Pierke, Pike, Perette, Petrina*

Petronella lateinisch, vom römischen Geschlechternamen Petronius. Auch: *Petronia, Petronilla*

Petula englisch, vermutlich von lateinisch petulans »leichtfertig, kess«, z. B. Petula Clark (englische Popsängerin)

Petunia nach der gleichnamigen Blume

Phaedra englisch, von griechisch phaidros »strahlend«. Auch: *Phedre*

Phenice englisch, von griechisch phoinix »purpurn«

Phila griechisch, von philein »lieben«. Auch: *Philine*

Philippa griechisch, von philos »Freund« und hippos »Pferd«, weibliche Form von Philipp. Auch: *Philippine*

Philomena griechisch, von philein »lieben, liebkosen« und hemos »mir bestimmt«, eigentlich »die Geliebte«, bekannt durch die hl. Philomena von Rom, Patronin der Schwangeren und Kinder. Auch: *Filomena*

Phöbe von griechisch phoibe »die Glänzende, Leuchtende«, in der griechischen Sage Beiname der Mondgöttin Artemis. Auch: *Phoebe*

Phyllis englisch, von griechisch phyllon »Blatt, Belaubung«, Gestalt auch der griechischen Mythologie, die sich aus Kummer über das Ausbleiben ihres Geliebten das Leben nahm und in einen Mandelbaum verwandelt wurde. Auch: *Phillis*

Pia international – weibliche Form von Pius, aus dem Lateinischen: »fromm, tugendhaft«, in Deutschland seit den 1960ern vergeben, aber erst seit 1990 populär, z. B. Pia Wunderlich (deutsche Fußballerin), Pia Beck (niederländische Jazzerin), Pia Cramling (schwedische Schachspielerin), Pia Zadora (amerikanische Schauspielerin)

Piera italienische Form von Petra

Pilar spanisch für »Pfeiler, Säule«, nach einem wundertätigen spanischen Marienbild (Santa Maria del Pilar) in Zaragoza

Pina italienische Kurzform für Namen auf -pina, z. B. Pina Bausch (Choreografin)

Pinar türkisch für »reiche Quelle«

Piroschka ungarische Form von Prisca. Auch: *Piroska*

Pola polnische Kurzform von Appolonia, bekannt durch Pola Negri (polnische Schauspielerin)

Polly englische Kurzform von Apollonia, bekannt durch Brechts Polly Peachum aus der »Dreigroschenoper«

Portia lateinisch, nach dem römischen Geschlecht der Porcier, von lateinisch porcus Schwein

Preity indisch, aus dem Sanskrit: »Zuneigung, Liebe«, z. B. Preity Zinta (indische Schauspielerin). Auch: *Priti, Prita*

Prema indisch, aus dem Sanskrit: »Liebe«

Prisca lateinisch, von priscus »nach alter Art, streng, ernsthaft«. Auch: *Priska, Priscilla*

Priya indisch, selbstständige Kurzform von Priyanka, aus dem Sanskrit: »geliebt, lieb«, z. B. Priya Dutt (indische Politikerin)

Priyanka indisch, aus dem Sanskrit: »geliebt, lieb«, z. B. Priyanka Chopra (indische Schauspielerin)

Prudence englische und französische Form von Prudentia, lateinisch für »Klugheit«

Purnima indisch, aus dem Sanskrit: »Vollmondnacht«

Petra, Paula und die Namenmode

Petra ist out, Paula ist – wieder – in. Es gibt keine Erklärung dafür, warum manche Vornamen nach Jahren in der Versenkung auf einmal wieder beliebt werden. Petra ist es jedenfalls (noch) nicht. Der Name taucht unter den Top 500 des Jahres 2016 auf www.beliebte-vornamen.de nicht auf. Frieda und Martha sind dagegen schon auf dem Vormarsch.

Q*R

Queenie englisch, von queen »Königin«

Querida spanisch für »Geliebte«

Quirina lateinisch, von Quirinus (Beiname des Kriegsgottes Mars)

Qumaira arabisch für »kleiner Mond«

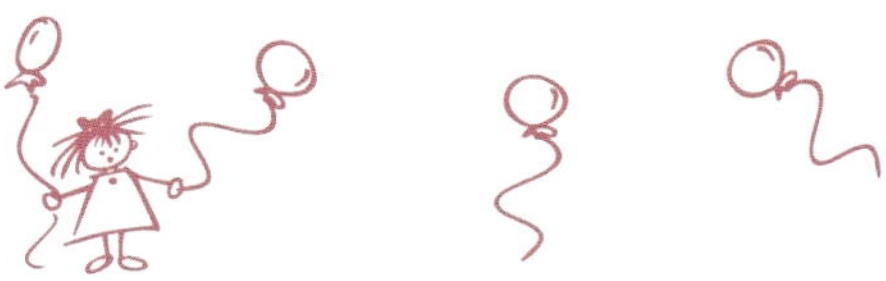

Rabia arabisch für »die Vierte«. Auch: *Rabea, Rabiye*

Rachel biblisch – aus dem Hebräischen: »Mutterschaf«. Rachel war die zweite Frau Jakobs und Mutter von Josef und Benjamin, bei uns relativ selten, z. B. Rachel Hunter (neuseeländisches Model), Rachel Podger (englische Geigerin). Auch: *Rahel, Rahil, Raquel, Rahela, Rahele, Rachela, Rachele, Rachelle*

Rada slawische Kurzform von Namen mit Rad-

Radha indisch, sanskritisch für »Erfolg«, Geliebte Krishnas, bildet mit ihm das klassische Liebespaar des Hinduismus

Radka russisch, weibliche Form von Radek

Radomila slawisch, von radost »Freude«. Auch: *Radmilla*

Ragna nordische Kurzform von Ragnhild

Rahima arabisch für »Dienerin des Herrn«. Auch: *Rahime*

Rahsan türkisch für »glänzend, leuchtend«

Raina englisch, vermutlich von französisch reine »Königin«. Auch: *Reyna, Reine*

Raissa russisch, vielleicht von griechisch radios »leicht, mühelos«, z. B. Raissa Gorbatschowa (ehemalige First Lady Russlands)

Rajani indisch, aus dem Sanskrit: »die Dunkle«, Beiname von Parvati, der Gattin Shivas

Rajka slawische Form von Rachel

Ramona spanisch, weibliche Form von Ramón (Raimund), in Deutschland etwas häufiger Anfang der 1960er durch den gleichnamigen Schlager der Blue Diamonds, z. B. Ramona Leiß (TV-Moderatorin), Ramona Pop (Politikerin)

Rana arabisch für »lieblich, schön«

Randa englisch, weibliche Form von Randall

Randi nordische Kurzform von Ragnhild

Rani indisch, sanskritisch für »Königin«, z. B. Rani Mukherjee (indische Schauspielerin)

Rantje friesische Kurzform von Namen mit Rand-, von althochdeutsch rant »Schild, Schildrand«

Rapa polynesisch für »Mondschein«

Raphaela biblisch – aus dem Hebräischen: »Gott hilft«, weibliche Form von Raphael, Name eines Erzengels. Auch: *Raffaela, Rafaela, Raphaelle*

Rasa litauisch für »Tau«

Raside türkisch, aus dem Arabischen: »weise«. Auch: *Reside*

Rebecca biblisch + international – aus dem Hebräischen: »die Fesselnde, die Bestrickende«, im alten Testament Frau Isaaks und Mutter Jakobs und Esaus. Der Name wurde in Deutschland bekannt durch den von Alfred Hitchcock verfilmten Roman »Rebecca« (1949) von Daphne du Maurier, um 1990 recht beliebt, z. B. Rebecca Hohlbein (Schriftstellerin), Rebecca Horn (Bildhauerin), Rebecca West (englische Schriftstellerin). Auch: *Rebekka, Rebecque*

Reela friesische Kurzform von Regelinde. Auch: *Rela, Rele*

Reese amerikanisch, weibliche Form des walisischen Rhys, z. B. Reese Witherspoon (amerikanische Schauspielerin)

Regina klassisch – aus dem Lateinischen: »Königin«, in den 1950ern besonders beliebt und seit 1970 aus der Mode gekommen, z. B. Regina Halmich (Boxerin). Auch: *Regine*, z. B. Regine Hildebrandt (Politikerin)

Regula traditionell – latinisierte Form eines germanischen Frauennamens, aus dem Althochdeutschen: »Rat, Beschluß« oder lateinisch für

»Regel«. Die hl. Regula ist die Stadtpatronin von Zürich, daher ist der Name in der Schweiz etwas geläufiger.

Reika Sonderform von Namen mit Reich-, um 1960 in der damaligen DDR entstanden. Auch: *Reike*

Reina Sonderform von Regina. Auch: *Reine*

Reineldis Sonderform von Reinhild

Reinhild althochdeutsch, von regin »Rat, Beschluss« und hiltia »Kampf«. Auch: *Reinilde, Rendel, Renilde*

Reinolda althochdeutsch, von regin »Rat, Beschluss« und waltan »herrschen, walten«. Auch: *Reinolde*

Reintraud althochdeutsch, von ragin »Rat« und trut »Kraft«

Reka ungarisch, Name der Frau Attilas

Renate klassisch – von lateinisch renascor »wiedergeboren werden«, ab 1800 in Deutschland gebräuchlich, in den 1940ern einer der beliebtesten Mädchennamen, ab 1960 aus der Mode gekommen, z. B. Renate Holm (Sängerin), Renate Künast (Politikerin), Renate Spitzner (österreichische Komponistin). Auch: *Renata*, z. B. Renata Tebaldi (italienische Sopranistin)

Renée Sonderform von Irene und Renate

Renka friesische Kurzform von Reinharda

Reta schweizerisch für »die Rätoromanin«

Reyes spanisch, Ursprung unklar, vielleicht nach »fiesta de reyes«, dem spanischen Tag der heiligen drei Könige

Rhea griechisch, Name aus der Mythologie, Tochter des Uranus und der Gaia, Mutter des Zeus. Auch: *Rea*

Rhiannon walisisch für »große Königin, Göttin«. Auch: *Rhianna*

Rhoda englisch, aus dem Griechischen: »Rose«. Auch: *Roda*

Rhonda amerikanisch, vielleicht von einer walisischen Bezeichnung für »guter Speer«

Ria Kurzform von Maria, z. B. Ria Baran (Eiskunstläuferin)

Riana Kurzform von Adriane

Ribanna literarische Schöpfung des 19. Jahrhunderts, Name der großen Liebe Winnetous in den Romanen Karl Mays

Ricarda traditionell – spanisch, weibliche Form von Ricardo (Richard), von althochdeutsch rihhi »mächtig, stark, fest, reich«, z. B. Ricarda Jacobi (Malerin), Ricarda Huch (Dichterin). Auch: *Richarda, Richardis, Riccarda*

Richmodis Sonderform von Richmute, von althochdeutsch rihhi »mächtig, stark, fest, reich« und muot »Sinn, Geist, Gemüt

Ricka ostfriesische Kurzform von Namen mit Rich-. Auch: *Ricke, Rika, Rike, Rieka, Rieka, Riekje*

Ricki Sonderform von Ulrike, Frederike oder Henrike

Rigmor dänisch, von althochdeutsch rihhi »mächtig, stark, fest, reich« und mar »Jungfrau, Maid«

Rigoberta weibliche Form von Rigobert (»glänzender Herrscher«), wurde bei uns bekannt durch Rigoberta Menchú, eine guatemaltekische Bürgerrechtlerin, die 1992 den Friedensnobelpreis für ihr Engagement für die unterdrückten Bauern erhielt.

Rila bulgarisch, Kurzform für Kirila oder Gabrila. Auch: *Rilana*

Rina hebräisch für »Gebet«

Rita international – italienische Kurzform von Margherita, kam um 1890 nach Deutschland, z. B. Rita Russek (Schauspielerin), Rita Süssmuth (Politikerin), Rita Hayworth (amerikanische Schauspielerin), Rita Pavone (italienische Schlagersängerin)

Rivana Neuschöpfung von lateinisch rivus »Bach«

Rixa niederdeutsche und friesische Kurzform von Namen mit Rich- oder Rik-. Auch: *Rixta*

Roberta englisch, weibliche Form von Robert, von germanisch hroth »Ruhm«, kam im Mittelalter von Frankreich nach England, z. B. Roberta Flack (amerikanische Soulsängerin). Auch: *Roberte, Robertine*

Robina englisch, weibliche Form von Robin (Robert). Auch: *Robine*

Rochelle Sonderform von Rachel, von französisch rochelle »kleiner Felsen« oder nach der Hafenstadt La Rochelle

Rocío spanisch, nach dem Marienheiligtum »Virgen del Rocío« in Huelva

Rohini indisch, aus dem Sanskrit: »rötlich«

Rolanda weibliche Form von Roland, von althochdeutsch hroth »Ruhm« und nantha »wagemutig, kühn«. Auch: *Rolande*

Romana italienisch, weibliche Form von Romano, aus dem Lateinischen: »die Römerin«. Auch: *Romina, Romaine, Romane*

Romi Kurzform von Rosemarie. Auch: *Romy*, z. B. Romy Schneider (Schauspielerin)

Romika Neubildung aus Rosemarie und Katharina

Romilda italienisch, von althochdeutsch hruom »Ruhm, Ehre« und hiltia »Kampf«

Ronja schwedisch, Gestalt aus den Büchern Astrid Lindgrens (»Ronja Räubertochter«, 1981), nach dem Ort Juronjaure in Lappland, seit Ende der 1980er recht beliebt

Rosa klassisch + international – aus dem Lateinischen: »Rose«, fand in Deutschland um 1800 Verbreitung durch eine Figur aus Vulpius »Rinaldo Rinaldini«, Mitte des 20. Jahrhunderts als Bestandteil von Doppelnamen (Rosamunde) sehr populär, z. B. Rosa Luxemburg (Politikerin), Rosa Chacel (spanische Schriftstellerin), Rosa Parks (amerikanische Bürgerrechtlerin). Auch: *Rose, Rosi*

Rosabella italienisch, von rosa »Rose« und bello »schön«

Rosalia italienische Sonderformen von Rosa. Auch: *Rosalie*

Rosalinde traditionell – germanisch, von hröth »Ruhm« und althochdeutsch lind »sanft, mild«, erst um 1930 wieder in Gebrauch gekommen. Auch: *Rosalind, Roslindis, Roseline, Roslyn*

Rosamaria Doppelname aus Rosa und Maria

Rosanna international – in Italien, spanisch- und englischsprachigen Ländern beliebter Doppelname aus Rosa und Anna, z. B. Rosanna Arquette (amerikanische Schauspielerin), Rosanna Rocci (italienische Schlagersängerin), Rosanna Tavares (brasilianische Sängerin). Auch: *Roseanna, Rosana*, z. B. Rosana Arbelo (spanische Komponistin)

Rosannah Doppelname aus Rose und Hannah

Rosemarie Doppelname aus Rose und Maria, im Englischen auch von der Bezeichnung für »Rosmarin«, zwischen 1920 und 1950 recht beliebt, z. B. Rosemarie Ackermann (Leichtathletin), Rosemarie Fendel (Schauspielerin). Auch: *Rosemaria, Rosmarie, Rosemary*

Rosetta italienisch, Koseform von Rosa. Auch: *Rosette, Roseta, Rosika*

Rosina lateinisch, von rosinus »rosenfarbig«, Sonderform von Rosa. Auch: *Rosine*

Roswitha traditionell – von germanisch hroth »Ruhm« und althochdeutsch swind »stark, recht«. Zur Verbreitung des Namens trug die Nonne Roswitha von Gandersheim (935–973) bei, die die erste deutsche Dichterin (Verslegenden, Dramen und historische Werke in mittellateinischer Sprache) war. Auch: *Roswita, Roswith*

Rotraut traditionell – von althochdeutsch hruom »Ruhm, Ehre« und trud »Kraft, Stärke«, z. B. Rotraut Susanne Berner (Illustratorin). Auch: *Rotrud, Rotraud*

Rowena englisch, von altenglisch hreod »Ruhm« und althochdeutsch wini »Freund«

Roxana englisch, aus dem Persischen: »die Glänzende, die Morgenröte«, Name der Gattin Alexanders des Großen, erscheint mehrmals in der englischen und französischen Literatur des 17. bis 19. Jahrhunderts, in Deutschland erst seit etwa 1970 üblich. Auch: *Roxane, Roxanne, Roxanna*

Rubina englisch/italienisch, von lateinisch rubeus »rot«

Ruby englisch für »Rubin«

Rufina lateinisch, vom römischen Beinamen Rufinus, von rufus »rothaarig«

Rumena bulgarisch für »mit roten Wangen«

Runa Kurzform von Namen mit -run wie Sigrun oder Rungart

Runhild althochdeutsch, von runa »Geheimnis« und hiltia »Kampf«

Ruth biblisch + international – aus dem Hebräischen: »Freundin, Freunschaft«, sie begegnet uns im Alten Testament als Moabiterin. Der Name war in den 1920ern sehr beliebt, z. B. Ruth Drexel (Schauspielerin), Ruth Leuwerik (Filmschauspielerin), Ruth Rendell (englische Schriftstellerin), Ruth Westheimer (deutsch-amerikanische Sexualtherapeutin)

Rüya türkisch für »Traum«

S

Sabah arabisch für »Morgendämmerung«
Sabine klassisch – aus dem Lateinischen: »die Sabinerin«, römischer Beiname einer Frau aus dem altitalischen Volk der Sabiner in Mittelitalien, im Mittelalter verbreitet durch die hl. Sabina von Rom, zwischen 1950 und 1980 ziemlich beliebt, z. B. Sabine Christiansen (TV-Moderatorin), Sabine Eichinger (Filmproduzentin), Sabine Kuegler (Schriftstellerin). Auch: *Sabina, Szabina*
Sabria arabisch für »Geduld«. Auch: *Sabira*
Sabrina englisch, bezeichnete in vorrömischer Zeit den Fluß Severn, bekannt durch den gleichnamigen Film mit Audrey Hepburn (1954). Um 1980 erlebte der Name einen kleinen Boom, der jedoch rasch abflaute, z. B. Sabrina Buchholz (Biathletin), Sabrina Setlur (Rapperin). Auch: *Sabrine, Sabrin*
Sadie englische Sonderform von Sarah
Sadira persisch, aus dem Farsi: »Lotos«
Safia arabisch für »Freundin«. Auch: Safiyya, Safiye
Saguna indisch, aus dem Sanskrit: »tugendhaft«
Sahila indisch, aus dem Sanskrit: »Führer«
Saida arabisch für »glücklich«. Auch: *Saide*
Sakura japanisch für »Kirschblüte«
Salima arabisch für »unversehrt sein«, weibliche Form zu von Salim (Salomon). Auch: *Salma, Selima*
Salka slawisch, von lateinisch salvus »unversehrt, gesund«
Sally englische Sonderform zu Rosalie und Sarah
Salome biblisch – aus dem Hebräischen: »Glück, Wohlstand, Frieden«, in der Bibel Stieftochter des Herodes, die für einen aufregenden Tanz einen Wunsch frei hatte und das Haupt Johannes des Täufers forderte
Salvia lateinisch für »gesund, unversehrt«
Salwa arabisch für »Trost«
Samantha amerikanisch, aus dem Hebräischen: »die Gehorchende oder die Hörende«, weibliche Form von Simeon, entstand um 1800 in den Südstaaten und kam in den 1960ern nach Deutschland, z. B. Samantha Fox (englische Popsängerin). Auch: *Samanta*
Samira arabisch für »die Unterhalterin«
Sanaa arabisch für »das Strahlen«. Auch: *Sanah*
Sandra international – italienisch/englische Kurzform von Alexandra, zwischen 1960 und 1990 sehr beliebt, z. B. Sandra Maischberger (TV-Moderatorin), Sandra Bullock (amerikanische Schauspielerin), Sandra Ceccarelli (italienische Schauspielerin). Auch: *Sandrina, Sandrine*
Sangita indisch, aus dem Sanskrit: »Lied, Gesang, Musik«
Sanura afrikanisch, aus dem Suaheli: »Katze«
Saphira biblisch – aus dem Aramäischen: »die Schöne«, erwähnt in der Apostelgeschichte, aber auch eine Figur aus der Fantasysaga »Eragon«. Auch: *Safira*
Sapphire englisch, aus dem Griechischen: »Saphir«
Sarah biblisch + international – aus dem Hebräischen: »Fürstin, Herrin«, Frau Abrahams im Alten Testament, in Deutschland erst ab dem 16. Jahrhundert üblich, seit 1985 sehr beliebt, z. B. Sarah Connor (Popsängerin), Sarah Kirsch (Schriftstellerin), Sarah Jessica Parker (amerikanische Schauspielerin), Sarah Wiener (österreichische Fernsehköchin). Auch: *Sara, Zara, Sarai, Sarina*
Sarasvati indisch, aus dem Sanskrit: »Wasser führend«, Gemahlin Brahmas, Name einer Flussgöttin
Sascha russische Kurzform von Alexander und Alexandra, in Deutschland meist ein Jungenname. Auch: *Sasha*
Saskia international – niederländisch, weibliche Form von Sasso, in den 1990ern ziemlich beliebt, z. B. Saskia Vester (Schauspielerin), Saskia Reeves (englische Schauspielerin)
Savannah amerikanisch, nach einem Fluß und einer Stadt im US-Staat Georgia. Auch: *Savanna*
Savina italienische Sonderform von Sabine
Sayo japanisch für »nachtgeboren«
Scarlett englisch für »scharlachrot«, bekannt durch Scarlett O´Hara aus »Vom Winde verweht« (1936), seitdem auch in Deutschland üblich, z. B. Scarlett Johannson (amerikanische Schauspielerin), Scarlett Thomas (englische Schriftstellerin). Auch: *Scarlet*

Sebastiane weibliche Form von Sebastian. Auch: *Sébastienne*, *Sebastina*

Secunda lateinisch für »die Zweite«. Auch: *Sekunda*, *Segunda*

Segelke friesische Sonderform von Namen mit Sieg-

Ségolène französische Sonderform von Sieglinde

Selda Kurzform von Griselda

Selina international – griechisch, von Selene, der Mondgöttin, wird seit Ende der 1990er immer beliebter, z. B. Selina Chönz (schweizerische Kinderbuchautorin). Auch: *Selena*, *Seline*

Selma international – ursprünglich wahrscheinlich englisch, auf einen Ortsnamen zurückgehend, evtl. auch eine Sonderform von Anselma. Der Name taucht im 18. Jahrhundert in der deutschen Dichtung auf und ist Ende des 19. Jahrhunderts recht beliebt, z. B. Selma Meerbaum-Eisinger (Lyrikerin), Selma Kurz (österreichische Sopranistin), Selma Lagerlöf (schwedische Schriftstellerin)

Sema türkisch für »Himmelsgewölbe«

Senay türkisch für »fröhlicher Mond«

Senta geht wahrscheinlich auf eine Gestalt in Richard Wagners Oper »Der fliegende Holländer« zurück, trotz seines Wohlklangs eher selten, z. B. Senta Berger (Schauspielerin)

Seraphine hebräisch, von seraphim »die Feurigen«, weibliche Form von Seraphin. Auch: *Seraphia*, *Seraphina*, *Serafina*

Serena lateinisch für »heiter«. Auch: *Serina*

Severa lateinisch für »ernst, streng«. Auch: *Severina*, *Severine*

Shakira arabisch von »dankbar«. Auch: *Schakira*

Shaleen afro-amerikanisch, seit 1980 üblich. Auch: *Shalena*, *Shalyn*

Shaminah arabisch für »Duft«

Shanice afro-amerikanische Umbildung zu Janice

Shanita afro-amerikanische Umbildung zu Janita

Shanna englisch, Kurzform zu Shannon, nach dem gleichnamigen Fluss in Irland

Shanti indisch, aus dem Sanskrit: »Frieden, Ruhe«

Sharon englisch, von den Puritanern zu einem biblischen Ortsnamen gewählt, seit etwa 1900 üblich, z. B. Sharon Stone (amerikanische Schauspielerin). Auch: *Sharona*

Sheila englisch, Kurzform von Cäcilia. Auch: *Sheela*

Shelby amerikanisch, von einem englischen Orts- und Familiennamen (Siedlung mit Weidenbäumen)

Shelley englisch, Sonderform von Shirley oder Michelle

Shirley englisch, ursprünglich Ortsname, von altenglisch scir »Grafschaft« und leah »Wiese«, geht zurück auf den gleichnamigen Roman von Charlotte Brontë, in den 1930ern häufiger durch den Kinderstar Shirley Temple, z. B. Shirley MacLaine (amerikanische Schauspielerin)

Shona schottische Form von Janet

Sia niederdeutsche Kurzform von Lucia

Sian englisch, walisische Form von Jane

Sibylle klassisch – von griechisch sios »Seherin, Gottesraterin«, Sibyllen waren im griechischen und römischen Altertum Priesterinnen und Wahrsagerinnen, z. B. Sibylle Mulot (Schriftstellerin), Sibylle Rauch (Schauspielerin). Auch: *Sibilla*, *Sibille*, *Sibulla*, *Sibyl*, *Sybille*, *Sybilla*

Sidonia lateinisch für »aus Sidon stammend«. Auch: *Sidonie*, *Sidoine*

Sieglinde traditionell – von althochdeutsch sigu »Sieg« und lind »mild, sanft«, wird heute selten vergeben. Auch: *Siglinde*, *Sieglindis*

Sieke niederdeutsche und friesische Kurzform von Namen mit Sieg-

Signe skandinavisch, Kurzform von Signild

Sigrid nordisch, von altnordisch sigr »Sieg« und fridhr »schön«, z. B. Sigrid Löffler (Literaturkritikerin), Sigrid Undset (norwegische Schriftstellerin). Auch: *Siegrid*, *Sirid*

Sigrun traditionell – althochdeutsch, von sigu »Sieg« und runa »Geheimnis, Zauber«, bis Ende der 1960er noch recht geläufig. Auch: *Siegrun*

Silja finnische und schwedische Sonderform von Cäcilie. Auch: *Silje*

Silke schwedische und niederdeutsche Form von Cäcilie, zwischen 1960 und 1975 beliebt, z. B. Silke Möller (Leichtathletin). Auch: *Silka*

Silvana italienisch, aus dem Lateinischen: »Wald«. Auch: *Silva*

Silvia klassisch – aus dem Lateinischen: »Wald«, in Deutschland seit etwa 1820 üblich, sehr beliebt von 1950 bis 1975, z. B. Silvia Seidel (Schauspielerin), Silvia Sommerlath (Königin von Schweden). Auch: *Sylvia, Sylvie, Silvie, Sylviane, Silvina*

Simone international – von hebräisch schimeon »(Geschenk der) Erhörung«, kam wahrscheinlich über Frankreich im 20. Jahrhundert nach Deutschland, 1960 bis 1980 relativ häufig vergeben, z. B. Simone Hauswald (Biathletin), Simone Thomalla (Schauspielerin), Simone de Beauvoir (französische Schriftstellerin). Auch: *Simona, Simonetta, Simonette*

Sina Kurzform von Namen, die auf -sina enden, seit etwa 1980 recht beliebt. Auch: *Sinah*

Sinead irische Form von Janet

Sinikka finnisch, von sini »blau«

Sinja Kurzform von Gesine

Siobhan irische Form von Jane

Siran armenisch für »lieblich«

Sirena italienisch, aus dem Griechischen: »singende Meerjungfrau«, in der griechischen Mythologie zogen die Sirenen durch ihren betörenden Gesang die Seefahrer an, sodass ihre Schiffe an den Klippen ihrer Insel zerschellten

Sirkka finnisch für »Sproß, Keimblatt«. Auch: *Sirka, Sirke*

Siska schwedische Kurzform von Franziska

Sissy Kurzform von Elisabeth, in England auch von Cäcilie. Auch: *Sissi, Sisi*. Sisi war der Rufname Kaiserin Elisabeths von Österreich.

Sita indisch, aus dem Sanskrit: »Ackerfurche«, zentrale Figur im hinduistischen Versepos »Ramayana«, Gattin Ramas

Sitara indisch, aus dem Sanskrit: »Stern«

Siw nordischer Name mit der Bedeutung »Verwandte, Braut«, von norwegisch sivje »verschwägert werden«, erlangte in Deutschland in den 1960ern eine gewisse Verbreitung durch die Schlagersängerin Siw Malmkvist, die z. B. mit »Liebeskummer lohnt sich nicht« 1964 die Hitparaden stürmte. Auch: *Siv*

Slava slawisch, von slava »Ruhm, Ehre«

Smilla dänisch, von smil »lächeln«, literarische Neubildung

Solange französisch, von lateinisch solemnis »feierlich, festlich«

Soledad spanisch, zu »Soledad de la Virgen« – Einsamkeit Marias nach Jesu Tod

Solveig norwegisch, von sal »Haus, Saal« und vig »Kampf«

Soma griechisch für »Körper«

Sonali indisch, aus dem Sanskrit: »golden«

Sondra amerikanisch, Herkunft und Bedeutung unsicher, Gestalt in Theodore Dreisers Roman »Eine amerikanische Tragödie«

Sonja international – ursprünglich russische Form von Sophia, bekannt durch eine Figur aus Tolstois Roman »Krieg und Frieden«, ab Mitte der 1950er in vielen Ländern Europas populär, in Deutschland vor allem in den 1970ern, z. B. Sonja Ziemann (Schauspielerin), Sonja Zietlow (TV-Moderatorin), Sonja Henie (norwegische Eiskunstläuferin), Sonja Richter (dänische Schauspielerin). Auch: *Sonia, Sonya*

Sophie international + klassisch – aus dem Griechischen: »Weisheit, gesunder Menschenverstand«, in Deutschland seit dem Mittelalter verbreitet, zwischen 1920 und 1990 seltener, mit seinen Varianten seit 1997 durchgängig unter den fünf beliebtesten Namen, z. B. Sophie Scholl (Widerstandskämpferin), Sophie Schütt (Schauspielerin), Sophie Marceau (französische Schauspielerin). Auch: *Sophia, Sofia, Sofie*

Soraya persisch, aus dem Arabischen: »Siebengestirn«, Name einer ehem. Kaiserin von Persien. Auch: *Soraija*

Stacey englisch, Kurzform von Eustace oder Anastasia. Auch: *Stacy*

Stanica slawisch, Kurzform von Stanislawa

Stanislawa slawisch, von slav »Ruhm«

Stanka Kurzform von Stanislawa

Stefanie klassisch + international – von griechisch stephanos »Kranz, Märtyrerkrone«, ab dem 18. Jahrhundert beliebt in Adelskreisen, zwischen 1970 und 1990 in Deutschland einer

Beliebte Bibel

Auch in Zeiten abnehmender Religiosität haben Namen aus der Bibel ihre Beliebtheit bewahrt. Bei Mädchen halten sich vor allem Namen aus dem Neuen Testament wie Anna und Maria (mit all ihren Formen und Ableitungen) seit vielen Jahren beständig in den Hitlisten, doch auch die alttestamentarischen Namen Sara und Hanna sind beliebt. Bei Jungennamen wählen Eltern häufig Namen von Evangelisten (Lukas, Markus, Matthias, Johannes) und Erzengeln (Michael, Gabriel, Raffael). Besonders populär sind aber Namen aus dem Alten Testament wie Elias, David, Noah, Jonas.

der beliebtesten Mädchennamen überhaupt, z. B. Stefanie Graf (Tennisspielerin), Stefanie Hertel (Schlagersängerin), Stefanie Zweig (Schriftstellerin). Auch: *Stefania, Stephane, Stephana, Stephania, Stephanie*, z. B. Stephanie Wilson (amerikanische Astronautin), Stephanie Kim (koreanische Sängerin)

Steffi Kurzform von Stefanie

Stella international – aus dem Lateinischen: »Stern«, nach einem Beinamen Marias (»Stella Maris«, Meerstern), wurde durch Goethes Tragödie »Stella« bekannt, seit den 1980ern in Deutschland etwas häufiger, z. B. Stella Heiß (Curlerin)

Sudasi indisch, aus dem Sanskrit: »gute Dienerin«

Sue englische und französische Kurzform von Susan

Suki japanisch für »Geliebte«

Sulamith biblisch – aus dem Hebräischen: »Mädchen aus Schulem«, Name der Braut Salomons

Suleika arabischer Ursprung, vielleicht mit der Bedeutung »Verführerin«, da Suleika als Frau des Potifar versucht, Josef zu verführen; wendet sich jedoch danach Allah und dem Islam zu. In Deutschland bekannt durch Goethes »West-östlicher Divan«. Auch: *Zuleika, Züleyha*

Sumitra indisch, sanskritisch für »gute Freundin«

Süncke friesisch, wahrscheinlich von altfriesich sunne »Sonne«. Auch: *Sünke, Sünkje, Sünja*

Sundari indisch, aus dem Sanskrit: »schön«

Sunita indisch, sanskritisch für »gutes Benehmen«

Sunna althochdeutsch für »Sonne«

Sunniva altenglisch für »Geschenk der Sonne«, Name einer irischen Prinzessin, die vor den Wikingern floh und in Norwegen ums Leben kam

Sunny englisch, von altenglisch sunne »Sonne«

Susanne biblisch + klassisch – von hebräisch schuschan »(rote) Lilie«, im Alten Testament des Ehebruchs bezichtigt, bereits bei den frühen römischen Christen als Name bekannt. In Deutschland seit dem 18. Jahrhundert verbreitet und sehr beliebt zwischen 1950 und 1970, z. B. Susanne Fröhlich (Autorin), Susanne Hoss (Schauspielerin), Susanne Kessel (Pianistin). Auch: *Susanna, Susan, Susann, Suzanne, Suzanna, Susen, Sanna, Susi, Susanka, Zuzana*

Suzan türkisch, aus dem Persischen: »brennend, verzehrend«

Svanja Koseform zu Namen mit Svan-

Svea schwedisch, Kurzform von Sverige »Schweden«, seit 1990 recht geläufig, z. B. Svea Bein (Schauspielerin)

Svenda nordisch, weibliche Form zu Sven. Auch: *Svende*

Svenja weibliche Form von Sven, 1985 bis 1995 ziemlich beliebt, z. B. Svenja Pages (Schauspielerin). Auch: *Svende, Svenia, Svenje, Swanja*

Swana friesische Sonderform von Swaantje

Swantje friesische Kurzform zu Vornamen mit Swan-. Auch: *Swaantje*

Swetlana russisch, von swetli »hell«

Swinde Kurzform von Swidgard, von althochdeutsch swind »stark, recht«. Auch: *Swinda*

Syndia Sonderform von Cynthia

Synke Sonderform von Süncke

Syra von der lateinischen Volksbezeichnung syri »Syrer«

Syrina finnische Sonderform von Sigrid

T

Tabea biblisch – von aramäisch tabja für »Gazelle«. Tabitha war eine Christin in der Apostelgeschichte, die von Petrus wiedererweckt wurde. Der Name Tabea wurde von Martin Luther in seiner Übersetzung der Bibel gebraucht. Seit 1984 steht jedoch in der Lutherbibel Tabita, da sie sich am neugriechischen Urtext orientiert. Bei uns wird der Name seit Beginn der 1990er regelmäßig, aber nicht häufig vergeben, z. B. Tabea Blumenschein (Schauspielerin), Tabea Zimmermann (Musikerin). Auch: *Tabitha, Tabatha, Tabita, Tabata*

Tahani arabisch für »Glückwünsche«

Tahira arabisch für »rein, keusch«. Auch: *Tahire*

Taibe türkisch, von arabisch ta´ib »bußfertig«

Das kommt uns Spanisch vor

Wer seinen Urlaub häufiger in Spanien verbringt, weiß, dass dort die Namensvielfalt kleiner ist als bei uns. So heißen dort 30 Prozent der Frauen Maria und fast 20 Prozent der Männer José (Josef). Bei den Mädchen sind außerdem folgende Beinamen zu Maria sehr häufig: Dolores, Pilar, Imaculata – das ist nicht verwunderlich in einem katholischen Land. Bei den Jungen gibt es zudem viele Kinder mit Namen Pablo und Julio. Maria und Pablo waren auch 2014 wieder unter den Top 3 der Namenshitlisten.

(Quelle: www.ine.es)

Taina finnische Form von Tatjana

Taisha amerikanisch, Erweiterung zu Aisha

Taja friesische Kurzform für Namen mit Diet-

Takako japanisch für »ehrenvoll«

Takara japanisch für »kostbarer Gegenstand«

Tale ostfriesisch, von Sünt Ale (für Sankt Adelheid). Auch: *Talea, Taleja, Taleka, Taletta*

Talibe türkisch, aus dem Arabischen: »Schülerin«

Talitha biblisch – aus dem Aramäischen: »Mädchen«. Im Markusevangelium spricht Jesus zur Tochter des Jairus »talitha kumi« (»Mädchen, steh auf«), wird in Deutschland seit etwa 1970 vergeben. Auch: *Talita, Talisha, Talida, Taleshia*

Tallula indianisch für »fließendes Gewässer«

Talma hebräisch, von tel »Hügel, Berg«

Talora hebräisch, von tal »Tau« und ora »Licht«

Tamara biblisch + international – ursprünglich russisch, von hebräisch tamar »(Dattel)Palme«, der Name taucht im Alten Testament häufiger auf, z. B. Tamara Danz (Sängerin), Tamara McKinney (amerikanische Skirennläuferin). Auch: *Tamira, Tammara, Tamora, Tamry, Tamie, Tammy*

Tamila weibliche Form von Tamino, vielleicht von griechisch tamias »Herr, Gebieter«. Auch: *Tamina*

Tanith entweder vom Namen der phönizischen Göttin »Tinnit« (Patronin von Karthago) oder von altirisch tan »gut«. Auch: *Tanit, Tanita*

Tanja international – russisch, Kurzform von Tatjana, in Deutschland sehr beliebt in den 1970ern, seit 2000 wenig vergeben, z. B. Tanja Bender-Becker (Geigerin), Tanja Kinkel (Schriftstellerin). Auch: *Tanija, Tanjura, Tania*, z. B. Tania Blixen (dänische Schriftellerin), *Tanya*, z. B. Tanya Tucker (amerikanische Countrysängerin)

Tao chinesisch für »Pfirsich«

Tara amerikanisch, aus dem Irischen: »Hügel«, wurde Ende der 1930er durch Mitchells »Vom Winde verweht« populär, wo es der Name der Plantage war. Auch: *Tarah*

Taravati indisch, Beiname der Göttin Durga, aus dem Sanskrit: »vielbestirnte«

Tasja russisch, Kurzform von Anastasia. Auch: *Tassja*

Tasnim arabisch für »Quelle des Paradieses«

Tatjana international – russisch, von lateinisch Tatius, dem Namen eines Königs der Sabiner. Die hl. Tatjana ist eine beliebte Märtyrerin und Heilige der Ostkirchen, vor allem in Russland verbreitet, von 1950 bis 1995 recht populär, z. B. Tatjana Patiz (Model). Auch: *Tatiana, Tazzjana*

Tatum englisch, von mittelenglisch tayt »fröhlich«

Teida ostfriesische Sonderform von Adelheid. Auch: *Teike, Teika, Tela, Tele*

Telsa niederdeutsche Kurzform von Elisabeth (eigentlich: »dat Elsa«). Auch: *Telse, Telsche*

Terri englisch Kurzform zu Theresa. Auch: *Terry*

Tertia lateinisch für »die Dritte«. Auch: *Terzia*

Tess englische Kurzform zu Teresa. Auch: *Tessa, Tessy*

Thaïs griechisch, angebliche Geliebte Alexanders des Großen, die ins Kloster ging, um ihre Sünden zu sühnen

Thalia englisch, aus dem Griechischen: »blühen«, Muse der Komödie und Göttin der Anmut und der Heiterkeit, seit etwa 1970 selten vergeben. Auch: *Talia*

Thea Kurzform von Dorothea und Theodora

Theda niederdeutsche Kurzform von Adelheid

Theia griechisch, in der Sage Tochter des Uranus und der Gaia, von theios »göttlich«

Thekla klassisch – griechisch, von theos »Gott« und kleos »guter Ruf, Ruhm, Ehre«, verbreitet durch mehrere Heilige dieses Namens, die erste hl. Thekla ist im 1. Jahrhundert eine Märtyrerin in Kleinasien, die zweite wirkte in der zweiten Hälfte des 8. Jahrhunderts als Äbtissin in Kitzingen, z. B. Thekla Carola Wied (Schauspielerin). Auch: *Tekla*

Thelma englisch, von der englischen Schriftstellerin Marie Corelli erfunden, vermutlich zu griechisch thelema »Wille«. Auch: *Telma*

Theodora klassisch – von griechisch theos »Gott« und doron »Gabe«, bekannt durch Theodora, Kaiserin von Byzanz, und das gleichnamige Oratorium von Händel, wird sehr selten vergeben. Auch: *Theodore, Theodosia, Teodora*

> **So nicht**
>
> Folgende Namen für Mädchen lehnten die Gerichte in Deutschland ab: Borussia, Jenevje, Jona, Josephin (als einziger Vorname), La Toya, Mechipchamueh, Pfefferminze, Ronit (als einziger Vorname), Rosenherz, Sonne.

Thera Kurzform zu Theresa

Theresa klassisch + international – wahrscheinlich aus dem Griechischen: »von der Insel Thera (Santorin) stammend« oder von ther »Jäger« oder theros »Sommer«. Die Vergabe ab dem Mittelalter geht zurück auf die hl. Theresia von Avila, eine spanische Mystikerin und Ordensgründerin; wird noch heute hauptsächlich in Süddeutschland und Österreich vergeben, z. B. Theresa Schopper (Politikerin), Theresa Russell (amerikanische Schauspielerin). Auch: *Teresa*, z. B. Mutter Teresa (mazedonische Ordensgründerin und Friedensnobelpreisträgerin), *Theresia, Teresia, Theresina, Therese, Terese, Thérèse, Thessa*

Thordis nordisch, abgeleitet vom Namen des Donnergottes Thor. Auch: *Thora, Thurid*

Thusnelda Herkunft unklar, vielleicht von germanisch thus »Kraft« und althochdeutsch snel »tapfer, schnell«, bekannt durch die Frau des Cheruskerfürsten Arminius, die von den Römern als Geisel genommen wurde, im 19. Jahrhundert durch die Hermannsdramen von Klopstock und Kleist üblich. Heute ist der Name zu meiden, da »Thusnelda« die ursprüngliche Form des Wortes »Tussi« ist.

Thyra schwedisch, von altschwedischen Namen zu nordisch Thor und vig »Kampf«. Auch: *Tyra*

Tiada friesische Sonderform von Namen mit Diet-

Tiana Kurzform zu Christiana

Tietje ostfriesische Sonderform von Namen mit Diet-. Auch: *Tietke*

Tiffany englisch, Kurzform von Theophania, vom Kirchenfest der Epiphanie (Menschwerdung Gottes), im Mittelalter in England verbreitet, durch Truman Capotes Roman »Frühstück bei Tiffany« wieder gebräuchlich. Auch: *Tiphaine*

Tilia Kurzform von Ottilia

Timea ungarisch, literarische Neubildung zu griechisch thymos »Gemüt«

Tina international – ursprünglich englisch, Kurzform von Namen auf -ina, in den 1960ern etwas häufiger, z. B. Tina Ruland (Schauspielerin), Tina Turner (amerikanische Popsängerin). Auch: *Tine, Tini, Tiny*

Tinka Kurzform von Kathinka

Tirza biblisch – aus dem Hebräischen: »Anmut, Liebreiz«, erwähnt im Alten Testament in den Büchern Numeri und Josua. Auch: *Thirza, Tirzah, Thyrza*

Tiziana italienisch, weibliche Form von Tiziano, vom römischen Vornamen Titus, Bedeutung unklar. Auch: *Tizia, Titia, Titiana*

Tomris türkisch, Name einer Skythenkönigin (6. Jahrhundert v.Chr.), Bedeutung ungeklärt

Tomoko japanisch für »kleiner Begleiter«

Tonia weibliche Kurzform zu Antonia. Auch: *Toni*

Topsy Sonderform zum seltenen Frauennamen Tobia, weibliche Form von Tobias

Tora japanisch für »Tiger«

Tori japanisch für »Vogel«

Tosca italienisch für »die Toskanerin«, vom spätrömischen Beinamen »die Etruskerin«, verbreitet durch Puccinis gleichnamige Oper. Auch: *Toska*

Toshi japanisch für »Jahr«

Toyah englisch, von mittelenglisch toye »Spielerei«

Tracy englisch, Sonderform von Theresa. Auch: *Tracey, Tracie*

Traude Sonderform von Namen, die auf -traud(t) enden. Auch: *Traudl, Traute*

Traudemarie Doppelname aus Traude und Marie

Trauderose Doppelname aus Traude und Rose

Traudlinde althochdeutsch, von trud »Kraft« und lind »sanft«

Tressa amerikanisch, Kurzform von Theresa

Trinidad spanisch für »Dreifaltigkeit«

Trude Sonderform von Gertrud. Auch: *Trudy, Trudi, Trudel*

Trudgard althochdeutsch, von trud »Kraft« und gart »Hort, Schutz«

Tulsi indisch, aus dem Sanskrit: »Basilikum«, das Kraut ist ein Symbol des Gottes Vishnu

Geschwisterlicher Gleichklang

Spätestens beim zweiten Kind stellt sich vielen Eltern die Frage, inwieweit sie die Geschwisternamen aufeinander abstimmen wollen. Die Zeitschrift ELTERN führte dazu eine Online-Umfrage durch. Danach ist ungefähr der Hälfte der Eltern ein Gleichklang völlig egal. Wichtig ist nur, dass ihnen der Vorname gefällt. Auf den gleichen Anfangsbuchstaben – etwa bei Julia, Jana, Jasper – achten nur knapp zehn Prozent der befragten Eltern. 15 Prozent legen Wert auf eine gleiche Silbenanzahl der Geschwisternamen, und immerhin knapp 28 Prozent der Umfrageteilnehmer finden es wichtig, dass die Vornamen die gleiche Herkunft haben. Die gleiche Herkunft hat außerdem den Vorteil, dass die Namen klanglich meist gut zusammenpassen, wie beispielsweise die klassischen Vornamen Julius, Claudia und Markus.

U

Ualani polynesisch für »himmlischer Regen«

Uda ostfriesische Sonderform von Namen mit Ud-. Auch: *Ude*

Ulani polynesisch für »fröhlich, sorglos«

Uletta Sonderform von Ulla

Ülfet türkisch, aus dem Arabischen: »freundschaftlicher Umgang«

Ulfhild nordische Form von Wolfhild

Ulina tschechische Form von Ulla

Uljana russische Form von Juliana

Ulla schwedische Kurzform von Ursula oder Ulrika, z. B. Ulla Berkéwicz (Schriftstellerin), Ulla Meineke (Musikerin), Ulla Schmidt (Politikerin). Auch: *Ula*

Ulla-Britt schwedisch, Doppelname aus Ulla und Britt

Ulrike traditionell – von althochdeutsch uodal »Besitz, Erbgut« und rihhi »mächtig, reich«, weibliche Form von Ulrich, seit dem 18. Jahrhundert gebräuchlich, zuerst in Adelskreisen. Ab 1900 breitete er sich langsam in anderen Schichten aus und war zwischen 1950 und 1985 richtig populär, z. B. Ulrike Folkerts (Schauspielerin), Ulrike Meyfarth (Leichtathletin). Auch: *Ulrika*, *Ullrike*, *Ullrika*

Uma indisch, aus dem Sanskrit: »Flachs«, Beiname Parvatis, der Gattin von Shiva, z. B. Uma Thurman (amerikanische Schauspielerin)

Umeko japanisch für »Pflaumenblüte«

Una irisch, von gälisch uan »Lamm«, auch von lateinisch una »die Einzige«

Undine lateinisch, von unda »Welle«, Bezeichnung einer Wassernymphe, verbreitet durch die Dichtung der Romantik, seit 1920 als Vorname verwendet. Auch: *Unda*, *Undina*

Unnati indisch, aus dem Sanskrit: »hochfliegen«, Frau des Vogels Garuda, der Shiva auf seinem Rücken trägt

Urmila indisch, Bedeutung unklar, im Ramayana Frau von Ramas Bruder Lakshman, z. B. Urmila Matondkar (indische Schauspielerin)

Ursula klassisch – von lateinisch ursus »der Bär«, im Mittelalter verbreitet durch die Legende von der hl. Ursula, Schutzpatronin von Köln, in den 1920er-Jahren der beliebteste Name überhaupt, ab 1960 fiel seine Popularität steil ab, z. B. Ursula Andress (schweizerische Schauspielerin), Ursula Glas (genannt Uschi; Schauspielerin). Auch: *Ursel*, *Ursulane*, *Ursuline*, *Ursulina*, *Uschi*, *Ursina*, *Ursel*, *Ursela*

Urte litauische Kurzform von Ortrud

Usha indisch, sanskritisch für »Morgenröte«, z. B. Usha Mangeshkar (indische Sängerin), Usha Mehta (indische Freiheitskämpferin)

Ute traditionell – von althochdeutsch ot »Besitz, Erbe«, hochdeutsche Form von Oda, Mutter Kriemhilds im »Nibelungenlied«. Der Vorname fand durch den »Ring der Nibelungen« von Richard Wagner um die Jahrhundertwende in Deutschland weite Verbreitung, zwischen 1940 und 1970 ziemlich beliebt, z. B. Ute Lemper (Sängerin. Auch: *Uta*, *Utta*, z. B. Utta Danella (Schriftstellerin)

Utlinde Sonderform aus Uta und althochdeutsch lind »sanft, mild«

Aus deutschen Sagen

Einige der alten deutschen Namen aus dem *Nibelungenlied* waren viele Jahrzehnte lang Spitzenreiter auf den Namenslisten – bei den Jungen waren Siegfried, Hagen und Günter bekannt und beliebt. Bei den Frauen sind Brunhilde und Kriemhild schon im 20. Jahrhundert aus der Mode gewesen, nur Uta (oder Ute) hat sich lange auf Spitzenplätzen gehalten.

V

Vaira lettisch für »sich vermehren«
Val englisch, Kurzform von Valentine oder Valerie
Valea Kurzform zu Valeria
Valentina klassisch + international – aus dem Lateinischen: »sich wohl befinden«, in Deutschland seit dem 19. Jahrhundert üblich, im romanischen Raum aber häufiger, z. B. Valentina Cortese (italienische Schauspielerin), Valentina Tereschkowa (russische Kosmonautin, erste Frau im Weltall), Valentina Vargas (chilenische Schauspielerin). Auch: *Valentine, Valenta, Valentia, Valencia*
Valerie klassisch + international – aus dem Lateinischen: »kräftig, stark sein«, abgeleitet vom römischen Beinamen Valus, z. B. Valerie Niehaus (Schauspielerin), Valerie Harper (amerikanische Schauspielerin). Auch: *Valeria, Valeriane, Valery*
Valeska polnisch, vom Familiennamen der polnischen Gräfin Maria Walewska, einer Geliebten Napoleons; auch von lateinisch valere »kräftig, stark«. Auch: *Waleska*
Valetta englisch, Sonderfom von Valerie
Vanadis nordisch, Beiname der germanischen Göttin Freyja aus dem altnordischen Göttergeschlecht der Vanen
Vanessa international – englisch, vom irischen Schriftsteller Jonathan Swift für sein Gedicht »Cadenus und Vanessa« (1713) aus dem Namen seiner Geliebten umgeformt, vor der Jahrtausendwende sehr beliebt in Deutschland, z. B. Vanessa Mae (englische Geigerin), Vanessa Paradis (französische Sängerin), Vanessa Redgrave (englische Schauspielerin)
Vanilla englisch für »Vanille«
Vecihe türkisch, von arabisch vecahet »schön, gut aussehend«
Vefika türkisch, von arabisch wafq »Einklang, Harmonie«
Velvet englisch für »Samt«
Venice englisch für »Venedig«. Auch: *Venetia, Veneta, Venita*
Venja russische Koseform zu Vera
Venus englisch, nach dem Namen der römischen Göttin der Liebe, aus dem Lateinischen: »Liebreiz, sinnliches Begehren«, in England seit dem 16. Jahrhunder üblich, bei uns erst seit Ende der 1970er, z. B. Venus Williams (amerikanische Tennisspielerin)
Vera international – russisch für »Glaube«, eine der drei christlichen Tugenden (Glaube, Liebe, Hoffnung), auch Kurzform von Veronika oder Verena, z. B. Vera Tschechowa (Schauspielerin), Very Lynn (englische Sängerin), Vera Miles (amerikanische Schauspielerin). Auch: *Veera, Verute, Viera*
Veramaria Doppelname aus Vera und Maria
Verena schweizerisch und oberdeutsch, vermutlich aus dem Lateinischen: »glaubwürdig«, zur Verbreitung trug die hl. Verena von Zurzach bei, die in der Schweiz sehr verehrt wurde, z. B. Verena Stefan (Schriftstellerin), Verena Kast (schweizerische Psychologin). Auch: *Varena, Vérène, Vereni, Vreni, Vroni*
Verita lateinisch für »Wahrheit«. Auch: Veritas
Verona Sonderform von Veronika, auch Ableitung von der oberitalienischen Stadt Verona, z. B. Verona Pooth (TV-Moderatorin)
Veronica biblisch + klassisch + international – lateinische Form von Berenike, griechisch für »die Siegbringende«. Bekannt durch die hl. Veronika von Jerusalem, die Jesus beim Kreuzgang ein Schweißtuch reichte, das heute in Turin aufbewahrt wird und angeblich »vera ikon«, also »das wahre Bild« Christi zeigt, z. B. Veronica Ferres (Schauspielerin), Veronica Guerin (irische Journalistin), Veronica Lake (amerikanische Schauspielerin). Auch: *Veronika, Véronique*
Veruschka russische Sonderform von Vera, erlangte eine gewisse Verbreitung in den 1960ern durch Veruschka Gräfin Lehndorff, erstes deutsches Topmodel und Schauspielerin (»Blow Up«)
Vesna russisch für »Frühling«
Vesta lateinisch für »Herd«, Name der römischen Göttin des Herdfeuers

Vibeke dänische Form von Wiebke. Auch: *Vivica*

Vicki Kurzform von Viktoria, z. B. Vicki Baum (österreichische Schriftstellerin). Auch: *Viki*, *Vicky*, z. B. Vicky Leandros (griechische Schlagersängerin und Politikerin)

Victoria klassisch + international – lateinisch für »Sieg«, Name der römischen Siegesgöttin, erste Verbreitung nach den Türkenkriegen und der Verehrung der »hl. Maria vom Siege« (Sancta Maria de Victoria). In Deutschland ab etwa 1800 üblich, zuerst im Adel verbreitet, seit 1970 immer populärer und inzwischen unter den Top 50 der Namenshitlisten, z. B. Victoria Beckham (englische Popsängerin und Fußballergattin), Victoria Benedictsson (schwedische Schriftstellerin). Auch: *Viktoria*, *Viktorina*, *Victorine*, *Vittoria*, *Viktoriana*, *Viktorine*, *Victoire*

Vida englische Kurzform von Namen wie Alvida oder Davida

Vidya indisch, aus dem Sanskrit: »Weisheit«, Beiname der Göttin Sarasvati, z. B. Vidya Balan (indische Schauspielerin)

Vigdis nordisch, altnordisch für »Kampfgöttin«

Vilja ungarisch, finnischer Ursprung, vermutlich wörtliche Bedeutung »Reichtum, Güte«, von finnisch vilja »Getreide«

Vimala indisch, aus dem Sanskrit: »rein«

Vincenza italienisch, von lateinisch vincere »siegen«. Auch: *Vinzentia*, *Vinzentina*, *Vinzenta*, *Vincenzina*

Viola englisch, aus dem Lateinischen: »Veilchen«, eine Gestalt aus Shakespeares »Was Ihr wollt«. Auch: *Violet*, *Violetta*, *Violette*

Virginia klassisch + international – englisch, vom römischen Geschlechternamen der Verginier, nach der von Livius überlieferten Geschichte der jungfräulichen Verginia, die sich den Nachstellungen des Appius Claudius wiedersetzte und mit ihrem Schicksal Stoff für viele Dramen lieferte, z. B. Virginia Bracelli (italienische Ordensgründerin), Virginia Woolf (amerikanische Schriftstellerin). Auch: *Virginie*, *Virna*

Vita Kurzform zu Viktoria oder weibliche Form von Vitus

Viveka schwedische Sonderform von Vibeke. Auch: *Vivika*, *Vivica*, *Viveca*

Vivi Kurzform von Vivian

Viviane klassisch + international – von lateinisch vivus »lebendig, lebhaft«, zum römischen Beinamen Vibianus, auch Name einer Fee in der Artussage, in Deutschland erst in der zweiten Hälfte des 20. Jahrhunderts üblich geworden und seit Mitte der 1990er recht beliebt, z. B. Viviane Hagner (Geigerin), Viviane Egli (schweizerische Schriftstellerin), Viviane Reding (luxemburgische Journalistin). Auch: *Viviana*, *Bibiana*, *Vivian*, *Vivienne*, *Vivien*, z. B. Vivien Leigh (amerikanische Schauspielerin)

Volkhild althochdeutsch, von folc »Volk« und hiltia »Kampf«. Auch: *Volkhilt*, *Volkhilde*

Volla friesische Sonderform zu Namen mit volk-. Auch: *Volle*, *Vollina*

Top 10 Schottland 2015

	Jungen	Mädchen
1.	Jack	Emily
2.	Oliver	Sophie
3.	James	Olivia
4.	Lewis	Isla
5.	Alexander	Ava
6.	Charlie	Jessica
7.	Logan	Amelia
8.	Lucas	Ella
9.	Harris	Lucy
10.	Daniel	Lily

(Quelle: www.vorname.com)

W

Walburga traditionell – von althochdeutsch waltan »herrschen, walten« und burg »Schutz, Zuflucht«, im Mittelalter sehr beliebt nach der hl. Walpurga, einer Missionarin. Auch: *Walburg, Waldburga, Walpurga*

Waleska polnische Nebenform von Valeska

Wally Kurzform von Namen mit Wal-, im 19. Jahrhundert sehr beliebt, auch literarische Gestalten wie die »Geier-Wally« im Roman von Wilhelmine von Hillern trugen ihn. Auch: *Walli*

Waltraud traditionell – von althochdeutsch waltan »herrschen, walten« und trud »Kraft Stärke«, bis etwa 1960 sehr geläufig, z. B. Waltraud Meier (Mezzosopranistin). Auch: *Waltraut, Waltrud, Waltrude, Waldtraud, Waltrudis*

Waltrun althochdeutsch, von waltan »herrschen, walten« und runa »Zauber«

Wanda polnisch/englisch, Bedeutung wahrscheinlich »die Wendische, die Slawische« oder »die aus dem Volk der Wandalen Stammende«. Auch: *Wandula, Wendila, Vanda*

Warda arabisch für »Blume«

Waris somalisch für »Wüstenblume«, z. B. Waris Dirie (somalische Schriftstellerin und Politikerin)

Weda Kurzform von Namen mit Wig-

Wedeke ostfriesische Kurzform von Namen mit Wed- oder Wid-, von althochdeutsch witu »Wald, Gehölz«. Auch: *Weda, Wedis, Weeka, Weeke*

Welda Kurzform von Namen mit Wil-, von althochdeutsch willo »Wille, Verlangen, Wunsch«

Wencke norwegische Form von Wenke, von althochdeutsch wini »Freund«, wurde in den 1960er-Jahren in Deutschland durch die Schlagersängerin Wencke Myhre populär

Wenda englisch, von gälisch gwen »hell, weiß«. Auch: *Wendy, Wendi*

Wendula weibliche Form von Wendelin

Weneke niederdeutsche und friesische Sonderform von Namen mit Wern-, von germanisch warjan »wehren, verteidigen, schützen« oder vom germanischen Stammesnamen der Warnen

Werna Kurzform von Namen mit Wern-, von germanisch warjan »verteidigen, schützen«

Whitney amerikanisch, von einem alten englischen Familiennamen mit der Bedeutung »auf der weißen Insel«, z. B. Whitney Houston (amerikanische Popsängerin)

Wiberta althochdeutsch, von wig »Kampf« und beraht »glänzend«

Wiebke ost- und nordfriesische Kurzform von Namen mit Wig-, von althochdeutsch wig »Kampf«. Auch: *Wibeke, Wibke, Wiepke*

Wigburg althochdeutsch, von wig »Kampf« und burg »Schutz, Zuflucht«. Auch: *Wiburg, Wigburga*

Wilburg althochdeutsch, von willo »Wille« und burg »Schutz, Zuflucht«

Wilfriede althochdeutsch, von willo »Wille« und fridu »Schutz«. Auch: *Willfriede, Wilfride, Wilfrieda*

Wilgard althochdeutsch, von willo »Wille« und gart »Schutz, Zaun«

Wilgund althochdeutsch, von willo »Wille« und gund »Kampf«. Auch: *Wilgunde*

Wilhelmine traditionell – von althochdeutsch willo »Wille« und helm »Helm, Schutz«, seit dem 17. Jahrhundert zuerst vor allem beim Adel üblich, Anfang des 20. Jahrhunderts einer der beliebtesten Vornamen, nach dem Zweiten Weltkrieg selten geworden. Auch: *Wilhelmina, Wilhelma, Willemina, Willemine*

Willa Kurzform von Namen mit Wil-

Wilma international – ursprünglich englische Form von Wilhelmina, in Deutschland bekannt durch die Zeichentrickfigur Wilma Feuerstein aus der amerikanischen Fernsehserie »Familie Feuerstein«, z. B. Wilma Simon (Politikerin), Wilma Landkroon (niederländische Schlagersängerin). Auch: *Willa*

Wilrun althochdeutsch, von willo »Wille« und runa »Geheimnis, Zauber«

Wiltrud traditionell – von althochdeutsch willo »Wille« und trud »Kraft, Stärke«, z. B. Wiltrud Drexel (Skirennläuferin), Wiltrud Probst (Tennisspielerin). Auch: *Wiltrude, Wiltraut, Wiltraud*

Wina Kurzform von Namen mit Win-Winja, russische Koseform von Sabine

Winona amerikanisch, bei den Siouxindianern für »erstgeborene Tochter« gebräuchlich, z. B. Winona Ryder (amerikanische Schauspielerin). Auch: *Wenonah*, *Wynona*

Wintrud althochdeutsch, von willo »Wille« und trud »Kraft, Stärke«

Wisgard althochdeutsch, von wisi »weise« und gart »Zaun, Schutz«

Wolfrun althochdeutsch, von wolf »Wolf« und runa »Geheimnis, Zauber«

Wolftrud althochdeutsch, von wolf »Wolf« und trud »Kraft, Stärke«

Wunna althochdeutsch, von wunnia »Wonne«, angelsächsicher Königinnenname (8. Jahrhundert)

X*Y

Xandra – Yvetta

Xandra Kurzform von Alexandra, seit Mitte des 20. Jahrhunderts gebräuchlich

Xanthe griechisch für ein blondes Mädchen, von xanthos »gelb, gelbbraun«

Xaviera spanisch, vom Beinamen des hl. Franz Xaver nach dessen Geburtsort, Mitbegründer des Jesuitenordens und Schutzpatron von Indien und Japan, z. B. Xaviera Hollander (niederländische Autorin). Auch: *Xaveria*

Xenia klassisch + international – von griechisch xenios »gastlich«, z. B. Xenia Seeberg (Schauspielerin), Xenia Romanowa (Schwester des letzten russischen Zaren). Auch: *Xena*, *Xenja*, *Xenija*, *Xeniya*, *Xenya*

Xian chinesisch für »emporspringen«

Xiang chinesich für »duften«

Ximena spanische Form von Simone

Xochi mexikanisch, vom Nahuatl-Wort xochitl »Blume«. Auch: *Xochil*, *Xochitl*

Yafa hebräisch für »Schöne, Gute«

Yagmur türkisch für »Regen«

Yaiza spanisch, nach einem Guanchenwort unbekannter Bedeutung, Name eines Ortes auf Lanzarote

Yakira hebräisch für »kostbar«

Yamina arabisch für »rechte Hand«

Yamini indisch, aus dem Sanskrit: »dunkle Nacht«

Yasemin türkisch, von persisch yasemin »(weißer) Jasmin«. Auch: *Yasmin*, *Yasmina*, *Yasmine*

Yasu japanisch für »friedlich«

Yekta türkisch für »einzigartig, einzig«

Yepa indianisch für »Schneemädchen«

Yeshisha hebräisch für »alt«

Yildiz türkisch für »Stern«

Yin chinesisch für »ohne Fehl und Tadel«

Yoko japanisch für »Sonnenkind«, z. B. Yoko Ono (japanische Künstlerin, Witwe von John Lennon)

Yolanda Sonderform von Jolanda. Auch: *Yolande*, *Yolantha*, *Yolanthe*

Yona englisch, weibliche Form von Jonah

Yoshiko japanisch für »glückliches Kind«

Yuki japanisch für »Schnee«

Yuriko japanisch für »Lilienkind«

Yusra arabisch für »Wohlgefühl«

Yvonne international – ursprünglich französisch, von althochdeutsch iwa »Eibe«, kam im 20. Jahrhundert nach Deutschland, z. B. Yvonne Catterfeld (Popsängerin). Auch: *Yvona*, *Yvaine*

Yvetta französisch, weibliche Form von Yves. Auch: *Yvette*

Z

Zahara afrikanisch, aus dem Suaheli: »Blume«

Zahide türkisch, von arabisch zahid »asketisch, fromm, gottesfürchtig«

Zahra arabisch für »leuchtende Blüte«. Auch: *Zehra*

Zaida arabisch für »die Glückliche«. Auch: *Zada*

Zaïre französisch, nach einer Gestalt von Voltaire, wahrscheinlich zu arabisch zahir »leuchten, blühen«

Zainab arabisch für eine Wüstenpflanze, wahrscheinlich von der altsyrischen Herrscherin Zenobia, Name einer Tochter und einer Enkelin Mohammeds, daher sehr beliebt. Auch: *Zaynab*, *Zeynep*, *Zeineb*, *Zainub*, *Zeynib*

Zakire türkisch, von arabisch dakir »der die Lobpreisungen Gottes ausspricht«

Zala bulgarisch, von zalo »hell, gesund«. Auch: *Zalona*

Zambak türkisch, aus dem Arabischen: »Königslilie«

Zarife türkisch, von zarif »vornehm, geistreich«

Zarina bulgarisch, von zar »Herrscher«

Zatiye türkisch, aus dem Arabischen: »persönlich, wesentlich«

Zäzilie deutsche Sonderform von Cäcilie

Zdenka tschechische Form von Sidonia

Zekiye türkisch, von arabisch zakiy »klug, intelligent«

Zelda englische Sonderform von Griselda

Zelia griechisch, Erweiterung des männlichen Vornamens Zelos, in der griechischen Mythologie Gefährte des Zeus

Zelinda italienische Form von Selinde

Zella italienisch, Kurzform von Marzella

Zelma amerikanisch, Sonderform von Selma

Zena englisch, Kurzform von Zenobia

Zenobia englisch, von griechisch Zenon »Zeus« und bios »Leben«

Zenta Kurzform von Vinzenta und Kreszentia

Zerrin türkisch, von persisch »goldfarben«

Zia englisch, aus dem Hebräischen: »zittern«

Ziena westfriesische Sonderform Namen auf -cina bzw. -sina. Auch: Zientje

Zilia italienisch, venezianische Kurzform von Celestina

Zilla biblisch + selten – von hebräisch sillah »Schatten, Schutz«, erscheint in der »Genesis« des Alten Testaments als zweite Frau des Lamech. Auch: *Zillah*

Zinnia englisch, Blumenname (Zinnie, Korbblütlerpflanze aus Mexiko)

Ziona englisch, vom biblischen Namen des Jerusalemer Tempelbergs »Zion«, entwickelte sich mit der Zeit zum Namen für ganz Jerusalem und das »gelobte Land« im heutigen Israel

Zippora biblischer Name, aus dem Hebräischen: »Vöglein, Sperling« oder »die Singende«

Ziska Kurzform von Franziska

Zita international – ursprünglich italienisch, vermutlich von einer Dialektbezeichnung für »Mädchen«, die hl. Zita ist die Patronin der Dienstmädchen und Hausangestellten, z.B. Zita Funkenhauser (Fechterin), Zita von Bourbon-Parma (letzte österreichische Kaiserin), Zita Johann (amerikanische Schauspielerin), Zita Seabra (portugisiesche Politikerin)

Zoë international – ursprünglich englisch, von griechisch zoe »Leben«, z.B. Zoe Luck (Schauspielerin), Zoe Mazah (liberianisch-deutsche Sängerin), Zoë Wannamaker (englische Schauspielerin). Auch: *Zoey*

Zohra arabisch für »Helligkeit, Schönheit«

Zora serbokroatisch für »Morgenröte«, bekannt durch das Jugendbuch von Kurt Held »Die rote Zora«. Auch: *Zorica*

Zühdiye türkisch, aus dem Arabischen: »Enthaltsamkeit, Askese«

Zuleika Sonderform von Suleika

Zwaantje ostfriesische Verkleinerungsform von Namen mit Swan-, Schwan-, wie Swaneke. Auch: *Zwanette*

Ein Vorname sagt mehr als 1000 Worte

Die Technische Universität Chemnitz veröffentlichte unter diesem Titel 2006 eine Studie zur sozialen Wahrnehmung von Vornamen. Personen unterschiedlichen Alters hatten anhand eines Fragebogens beurteilen sollen, wer sich wohl hinter einem bestimmten Namen verbirgt. Die Forscher hatten dafür nach statistischen Gesichtspunkten Namen ausgewählt, die als altmodisch, zeitlos oder modern gelten. Das zentrale Ergebnis der Studie ist, dass anhand des Vornamens vor allem das Alter einer Person eingeschätzt wird. Moderne Namen werden prinzipiell mit einem jüngeren Menschen assoziert, oft schätzten die Probanden diesen auch als attraktiver und (in geringerem Maß) intelligenter ein als andere. Außerdem stellte sich heraus, dass Menschen mit eindeutig religiösen Namen als religiös eingestuft werden.

Als altmodisch werden eingestuft:

- Andrea, Birgit, Heike, Ines, Kerstin, Manuela, Petra, Sabine, Silke, Simone
- Dirk, Frank, Heiko, Holger, Jens, Jörg, Mario, Mike, Olaf, Peter, Torsten, Uwe

Als zeitlos gelten Name wie:

- Anna, Claudia, Jana, Katrin, Maria, Susanne
- Andreas, Alexander, Christian, Matthias, Michael, Thomas

Modern klingen Namen wie:

- Hannah, Johanna, Julia, Katharina, Lara, Laura, Lea, Lena, Leonie, Marie, Sarah, Sophie
- David, Felix, Florian, Jonas, Leon, Luca, Lukas, Maximilian, Niklas, Paul, Tim

Von Bedeutung sind die Ergebnisse der Studie heute für die Vergabe von Vornamen in Werbung, Film und Fernsehen: Wenn die Protagonisten von den Zuschauern als modern und damit als attraktiv empfunden werden sollen, sollten sie die entsprechenden Namen tragen. In den aktuellen Fernsehserien tummeln sich deshalb reichlich Lenas, Annas, Hannas, Florians und Pauls.

Aufgrund der schnellen Entwicklungen und globalen Strömungen kann man jedoch nicht vorhersagen, welche Vornamen im Jahr 2030 beliebt sein werden und welche Assoziationen Namen, die heute als modern empfunden werden, in 20 Jahren hervorrufen. Vom Wunschnamen für das eigene Kind sollten sich Eltern dadurch nicht abbringen lassen.

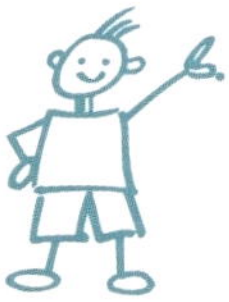

A

Aamir indisch, aus dem Arabischen: »Fürst, Prinz«, z. B. Aamir Khan (indischer Schauspieler). Auch: *Amir, Emir*

Aaron biblisch – von hebräisch aharon »Erleuchteter«, wahrscheinlich mit arabischem Ursprung, ein älterer Bruder des Moses, der mit ihm zum Sinai zog und der erste Hohepriester war. Der ab dem Mittelalter in jüdischen Familien beliebte Vorname wird erst seit Mitte der 1980er wieder häufiger vergeben, in anglo-amerikanischen Ländern gebräuchlicher als bei uns, z. B. Aaron Copland (amerikanischer Komponist), Aaron Hunt (Fußballnationalspieler). Auch: *Aron, Aharon*

Abbas arabisch für »streng, finster«, übertragene Bezeichnung für einen Löwen, ein Onkel des Propheten Mohammed hieß so

Abdullah arabisch für »Diener Gottes«, Name des Vaters Mohammeds. Auch: *Abdallah, Abdul*

Abel biblisch – von hebräisch hebel »Hauch, Vergänglichkeit«, im Alten Testament zweiter Sohn Adams, der von Kain im Streit erschlagen wurde, seit dem Mittelalter in Deutschland gebräuchlich, jedoch selten

Abner biblisch – ursprünglich englisch, aus dem Hebräischen: »Vater des Lichts«, Heerführer von König Saul, fiel im Kampf gegen das Heer Davids. Auch: *Avner*

Abraham biblisch – aus dem Hebräischen: »Vater der Vielen«, im Buch Genesis des Alten Testaments Stammvater des Volkes Israel; da der Prophet Mohammed von Abrahams Sohn Ismael abstammt auch Vater der arabischen Völker, z. B. Abraham Lincoln (amerikanischer Präsident), Abraham Olano (spanischer Radrennfahrer). Auch: *Abram*

Absalom biblisch – aus dem Hebräischen: »Vater des Friedens«; nach der Bibel tötete er seinen Halbbruder Amnon, um seine Schwester zu rächen; auf der Flucht blieb er mit seinem langen Haupthaar an einem Ast hängen und wurde getötet.

Achaz biblisch – aus dem Hebräischen: »der Herr besitzt« oder von griechisch agathos »gut«, in Deutschland verbreitet durch den hl. Achatius, einen der 14 Nothelfer und Beschützer der Kreuzfahrer, im süddeutschen Raum etwas häufiger, aber insgesamt eher selten. Auch: *Achatz, Ahas*

Achilles griechisch, bedeutendster Sagenheld im Trojanischen Krieg, der Hektor im Zweikampf besiegte; bekannt durch Homers »Ilias«. Auch: *Achill, Achilleas, Achille*

Achim Kurzform von Joachim, z. B. Achim von Arnim (Dichter)

Achmed arabisch für »preis-, lobenswürdig«. Auch: *Ahmed, Ahmet*

Adalbert traditionell – von althochdeutsch adal »edel« und berath »glänzend«, heute kaum noch vergeben, z. B. Adalbert Stifter (österreichischer Schriftsteller). Auch: *Adelbert, Adalbero, Edelbert*

Adalger althochdeutsch, von adal »edel« und ger »Speer«

Adam biblisch + international – von hebräisch adama »Erde« und hadam »Mensch, Menschheit«, in der Schöpfungsgeschichte des Alten Testaments als erster Mensch von Gott erschaffen, in Deutschland seit dem Mittelalter immer üblich, aber nie besonders häufig vergeben, z. B. Adam Opel (Industrieller), Adam Malysz (polnischer Skispringer), Adam Sandler (amerikanischer Komiker). Auch: *Adamo, Adamu*

Adarsh indisch, aus dem Sanskrit: »vorbildlich«

Addo niederdeutsch-friesische Form von Namen mit Ad-

Adeboro afrikanisch, von yoruba für »die Krone kommt zu Wohlstand«

Adelhard althochdeutsch für »stark und von edlem Geschlecht«. Auch: *Ahlert, Alhard, Edelhard*

Aden australisch-neuseeländische Variante von Aidan

Adi Kurzform von Vornamen mit Ad- wie Adalbert und Adolf

Adib arabisch für »gebildet, wohlerzogen«

Adil arabisch für »gerecht«

Aditya indisch, aus dem Sanskrit: »Sonne«, z. B. Aditya Chopra (indischer Regisseur)

Adnan arabisch von »sich niederlassen«, Adnan war ein Stammvater der Araber im nördlichen Bereich der Arabischen Halbinsel und Nachfahre des Ismael

Adolf traditionell + international – von althochdeutsch Adalwolf »edler Wolf «, Ende des 19. Jahrhunderts einer der beliebtesten Jungennamen, nach 1945 aus verständlichen Gründen in Deutschland selten vergeben, in Skandinavien jedoch nach wie vor üblich, z. B. Adolf Butenandt (Chemiker), Adolf Menzel (Maler). Auch: *Adolfo*, *Adolph*, *Adolphe*, *Adolph*

Adonis griechisch, von phönizisch adon »Herr«, war in der griechischen Sage der Name eines außergewöhnlich schönen Jünglings, Geliebter der Göttin Aphrodite

Adri Kurzform von Adrian

Adrian klassisch + international – vom Beinamen des römischen Kaisers Hadrian und der heutigen Stadt Atri (Teramo), bekannt geworden durch Adrian Leverkühn in Thomas Manns »Doktor Faustus«, wird seit den 1970er-Jahren vergeben, seit 2008 Top 50, z. B. Adrian Sutil (Rennfahrer), Adrian Frutiger (schweizerischer Typograph). Auch: *Adriaan*, *Adrien*, *Adriano*, *Arian*, *Adriaen*

Adriël biblisch – aus dem Hebräischen: »Gott ist meine Hilfe«, im Alten Testaments ein Schwiegersohn von König Saul

Afif arabisch für »zurückhaltend, keusch«

Ägid klassisch – griechisch, von aigis »Schild des Zeus«, seit dem Mittelalter verbreitet durch den hl. Ägidius von St. Gilles, einen der 14 Nothelfer. Auch: *Aegid*, *Ägidius*, *Aegidius*, *Egidio*, *Egidius*,

Agilo geläufigere Kurzform von Agilof, von althochdeutsch ekka »Schwert, Schneide« und wolf »Wolf«, Agilof war Stammvater des bayerischen Herrschergeschlechts der Agilofinger

Agimar althochdeutsch, von ekka »Schwert, Schneide« und mari »berühmt«. Auch: *Egilmar*, *Agimo*

Aginald althochdeutsch, von ekka »Schwert, Schneide« und waltan »walten, herrschen«. Auch: *Ayold*, *Eginald*

Agnolo italienisch, Sonderform von Angelo

Ahlert Sonderform vom althochdeutschen Adelhard

Aidan englisch, aus dem Gälischen: »Feuer«, kam Mitte des 20. Jahrhunderts wieder in Gebrauch

Aimo selbstständige Kurzform von Namen mit Agi- wie Agilof

Ain schottisch für »eigen«

Ainers friesische Sonderform von Andreas

Aitor spanisch, baskischer Gott, dessen Söhne die sieben Provinzen des Baskenlandes gründeten, im 19. Jahrhundert vom baskischen Schriftsteller Agustin Chaho in der »Legende von Aitor« eingeführt, im Baskenland heute noch gern vergeben

Ajay indisch, aus dem Sanskrit: »unbesiegbar«, z. B. Ajay Devgn (indischer Schauspieler)

Akash indisch, aus dem Sanskrit: »Himmel«

Ake friesische Kurzform für Namen mit Agi-

Akin türkisch für »Angriffswelle, Flut«

Akira japanisch für »hell, klar«, z. B. Akira Kurosawa (japanischer Filmemacher)

Akram arabisch für »großzügig«

Akshay indisch, aus dem Sanskrit: »unvergänglich«, z. B. Akshay Kumar (indischer Filmschauspieler). Auch: *Akshaye*

Al englische Kurzform für Namen mit Al-, z. B. Al Jarreau (amerikanischer Jazzmusiker), Al Pacino (amerikanischer Schauspieler)

Aladar ungarisch, vielleicht von slowakisch vladár »Herrscher«

Aladin arabisch für »erhabener Glaube«, bekannt durch die Märchenfigur aus »Tausendundeine Nacht«. Auch: *Aladdin*

Alain französisch, wahrscheinlich aus dem Keltischen: »Fels«, z. B. Alain Delon (französischer Schauspieler), Alain Sutter (schweizerischer Fußballspieler). Auch: *Alan*

Alban klassisch – von lateinisch albanus »aus Alba«, nach der mittelitalienischen Stadt Alba, z. B. Alban Berg (österreichischer Komponist)

Alberich althochdeutsch, von alb »(guter) Naturgeist« und rihhi »reich«, Name eines Zwergenkönigs der germanischen Sage und in Wagners »Ring des Nibelungen«

Albert traditionell + international – ursprünglich englische und französische Kurzform von Adalbert, von althochdeutsch adal »edel« und berath »glänzend«, um 1900 noch einer der beliebtesten Jungennamen, nach einem kurzen Zwischenhoch in den 1960ern heute selten vergeben, z. B. Albert Einstein (Physiker), Albert Camus (französischer Schriftsteller), Albert Hammond (englischer Musikproduzent). Auch: *Alberto, Albertus*

Albin lateinisch, von albus »weiß«

Albrecht traditionell – moderne Form von Adalbrecht, von althochdeutsch adal »edel« und berath »glänzend«, ab Mitte des 20. Jahrhunderts kaum noch vergeben, z. B. Albrecht Dürer (Maler), Albrecht Hoffmann (Historiker)

Albwin althochdeutsch, von alb »(guter) Naturgeist« und wini »Freund«. Auch: *Albuin, Alboin*

Alcott englisch, von altenglisch ald »alt« und cot »Hütte«. Auch: *Alcot*

Aldo international – selbstständige Kurzform von Namen mit althochdeutsch adal »edel«, in romanischen Ländern häufiger, z. B. Aldo Moro (italenischer Politiker), Aldo Rossi (italienischer Architekt und Designer)

Aldous englisch, von altenglisch eald »alt«, z. B. Aldous Huxley (englischer Schriftsteller)

Alex selbstständige Kurzform von Alexander. Auch: *Alec, Alejo, Aleko, Alek*

Alexander klassisch + international – von griechisch alexein »schützen« und andros »Mann«, seit dem Mittelalter in Europa beliebt, aber kein Heiliger, sondern Alexander der Große sorgte für die Verbreitung des Namens. Seit den 1970ern ständig unter den beliebtesten Vornamen, besonders häufig zwischen 1975 und 2000, z. B. Alexander von Humboldt (Naturforscher), Alexander Fleming (englischer Mediziner), Alexander Puschkin (russischer Schriftsteller). Auch: *Aleksandar, Alessandro, Alexandre, Alexandros, Alexandro*

Alexis klassisch + international – von griechisch alexios »helfend«, Kurzform zu Namen mit Alex-, z. B. Alexis Bug (Schauspieler), Alexis Agrafiotis (griechischer Komponist). Auch: *Alexios, Alexius, Aleksej, Aleksei, Alessio*

Alf Kurzform von Adolf und Alfred

Alfio italienisch, aus dem Griechischen: »weiß«, vergeben seit dem Mittelalter nach dem Märtyrer Alfio von Sizilien

Alfons traditionell – ursprünglich westgotisch, von althochdeutsch al »ganz, völlig« und funs »bereit«, seit Mitte des 20. Jahrhunderts kaum noch vergeben (im süddeutschen Raum etwas häufiger). In einigen Sprachen (dänisch, polnisch) ist die Nebenbedeutung »Zuhälter«, was

Lieber kurz und knapp

Sieht man sich die Vornamen-Hitlisten der letzten Jahre an, fällt auf, dass dort fast nur noch Vornamen zu finden sind, die aus einer oder zwei Silben bestehen. Bei den Jungen sind die einsilbigen klar in der Überzahl. Diesen Trend bestätigt auch die Universität Leipzig in einer Langzeitstudie. Dort wird zudem festgestellt, dass bei den Top 100 die meisten Namen zweisilbig sind und die einsilbigen vor allem bei den Jungen zunehmen. Damit liegt Deutschland auch international im Gleichklang. So hat beispielsweise eine Studie der Marquette-Universität in Milwaukee ergeben, dass allgemein einfach auszusprechende Namen besser ankommen.

(Quelle: Onomastik.de, karrierebibel.de)

wahrscheinlich auf ein Drama von Alexandre Dumas zurückgeht, z. B. Alfons Schuhbeck (Koch), Alfons Teubner (Schauspieler). Auch: *Adelfons*, *Affonso*, *Alfonso*, *Alonso*, *Alphonse*

Alfred international – ursprünglich englisch, von altenglisch aelf »Naturgeist« und raed »Rat(geber)«, im 19. Jahrhundert und bis etwa 1960 ein sehr beliebter Name, heute nur noch selten vergeben, z. B. Alfred Andersch (Schriftsteller), Alfred Biolek (TV-Moderator), Alfred Nobel (schwedischer Chemiker). Auch: *Alfredo*

Alfried Kurzform von Adalfried, von althochdeutsch adal »edel« und fridu »Frieden«

Alhard Sonderform von Adelhard. Auch: *Allard*

Ali arabisch für »der Erhabene«, nach Ali Ibn Abi Talib, erster Imam der Schiiten und Schwiegersohn Mohammeds

Aljoscha russisch, Sonderform von Alexei

Alkmar althochdeutsch, von alah »Heiligtum« und mari »berühmt«

Allan englisch, vielleicht aus dem Keltischen: »Fels«. Auch: *Allen*, *Alan*

Alois traditionell – von einer Koseform des italienischen Ludovico (Ludwig), verbreitet ab dem 16. Jahrhundert durch den Jesuitenpater Aloisius von Goganza, vor allem im süddeutschen Raum und in Österreich, z. B. Alois Alzheimer (Psychiater), Alois Glück (Politiker). Auch: *Aloisius*, *Aloysius*, *Aloys*

Alok indisch, aus dem Sanskrit: »hell, strahlend«

Alon hebräisch für »Eiche«

Alpaslan türkisch, von alp »wagemutig, heldenhaft, tapfer« und aslan »Löwe«

Alper türkisch für »heldenhafter Mann«

Alram althochdeutsch, Sonderform von Adelram

Alto Kurzform von Altmann oder Sonderform von Aldo

Alvar schwedisch, von elva »Elfe« und här »Herr«

Alvaro spanisch, vielleicht von germanisch al »ganz« und wari »Hüter«

Alvin englisch, von altenglisch alf »Naturgeist« und wini »Freund«, z. B. Alvin Lee (englischer Rockmusiker)

Alwin traditionell – Kurzform von Adalwin oder Alfwin, von althochdeutsch adal »edel« und wini »Freund«, durch die Ritterdichtung des 19. Jahrhunderts häufiger vergeben, z. B. Alwin Schockemöhle (Springreiter). Auch: *Alvin*

Amadeus lateinisch für »Liebe Gott!«, gegen Ende des 17. Jahrhunderts entstanden, wie z. B. die neuchristlichen Namen Traugott, Gottlieb oder Christgart; bekannt geworden durch Wolfgang Amadeus Mozart und meist als Zweitname verwendet, wird in Deutschland selten vergeben. Auch: *Amadeo*, *Amedeo*, *Amadé*, *Amédée*

Amadou französisch, von lateinisch amator »der liebt«. Auch: *Amadour*

Amandus lateinisch für »der Liebenswerte«, der hl. Amandus war Apostel der Belgier. Auch: *Amand*, *Amando*

Amatus lateinisch für »der Geliebte«

Ambrosius latinisiert von griechisch ambrosios »unsterblich, göttlich«, seit dem Mittelalter bekannt, bei uns seltener als in romanischen Ländern. Auch: *Ambrosio*, *Ambros*, *Ambroise*, *Ambrose*

Amedeo italienische Form von Amadeus

Amerigo italienisch/spanische Form des althochdeutschen Amalrich, von adal »edel« und rihhi »reich«, z. B. Amerigo Vespucci (italienischer Seefahrer, Entdecker Amerikas)

Amin arabisch für »der Vertrauenswürdige«, ein Beiname des Propheten Mohammed. Auch: *Emin*

Amitabh indisch, aus dem Sanskrit: »heller Glanz«, z. B. Amitabh Bachchan (indischer Schauspieler)

Ammar arabisch für »langes Leben«

Amon biblisch – aus dem Hebräischen: »treu sein«, im Alten Testament ein König von Juda

Amory englisch, von germanisch amal »Kraft, Stärke« und ric »Macht«. Auch: *Amery*

Amos biblisch – von hebräisch amos »der (von Gott) Getragene«, ein Prophet des Alten Testaments, z. B. Amos Oz (israelischer Schriftsteller)

Amram biblisch – aus dem Hebräischen: »erhabener Onkel«, im Alten Testament Vater von Moses und Aaron

Anakin ursprünglich ein Familienname, populär geworden durch die Figur des jungen Darth Vader aus der Filmserie »Star Wars«

Anand indisch, aus dem Sanskrit: »Freude, Glück, Segen«

Anastasius latinisiert von griechisch anastasis »Auferstehung«. Auch: *Ananstasios, Anastas*

Anatol russisch, von griechisch anatole »Sonnenaufgang, Morgenland«, z. B. Anatol Herzfeld (Bildhauer). Auch: *Anatoli, Anatole*, z. B. Anatole France (französischer Schriftsteller)

Anders skandinavische Sonderform von Andreas, z. B. Anders Celsius (schwedischer Astronom)

André französisch, selbstständige Kurzform von Andreas, gehörte zwischen 1962 und 1992 immer zu den 50 häufigsten Jungennamen in Deutschland, z. B. André Gide (französischer Schriftsteller). Auch: *Andrei, Andre*

Andreas klassisch + biblisch – von griechisch andreios »mannhaft, tapfer«, war bereits in griechischer Zeit in Palästina weit verbreitet, als Name eines Apostels bereits im frühen Christentum gebräuchlich und in Deutschland seit dem Mittelalter beliebt, gehörte zwischen 1955 und 1980 zu den häufigsten Jungennamen überhaupt, z. B. Andreas Eschbach (Schriftsteller), Andreas Goldberger (österreichischer Skispringer). Auch: *Andres, Andrea, Andrej, Andries, Anders*

Andrew englische Form von Andreas, z. B. Andrew Lloyd Webber (englischer Komponist)

Andy englische Kurzform von Andrew

Äneas klassisch – griechisch, vielleicht von ainos »schrecklich, furchtbar«, Figur aus der Sage des Trojanischen Krieges, wird nach Vergils »Aeneis« zum Stammvater Roms, daher ist der Name in Italien heute gebräuchlicher als bei uns. Auch: *Aeneas, Enea*

Angelo italienische Form von Angelus, z. B. Angelo Branduardi (italienischer Musiker). Auch: *Angelino, Angel*

Angelus lateinisch, von griechisch angelos »Engel«, bei uns seltener als in romanischen Ländern

Angus schottisch, vom keltischen Namen Aonghus und den irischen Gott Oengus

Anian nach dem hl. Ananius, der Missionar im Raum des heutigen Oberbayern war, die Namensherkunft ist unklar, z. B. Anian Zollner (Schauspieler). Auch: *Anianus*

Anil indisch, aus dem Sanskrit: »Wind«, Beiname des Windgottes Vayu

Anish indisch, aus dem Sanskrit: »der Höchste«, Beiname des hinduistischen Gottes Vishnu, z. B. Anish Kapoor (indischer Bildhauer). Auch: *Anisch*

Anjo bulgarische Sonderform von Angelus und friesische Koseform von Arnold

Ansas litauische Form von Hans

Ansbert althochdeutsch, von germanisch ans »Gott« und althochdeutsch beraht »glänzend«

Anselm traditionell – von althochdeutsch ans »Gott« und helm »Helm, Schutz«, verbreitet seit dem Mittelalter durch die Verehrung des Anselm von Canterbury, des Begründers der Scholastik, z. B. Anselm Grün (Benedektinerpater und Autor), Anselm Kiefer (Maler und Bildhauer). Auch: *Anselmo, Anshelm, Anselme, Anselmos, Anselmus, Anzelm, Anzelmas, Ansam, Anselmi*

Ansgar traditionell – von althochdeutsch ans »Gott« und gar »Speer«, z. B. Ansgar Beckermann (Philosoph), Ansgar Nierhoff (Bildhauer)

Antal ungarische Form von Anton

Antara arabisch für »mutig, unerschrocken«

Antek polnische Form von Andreas

Anthony englische Form von Anton, z. B. Anthony Quinn (amerikanischer Schauspieler)

Anton klassisch – von lateinisch antonius »aus dem Geschlecht der Antonier«, durch den hl. Antonius von Padua bereits im Mittelalter weit verbreitet, wurde in Deutschland immer gern vergeben, nur in den 1970ern fast überhaupt nicht, seit 2010 richtig in Mode gekommen, z. B. Anton Henning (Künstler), Anton Schlecker (Unternehmer), Anton Tschechow (russischer Schriftsteller). Auch: *Antonio, Antonello, Antonin, Antoninus, Antoine, Antone, Antoni, Antun, Antons, Antanas, Antonie, Anthonis, Antümi*

Antti finnische Form von Andreas

Anupam indisch, aus dem Sanskrit: »unvergleichlich«, z. B. Anupam Kher (indischer Schauspieler). Auch: *Anup*

Anwar arabisch für »der Erleuchtete«, z. B. Anwar as-Sadat (ägyptischer Staatspräsident). Auch: *Enver, Enwer, Anouar*

Anzo italienische Kurzform von Anselm

Aram biblisch – aus dem Hebräischen: »Hochland«, im Alten Testament ein Sohn von Sem und damit ein

Enkel Noahs, Stammvater der Aramäer und Armenier, z. B. Aram Mattioli (schweizerischer Historiker)

Aramis Kunstname, erfunden vom französischen Schriftsteller Alexandre Dumas für »Die Drei Musketiere«

Arbo Kurzform von Arbogast

Arbogast althochdeutsch, von arbeo »Erbe« und gast »Gast«

Archibald englische Form von Erkenbald, von althochdeutsch erchan »vornehm, hervorragend« und bald »kühn«, z. B. Archibald Joseph Cronin (schottischer Arzt und Schriftsteller), Archibald Vivian Hill (englischer Mediziner). Auch: *Archie, Archimbald*

Arda türkisch für »dem Herrscher dienen«

Arden von lateinisch ardere »brennen«

Arend norddeutsche Sonderform von Arnold, von arn »Adler«. Auch: *Arent*

Ares griechisch, vielleicht mit der Bedeutung »der Rächer«, Gott des Krieges in der griechischen Sage. Auch: *Aris*

Arian niederländische Kurzform von Adrian. Auch: *Arjen*, z. B. Arjen Robben (Fußballer)

Aribert französische Form von Herbert

Ariel biblisch + international – vielleicht aus dem Hebräischen: »Löwe Gottes«, in der Bibel Gesandter Esras, der das Gotteshaus in Jerusalem vorbereiten sollte, auch der Name eines Luftgeists bei englischen Schriftstellern wie Shakespeare und Pope, in Deutschland selten, z. B. Ariel Dorfman (chilenischer Autor), Ariel Ramirez (argentinischer Komponist), Ariel Scharon (israelischer Politiker)

Arif türkisch für »weise«

Arik Kurzform mehrerer russischer Vornamen wie Alberik, z. B. Arik Brauer (österreichischer Künstler)

Aristide französisch, von griechisch aristos »Vornehmster« und eidos »Gestalt«, in der Zeit der Klassik aufgekommen durch den griechischen Feldherrn Aristides, z. B. Aristide Briand (französischer Politiker). Auch: *Aristid, Aristides*

Aristotelis neugriechisch, von griechisch aristos »Vornehmster« und telos »Ziel«. Auch: *Aristoteles*

Arjun indisch, von sanskritisch »weiß, hell«, eine der Hauptfiguren des Epos »Mahabharata«, z. B. Arjun Rampal (indischer Schauspieler). Auch: *Arjuna*

Arko Kurzform von Namen mit Arn-. Auch: *Arke*

Arlo englisch, aus dem Altenglischen: »befestigter Hügel«

Arman persisch, aus dem Farsi: »Hoffnung, Wunsch«

Armand französische Form von Hermann

Armin klassisch – aus dem Germanischen: »umfassend, groß«, geht auf den Cheruskerfürsten Arminius zurück, der im Teutoburger Wald ein Heer der Römer besiegte und zu einer Symbolfigur für den Befreiungskampf der Germanen wurde. Ein relativ zeitloser Vorname, der in Deutschland durchgängig vergeben wurde und sich um 1960 der größten Beliebtheit erfreute, z. B. Armin Mueller-Stahl (Schauspieler), Armin Rhode (Schauspieler). Auch: *Arnim*

Arnd selbstständige norddeutsche Kurzform von Arnold, z. B. Arnd Lauber (Schachgroßmeister), Arnd Stuke (Seeräuber). Auch: *Arndt, Arnt*

Arne nordische Sonderform für Namen mit Arn-, von althochdeutsch arn »Adler«, z. B. Arne Friedrich (Fußballer)

Arnfried althochdeutsch, von arn »Adler« und fridu »Friede«

Top 10 Dänemark 2015

	Jungen	Mädchen
1.	William	Sofia
2.	Noah	Freja
3.	Lucas	Ella
4.	Emil	Alma
5.	Oliver	Anna
6.	Oscar	Emma
7.	Victor	Laura
8.	Malthe	Clara
9.	Alfred	Ida
10.	Carl	Isabella

(Quelle: Danmarks Statistik, www.dst.dk)

Arnhelm althochdeutsch, von arn »Adler« und helm »Helm«

Arno selbstständige Kurzform von Namen mit Arn-, von althochdeutsch arn »Adler«, z. B. Arno Schmidt (Schriftsteller)

Arnold traditionell – Kurzform von Arnhold, von althochdeutsch arn »Adler« und waltan »herrschen«, wurde vom 19. Jahrhundert bis etwa 1960 gern vergeben, z. B. Arnold Böcklin (schweizerischer Maler), Arnold Schönberg (Komponist), Arnold Schwarzenegger (amerikanisch-österreichischer Politiker und Schauspieler). Auch: *Arnolt*, *Arend*, *Arild*, *Arnaldo*, *Arnaud*

Arnulf althochdeutsch, von arn »Adler« und wolf »Wolf«

Arp niederdeutsche Kurzform von Arbogast

Arpad ungarisch, von árpa »Gerstenkorn«

Arthur international – ursprünglich englisch, wahrscheinlich von keltisch artus »Bär«, verbreitet in Deutschland Anfang des 19. Jahrhunderts durch die populäre Ritterdichtung und die Sage von König Artus und den Rittern der Tafelrunde. Zeitloser Name, zu Anfang des 20. Jahrhunderts sehr beliebt, auch heute noch relativ häufig vergeben, z. B. Arthur Schopenhauer (Philosoph), Arthur Conan Doyle (englischer Schriftsteller), Arthur Schnitzler (österreichischer Dramatiker). Auch: *Artur*, *Artus*, *Arturo*

Arjom russisch, nach der Göttin Artemis

Arto finnische Form von Artur. Auch: *Arttu*

Arun indisch, aus dem Sanskrit: »Morgenröte«

Arvid skandinavisch, von nordisch ar(n) »Adler« und schwedisch ved »Holz«. Auch: *Arwed*, *Arwid*, *Arved*

Arvo finnisch für »Würde«

Arwin althochdeutsch, von arn »Adler« und wini »Freund«

Asad arabisch für »glücklich sein«

Aschwin althochdeutsch, von ask »Speer« und wini »Freund«. Auch: *Aswin*, *Asvin*

Asher biblisch – aus dem Hebräischen: »der Rechtschaffende«, im Alten Testament einer der zwölf Söhne Jakobs und einer der Stammväter Israels

Ashok indisch, aus dem Sanskrit: »ruhig, ohne Regung«, größter Herrscher der indischen Antike, Verbreiter des Buddhismus in Indien, z. B. Ashok Kumar (indischer Schauspieler). Auch: *Ashoka*, *Aschoka*

Ashraf arabisch für »ehrbar«. Auch: *Aschraf*

Asim arabisch für »Beschützer«

Askan lateinische Form von Aschwin. Auch: *Ascan*, *Ascanius*

Aslam arabisch für »sicherer, gesünder«

Asmus Kurzform von Erasmus

Assad arabisch für »Löwe«

Atif arabisch für »Mitleid haben«

Attila ungarisch, von gotisch attila »Väterchen«, der gleichnamige Hunnenkönig führte Krieg gegen das Weströmische und das Oströmische Reich, z. B. Attila Hörbiger (österreichischer Schauspieler), Attila Zoller (ungarischer Jazzmusiker)

August klassisch – von lateinisch augustus »der Erhabene«, Name und Ehrenname römischer Kaiser, gelangte mit dem Humanismus nach Deutschland, in der Zeit der Klassik sehr beliebt, bis etwa 1930 häufig vergeben, danach kaum noch vergeben, wahrscheinlich wegen der Clownfigur des »Dummen August« im Zirkus, z. B. August Bebel (Politiker), August Macke (Maler), August Zirner (Schauspieler). Auch: *Augustin*, *Auguste*, *Augusto*, *Agostino*, *Austen*, *Austin*

Aulis finnisch für »großzügig sein«

Aurel klassisch + international – vom römischen Geschlechternamen der Aurelier, bekannt geworden durch den römischen Kaiser Marcus Aurelius, in Deutschland seit etwa 1600 üblich, jedoch selten gewählt, z. B. Aurel Manthei (Schauspieler), Aurel Joliat (kanadischer Eishockeyspieler). Auch: *Aurelius*, *Aurelian*, *Aurelio*, *Aureli*

Aviv hebräisch für »Frühling«

Axel schwedische Kurzform von Absalom, zwischen 1940 und 1980 sehr beliebt in Deutschland, seitdem seltener vergeben, z. B. Axel Corti (Regisseur), Axel Milberg (Schauspieler), Axel Cäsar Springer (Unternehmer)

Aydin türkisch für »leuchtend«

Ayman arabisch für »rechtschaffen«

Aziz arabisch für »geliebt, mächtig«

Azmi türkisch für »fest entschlossen, bestrebt«

B

Baahir arabisch für »brillant, glänzend«

Bahne friesisch, vielleicht von althochdeutsch ban »Bann«. Auch: *Bahnes*, *Bahner*, *Bane*, *Baan*

Bala indisch, aus dem Sanskrit: »jung«

Balaji indisch, aus dem Sanskrit: »stark«

Baldev indisch, aus dem Sanskrit: »Gott der Stärke«, Baladeva ist im Epos »Mahabharata« der ältere Bruder Krishnas. Auch: *Baladeva*

Baldo friesische Kurzform von Namen mit Bald-

Baldram althochdeutsch, von bald »kühn, mutig« und ram »Rabe«. Auch: *Baltram*

Balduin niederdeutsche Form von Baldwin, von althochdeutsch bald »kühn, mutig« und wini »Freund«, im Mittelalter Name der Könige von Flandern. Auch: *Baldovino*, *Baudouin*

Baldur aus dem Germanischen: »Kraft«, der nordische Gott des Lichts, Sohn Odins und Friggas, bis 1933 nur vereinzelt vergeben, zwischen 1945 und 1960 nicht mehr nachweisbar, seitdem selten, in Island häufiger, z. B. Baldur Ragnarsson (isländischer Schriftsteller). Auch: *Balder*

Baldwin althochdeutsch, von bald »kühn« und wini »Freund«

Balko Kurzform von Balduin

Balte niederländische Kurzform von Balthasar

Balthasar biblisch – aus dem Hebräischen: »Gott schütze sein Leben«, in der Bibel gab Nebukadnezars oberster Kämmerer dem Propheten Daniel diesen Namen, im Mittelalter in Deutschland verbreitet durch die Hl. Drei Könige, von denen einer diesen Namen trug, nach 1800 immer seltener, heute kaum noch vergeben, häufiger in Süddeutschland und Österreich, z. B. Johann Balthasar Neumann (Baumeister), Max Balthasar Streibl (bayerischer Ministerpräsident). Auch: *Baltasar*, *Baltazar*, *Balthes*, *Baldessari*, *Balthas*

Baptist biblisch – aus dem Griechischen: »Täufer«, Beiname des Bußpredigers Johannes des Täufers, deswegen vor allem als Doppelname Johann(es) Baptist vergeben, z. B. Johannes Baptist Kerner (TV-Moderator), Johann Baptist Metz (Theologe)

Barack amerikanisch, aus dem Arabischen: »der Gesegnete«, z. B. Barack Obama (amerikanischer Präsident)

Barak biblisch – aus dem Hebräischen: »Blitz«, im Alten Testament Feldherr der Deborah

Baran türkisch, aus dem Farsi: »großgewachsen«

Bardo Kurzform von Bardolf

Bardolf von althochdeutsch parta »Axt« und wulf »Wolf«

Barnabas biblisch – Bedeutung nicht geklärt, vielleicht aus dem Aramäischen: »Sohn des Nebo«, begleitet in der Apostelgeschichte Paulus auf seiner ersten Missionsreise, stirbt als Märtyrer auf Zypern und gilt dort als Nationalheiliger, seit dem Mittelalter in Deutschland gebräuchlich, aber selten, z. B. Barnabas Bögle (Benediktinerabt), Ronald Barnabas Schill (Politiker). Auch: *Barney*

Barry amerikanisch, Ableitung zum irischen Namen Bearrach »Speer« oder in Schottland aus einem Familiennamen entstanden, z. B. Barry Manilow (amerikanischer Popsänger)

Bart niederländische Form von Bert, englische Kurzform von Bartholomäus

Bartholomäus biblisch – aus dem Aramäischen: »Sohn des Tolmai«, einer der zwölf Apostel, Hauptpatron des Frankfurter Doms, in Deutschland seit dem Mittelalter nachgewiesen, heute jedoch selten, eher im süddeutschen Raum, z. B. Bartholomäus Grill (Jounalist), Bartholomäus Kalb (Politiker). Auch: *Bartolomeo*, *Bartholomé*, *Bartolo*, *Bertalan*, *Bartosz*

Baruch biblisch – von hebräisch barukh »der Gesegnete«, Gefährte des Propheten Jeremias, z. B. Baruch Spinoza (portugiesisch-niederländischer Philosoph)

Basil englisch, von griechisch basileios »König«, z. B. Basil Wright (englischer Dokumentarfilmer), Basil Rathbone (amerikanischer Schauspieler). Auch: *Basileo*, *Basileus*, *Basile*

Benedikt – Patron Europas

Der hl. Benedikt von Nursia (um 480–547) wird als Patron Europas verehrt. Der aus einer wohlhabenden Familie stammende junge Mann gründete mehrere Klöster und sammelte um 529 eine Mönchsgemeinschaft am Monte Cassino (südlich von Rom) um sich – der Ursprung des Benediktinerordens. Seine strengen *Regula*, deren Kernsatz »ora et labora« (»bete und arbeite«) ist, haben die Kultur des Abendlandes entscheidend geprägt.

Bastian selbstständige Kurzform von Sebastian, aus dem Griechischen: »der Ehrwürdige«, absoluter Modename zwischen 1975 und 2000, danach kurzer Einbruch, heute wieder gern vergeben, z. B. Bastian Schweinsteiger (Fußballer), Bastian Sick (Autor). Auch: *Bastien*

Bayram türkisch, Name des Opferfestes am Ende des Ramadan

Beat von lateinisch beatus: »der Glückliche«, der hl. Beatus hat der Legende nach die Schweiz bekehrt, deswegen ist der Name dort beliebt, z. B. Beat Brechbühl (schweizerischer Schriftsteller), Beat Kammerlander (schweizerischer Sportkletterer). Auch: *Beath*, *Beatus*

Beau anglo-amerikanisch, aus dem Französischen: »schön«

Beda englisch, nach einen angelsächsischen Heiligen

Bedrich tschechische Form von Friedrich

Bekir türkisch, aus dem Arabischen: »junges Kamel«

Béla ungarisch, von bél »Inneres, Herz«, seit 2000 in Deutschland häufiger, z. B. Béla Bartok (ungarischer Komponist). Auch: *Bela*

Ben international – ursprünglich englisch, von gälisch beann »Gipfel, Berg«, von mittelenglisch ben »Haus« oder von hebräisch ben »Sohn«, auch Kurzform von Benjamin oder Benedict, bis 1990 in Deutschland selten, danach steiler Aufstieg, gehört seit 2014 zu den beliebtesten Namen überhaupt, z. B. Ben Becker (Schauspieler), Ben Affleck (amerikanischer Schauspieler)

Bendix Sonderform von Benedikt

Benedikt klassisch – aus dem Lateinischen: »der Gesegnete«, verbreitet durch den hl. Benedikt von Nursia. Bereits im Mittelalter häufig, wurde auch in den letzten 20 Jahren recht oft vergeben, erreichte jedoch nie Modestatus. Auch: *Benedictus*, *Benedict*, *Benedetto*, *Benedicto*, *Benoit*, *Benito*, *Bento*, *Bennet*, *Bennett*

Bengt schwedische Form von Benedikt

Benjamin biblisch + international – aus dem Hebräischen: »Glückssohn«, Nebenbedeutung »Jüngster der Familie«, jüngster Sohn Jakobs im Alten Testament und einer der Stammväter Israels, wurde als christlicher Name in Deutschland von den Protestanten im 16. Jahrhundert eingeführt, beliebt auch bei den anglo-amerikanischen Puritanern, seit 1970 einer der beliebtesten Jungennamen, z. B. Benjamin Lauth (Fußballer), Benjamin Britten (englischer Komponist), Benjamin Franklin (amerikanischer Gründervater). Auch: *Beniamino*, *Bennian*, *Binjamin*, *Binyamin*

Benno Kurzform von Namen mit Bern- oder Benedikt

Benny englische Koseform von Benjamin. Auch: *Benjy*

Bent dänische Form von Benedikt

Berend niederdeutsche Form von Bernhard

Berengar romanische Form von Bernger, von althochdeutsch bero »Bär« und ger »Speer«

Berkan türkisch für »starkes Blut«

Bernd traditionell – Kurzform von Bernhard, seit 1930 als Vorname vergeben, zwischen 1937 und 1975 sehr beliebt, seit 1985 selten vergeben. »Bernd das Brot« ist jedoch eine beliebte Kinder-TV-Figur; z. B. Bernd Eichinger (Filmproduzent), Bernd Herzsprung (Schauspieler). Auch: *Bernt*

Bernhard traditionell – von althochdeutsch bero »Bär« und hart »stark«, durch die romantische

Ritterdichtung in Deutschland verbreitet, zwischen 1850 und 1970 recht beliebt, seit 1990 aus der Mode, z. B. Bernhard Brink (Schlagersänger), Bernhard Grzimek (Zoologe), Bernhard Paul (österreichischer Zirkusdirektor). Auch: *Berhard, Bernhardin, Bernardo, Bernardus, Bernhart, Bernhardt, Behrend, Behrendt*

Berno Kurzform von Bernhard

Bernold althochdeutsch, von bero »Bär« und waltan »herrschen«. Auch: *Bernhold, Berold*

Bernward althochdeutsch, von bero »Bär« und wart »Hüter«

Bero althochdeutsch, von bero »Bär«

Bert Kurzform Namen mit Bert-, von althochdeutsch berath »hell, strahlend, glänzend«, z. B. Bert Brecht (Schriftsteller)

Bertfried althochdeutsch, von bero »Bär« und fridu »Schutz«

Berthold traditionell – von althochdeutsch berath »hell, strahlend« und waltan »herrschen«, in Süddeutschland lange beliebt, heute eher selten, z. B. Berthold Beitz (Unternehmer). Auch: *Bertold, Bertolt, Berchtold*

Bertil schwedische Kurzform von Namen mit Bert-

Bertin französische Form von Namen mit Bert-

Bertram althochdeutsch, von berath »hell, glänzend« und ram »Rabe«

Bertrand englisch/französisch, von althochdeutsch berath »hell, glänzend« und rant »Schild«, z. B. Bertrand Russell (englischer Mathematiker und Philosoph)

Bertwin althochdeutsch, von bero »Bär« und wini »Freund«

Bilal arabisch für »Erfrischung«

Bill englische Kurzform von William, z. B. Bill Clinton (amerikanischer Präsident), Bill Gates (amerikanischer Unternehmer). Auch: *Billy*

Birger skandinavisch für »Schützer«

Birk alemannische Kurzform von Burkhard, seit 1960 wieder gebräuchlich, ein Junge in Astrid Lindgrens »Ronja Räubertochter«. Auch: *Birko*

Bjarne norwegische Sonderform von Björn, z. B. Bjarne Riis (dänischer Radrennfahrer)

Björn international – schwedisch für »Bär«, zwischen 1970 und 1990 äußerst beliebt, seit 2000 aus der Mode, z. B. Björn Engholm (Politiker), Björn Dunkerbeck (spanisch-niederländischer Windsurfer). Auch: *Bjarni, Bjorn*

Blasius latinisiert, von griechisch basileios »der Königliche«, bekannt durch den hl. Blasius, einen der 14 Nothelfer. Auch: *Biasio, Blaise*

Blythe englisch, von altenglisch blithe »unbeschwert«

Boas biblisch – aus dem Hebräischen: »in ihm ist Stärke«, im Alten Testament ein Großgrundbesitzer aus Bethlehem im Buch Rut, in Deutschland kaum vergeben

Bob englische Kurzform von Robert, z. B. Bob Dylan (amerikanischer Rockmusiker), Bob Hope (amerikanischer Komiker), Bob Marley (jamaikanischer Musiker). Auch: *Bobby*

Bodo traditionell – Kurzform von Namen mit Bod-, aus dem Althochdeutschen: »Gesandter«, im 19. Jahrhundert durch die romantische Ritterdichtung geläufig geworden, bis in die 1950er-Jahre vor allem in Norddeutschland beliebt, heute nur noch selten gewählt, z. B. Bodo Illgner (Torwart), Bodo Kirchhoff (Schriftsteller). Auch: *Botho, Boto*

Bogdan slawisch, von russisch bog »Gott« und dan »Gabe«

Boguslaw polnisch, von urslawisch für »Ruhm Gottes«. Auch: *Bogislaw, Bogislav, Boguslav*

Bojan slawisch, zu altslawisch bojb »Kampf«, seit Ende des 20. Jahrhunderts geläufig

Bolko slawische Kurzform von Namen mit Bald-

Bonaventura italienisch für »gutes Gedeihen«

Bonifatius lateinisch für »der gutes Geschick verheißende«, bekannt durch den hl. Bonifatius, einen der drei Eisheiligen, Name vieler Päpste

Bonino italienisch für »gut, brav«

Bono italienisch, vom römischen Beinamen Bonus, lateinisch für »gut«

Bora türkisch für »Sturmwind«

Boris international – russische Kurzform von Borislaw, von borba »Kampf« und slava »Ruhm«, bekannt durch den hl. Boris, den Nationalheiligen von Bulgarien, zwischen 1965 und 1985 relativ häufig, inzwischen wieder aus der Mode, z. B. Boris Becker (Tennisspieler), Boris Pasternak (russischer Schriftsteller)

Borromäus lateinisch, vom italienischen Familiennamen Borromeo, meist als Doppelname Carl Borromäus nach dem gleichnamigen Kardinal von Mailand

Boyd schottisch, Clanname, vom gälischen Wort für »gelb«

Bozo Kurzform von einem Namen mit Bod-

Brad Kurzform von Bradley, z. B. Brad Pitt (amerikanischer Schauspieler)

Bradley englisch, aus dem Altenglischen: »weite Wiese, Lichtung«

Brandon amerikanisch, von altenglisch brom »Ginster« und dun »Hügel«, ursprünglich ein Orts- und Familienname, z. B. Brandon Gay (amerikanischer Basketballer), Brandon Lee (amerikanischer Schauspieler)

Branko serbokroatische Kurzform von Branislaw, von urslawisch borniti »kämpfen, bekämpfen« und slava »Ehre, Ruhm«, z. B. Branko Samarovski (österreichischer Schauspieler), Branko Zebec (Fußballtrainer)

Brendan irisch, aus dem Gälischen: »Prinz«

Brent englisch, von einem Familiennamen, Bedeutung unklar

Brett englisch, von lateinisch britto »Bretone, Brite«, ursprünglich ein Familienname. Auch: *Bret*

Brian englisch, von keltisch bryn »Hügel, Erhabener«, wurde in Deutschland bekannt durch den Film »Das Leben des Brian« (1979) von Monty Python, z. B. Brian Epstein (englischer Beatles-Manager), Brian Laudrup (dänischer Fußballer). Auch: *Bryan*, *Bryn*

Brice englisch, vom hl. Brictius, Bedeutung unklar

Brisko slawische Sonderform Friedrich

Broder niederdeutsch-friesisch für »Bruder«. Auch: *Bror*

Bruce englisch, von einem gleichlautenden schottischen Familiennamen, bereits im Mittelalter als Vorname gebräuchlich, heute eher im amerikanischen Raum üblich, z. B. Bruce Chatwin (englischer Schriftsteller), Bruce Springsteen (amerikanischer Rockmusiker), Bruce Willis (amerikanischer Schauspieler)

Bruno traditionell + international – von althochdeutsch brun »der Braune«, Brun war ein Beiname von Odin und eine Bezeichnung für den Bären, im Mittelalter verbreitet, dann erst wieder um 1900 üblich geworden, z. B. Bruno Jonas (Kabarettist), Bruno Ganz (schweizerischer Schauspieler), Bruno Kreisky (österreichischer Bundeskanzler)

Bryn englisch, aus dem Walisischen: »Hügel«

Bülent türkisch für »groß, sehr hoch«

Burak türkisch, von Buraq, dem Reittier Mohammeds

Burkhard traditionell – althochdeutsch, von bergan »schützen« und hart »stark«, der hl. Burkhard ist Schutzpatron der Stadt Würzburg, deswegen in Franken und Schwaben weiter verbreitet, nach 1960 eher selten geworden, z. B. Burkhard Driest (Schauspieler), Burkhard Hirsch (Politiker). Auch: *Burkhardt*, *Burghard*, *Burkard*, *Burkart*, *Burkert*, *Borchard*

Burt amerikanisch, vom Familiennamen Burton, z. B. Burt Lancaster (amerikanischer Schauspieler)

Busse niederdeutsche Kurzform von Burkhard. Auch: *Busso*

Byron amerikanisch, auf den englischen Dichter Lord Byron zurückgehend, von einem Wort für »Scheune«

Top 10 Finnland 2015

	Jungen	Mädchen
1.	Leo	Venla
2.	Elias	Sofia
3.	Onni	Aada
4.	Eino	Aino
5.	Oliver	Elsa
6.	Niilo	Helmi
7.	Väinö	Emma
8.	Eetu	Eevi
9.	Leevi	Ella
10.	Daniel	Emilia

(Quelle: www.beliebte-vornamen.de)

C

Caden englisch, ursprünglich ein irischer Familienname, vielleich von cathan »Schlacht«, in Australien, Kanada und den USA seit der Jahrtausendwende populär. Auch: *Cadan, Caedan, Caedyn, Caydan, Cayden, Cade*

Callistus lateinisch, von griechisch kalistos »der Schönste«

Callum irisch, zu lateinisch columba »Taube«

Calogero italienisch, von griechisch kalos »schön«

Calvert englisch, von altenglisch cealf »Kalb«, mit der Bedeutung »Hirte«

Calvin amerikanisch, nach dem Familiennamen des Reformators Johannes Calvin, z.B. Calvin Klein (amerikanischer Modeschöpfer)

Cameron schottisch, Clanname mit der Bedeutung »krumme Nase«

Camill klassisch – von lateinisch camillus »ehrbarer Knabe«, nach einem römischen Geschlechternamen, seit dem 19. Jahrhundert auch in Deutschland vergeben, bekannt geworden in den 1950ern durch Giovanni Guareschis »Don Camillo und Peppone«, jedoch selten, häufiger in Frankreich. Auch: *Camillus, Camillo, Camille*, z.B. Camille Pissarro (französischer Maler), Camille Saint-Saëns (französischer Komponist)

Can türkisch für »Leben, Seele«

Candidus lateinisch für »der Reine, Aufrichtige«. Auch: *Candid*

Caner türkisch für »eine Seele von Mann«

Carl international – Sonderform von Karl, althochdeutsch für »freier Mann«, in dieser Form auch in anglo-amerikanischen Ländern üblich, z.B. Carl Diercke (Kartograf), Carl Orff (Komponist), Carl Zeiss (Industrieller). Auch: *Carlo, Carlos, Carolus*

Carmelo spanisch/italienisch, von dem Namen des Bergs Karmel

Carsten Sonderform von Karsten, sehr beliebt zwischen 1960 und 1990

Carter amerikanisch, ursprünglich eine Berufsbezeichnung (Fuhrmann) und dann ein Familienname, z.B. Carter Burwell (amerikanischer Schauspieler)

Cary englisch, zurückgehend auf einen Ortsnamen, z.B. Cary Grant (amerikanischer Schauspieler)

Cäsar klassisch – lateinisch, Beiname im römischen Geschlecht der Julier, vielleicht von caedere »schneiden«, bekannt durch Gaius Julius Cäsar, römischer Feldherr und Staatsmann, der den Namen angeblich nach seiner Geburt durch einen Kaiserschnitt erhielt, kam Anfang des 17. Jahrhunderts im Zuge des Humanismus in Gebrauch, z.B. Cäsar Fleischlein (Lyriker). Auch: *Caesar, Cesar, Cesare*

Casey amerikanisch, nach dem berühmten Lokführer Casey Jones, der Passagiere seines Zuges vor dem Tod rettete und dabei selbst das Leben verlor. Seinen Spitznamen hatte er nach seinem Wohnort Cayce in Kentucky.

Caspar Sonderform von Kaspar, aus dem Persischen: »Schatzmeister«, z.B. Caspar David Friedrich (Maler)

Cassius amerikanisch, vom römischen Geschlechternamen der Cassier, von lateinisch cassus »leer, nichtig«, z.B. Cassius Clay alias Muhammad Ali (amerikanischer Boxer). Auch: *Cassian*

Cecil englische Form von Cäcilius, einem römischen Geschlechternamen, z.B. Cecil Rhodes (englischer Kolonialpolitiker)

Cedric international – ursprünglich englisch, vermutlich von Cerdic, dem Namen eines sagenhaften westsächsischen Königs. Der Name taucht erstmals auf in Walter Scotts »Ivanhoe«, später auch in Burnetts »Der kleine Lord«, in Deutschland seit 1990 häufiger vergeben, 2001 sogar unter den 50 beliebtesten Namen, z.B. Cedric Baxter (australischer Grafikdesigner), Cedric Morris (englischer Maler). Auch: *Cedrick, Cédric*

Cees niederländische Kurzform von Cornelius

Celal türkisch, von arabisch djalal »Ruhm«

Cem türkisch für »Herrscher, König«, z.B. Cem Özdemir (Politiker)

Cemal türkisch, von arabisch djamal »Glanz, Schönheit«

Çetin türkisch für »feurig, lebhaft«

Chadwick amerikanisch, nach einem englischen Ortsnamen. Auch: *Chad*

Chaim hebräisch für »Leben«

Chander indisch, von hindi chandra »Mond«

Charalambos neugriechisch für »überstrahlt mit Freude«

Charles englisch/französich für Karl, manchmal auch in dieser Form in Deutschland vergeben, z. B. Charles Brauer (Schauspieler), Charles Bukowski (amerikanischer Schriftsteller), Charles Darwin (englischer Naturforscher). Auch: *Charlie, Charly*

Chase amerikanisch, von einem Familiennamen und der altfranzösischen Bezeichnung für den Jäger

Che Spitzname des argentinischen Revolutionärs Ernesto Guevara mit der Bedeutung »Hoho!«, als Zweitname zugelassen. In den 1970ern zum Modenamen der Neuen Linken, so nannte zum Beispiel Rudi Dutschke seinen Sohn Hosea Che.

Chen chinesisch für »groß«

Chester englisch, von lateinisch castra »Lager«, ursprünglich ein Ortsname

Chlodwig Sonderform von Ludwig

Chris Kurzform von Christian

Christhard in der Zeit des Pietismus wurden viele Namen mit den Bestandteilen »christ« und »gott« gebildet, hier mit dem althochdeutschen hard »kräftig, stark«, andere Namen dieser Art sind z. B. Christfried oder Fürchtegott

Christian biblisch + international – von lateinisch christianus »Anhänger von Christus« und griechisch christos »der Gesalbte«, in der Apostelgeschichte als Bezeichnung für einen Christen allgemein gebraucht, verbreitet sich bald als Rufname, in Deutschland bereits im Mittelalter nachweisbar, aber erst von den Protestanten in Norddeutschland häufiger gewählt. Gehörte zwischen 1970 und 1990 zu den beliebtesten Jungennamen überhaupt, danach starker Rückgang der Vergabe, z. B. Christian Morgenstern (Dichter), Christian Dior (französischer Modeschöpfer), Christian Slater (amerikanischer Schauspieler). Auch: *Christijan, Christiaan, Christiano, Christianos, Cristian, Cristiano, Christyan, Carsten, Chrétien, Kristian, Kristijan, Krisztan, Kristjan, Krystian*

Christlieb im 18. Jahrhundert beliebter pietistischer Name

Christmar Neubildung aus Christian und althochdeutsch mari »berühmt«

Christoph klassisch + international – aus dem Griechischen: »Christusträger«, nach dem hl. Christophorus, der das Jesuskind durch einen Fluß trug, Schutzpatron der Reisenden, Schiffer, Flößer und Autofahrer, einer der 14 Nothelfer, bereits im Mittelalter als Name verbreitet. Er wurde nach 1945 immer beliebter und gehörte in den 1980ern zusammen mit Christopher zu den sehr beliebten Jungennamen, z. B. Christoph Hein (Schriftsteller), Christoph Maria Herbst (Schauspieler), Christoph Maria Schlingensief (Theaterregisseur und Aktionskünstler). Auch: *Christopher, Christophe, Christoff, Christof, Christoffer, Cristoforo, Christobal, Kristof, Kristoph, Kristoff*

Christos neugriechisch für »Christus«

Cian irisch, von einem alten gälischen Namen

Ciaran irisch, aus dem Gälischen: »schwarz«

Cid vom spanischen Nationalhelden El Cid (Rodrigo Diaz de Vivar), Heerführer im Kampf gegen die Mauren, von arabisch saijid »Herr«

Claas Sonderform von Klaas. Auch: *Claes*

Clark amerikanisch, ursprünglich ein Familienname, von lateinisch clericus »Geistlicher«, z. B. Clark Gable (amerikanischer Schauspieler). Auch: *Clarke, Clerk*

Claude französische Form von Claudius, z. B. Claude Chabrol (französischer Regisseur), Claude Monet (französischer Maler)

Claudius klassisch – ursprünglich lateinisch, vom römischen Geschlechternamen der Claudier, Bedeutung ungeklärt, bekannt durch den römischen Kaiser Claudius, kam in Deutschland im 16. Jahrhundert durch den Humanismus auf, blieb jedoch selten. Auch: *Claudio, Clodius*

Claus beliebte Sonderform von Klaus, z. B. Claus Peymann (Theaterregisseur)

Clayton englisch, ursprünglich ein Orts- und Familienname

Clemens klassisch – lateinisch für »mild«, ein relativ zeitloser Vorname, der immer recht häufig vergeben wird, aber nie wirklich in Mode kam, z. B. Clemens Brentano (Dichter), Clemens Schick (Schauspieler). Auch: *Clement*

Cliff englisch, Kurzform von Clifford, z. B. Cliff Richards (englischer Popsänger)

Clifford amerikanisch, ursprünglich ein Familienname und eine Ortsbezeichnung, z. B. Clifford Jordan (amerikanischer Jazzmusiker)

Clint amerikanisch, ursprünglich englischer Familien- und Ortsname, z. B. Clint Eastwood (amerikanischer Schauspieler und Regisseur). Auch: *Clinton*

Clive amerikanisch, ursprünglich ein Orts- und Familienname, von altenglisch clif »Klippe«

Cody amerikanisch, von einem irischen Familiennamen

Cole amerikanisch, ursprünglich ein Familienname, zu altenglisch col »Kohle«, z. B. Cole Porter (amerikanischer Songschreiber), Cole Weston (amerikanischer Fotograf)

Cölestin lateinisch, von caelestinus »himmlisch«, Name vieler Päpste im Mittelalter. Auch: *Coelestin*, *Célestin*

Colin international – englische Kurzform von Nicholas, im gesamten anglo-amerikanischen Kulturraum verbreitet, seit etwa 1990 in Deutschland immer häufiger vergeben, seit 2005 bei den 50 beliebtesten Namen, z. B. Colin Burgess (australischer Rockmusiker), Colin Chapman (englischer Konstrukteur), Colin Farrell (irischer Schauspieler). Auch: *Collin*

Colm irisch, Sonderform von Callum

Colman englisch, nach einem irischen Heiligen

Conan irisch, ursprünglich ein Beiname, aus dem Gälischen: »Hund«, heute hauptsächlich bekannt durch einen Fantasyfilm aus den 1980ern »Conan der Barbar«

Connor englisch, nach einem irischen König, vom Nachnamen O'Connor

Conrad Sonderform von Konrad, von althochdeutsch kuoni »kühn, tapfer« und rat »Rat, Beratung«, z. B. Conrad Ahlers (Politiker), Conrad Hilton (amerikanischer Hotelier)

Constantin Sonderform von Konstantin, von lateinisch constantinus »der Standhafte«. Auch: *Costin*

Corbinian Sonderform von Korbinian, aus dem Keltischen: »Streitwagenfahrer«

Corentin französisch, Bedeutung ungeklärt, vielleicht aus dem Keltischen: »Freund«. Auch: *Corin*

Corey amerikanisch, beliebt bei afroamerikanischen Eltern, nach einem Familiennamen

Cornelius klassisch + international – lateinisch, vom römischen Geschlechternamen der Cornelier, Bedeutung ungeklärt, in Deutschland seit dem Mittelalter üblich, z. B. Cornelius Hauptmann (Opernsänger), Cornelius Johnson (amerikanischer Leichtathlet). Auch: *Cornelio*, *Cornelis*, *Cornell*

Corrado italienische Form von Konrad

Corvin Kurzform von Corvinius, aus dem Lateinischen: »Rabe«

Coskun türkisch für »feurig, lebhaft«

Cosmas griechisch, von kosmos »Ordnung«. Auch: *Cosimo*, *Cosme*

Crispin von lateinisch crispus »kraushaarig«, bei uns trotz des Wohlklangs selten. Auch: *Crispinus*, *Crispianus*

Cullen englisch, wahrscheinlich von einem Familiennamen, von keltisch »Junges« oder von mittelenglisch cull »aussuchen«

Curt Sonderform von Kurt. Auch: *Curd*, z. B. Curd Jürgens (Schauspieler)

Curtis amerikanisch, von altfranzösisch curtis »höflich, ritterlich«, ursprünglich nur Familienname, z. B. Curtis Hobock (amerikanischer Countrysänger), Curtis Mayfield (amerikanischer Soulmusiker)

Cyprian von griechisch kyprios »aus Zypern«. Auch: *Cyprianus*, *Cyprien*

Cyril englisch/französische Form von Kyril, von griechisch kyrios »Herr«, z. B. Cyril Collard (französischer Regisseur), Cyril Domb (englischer Physiker). Auch: *Cyrillus*, *Cyrill*

Cyrus amerikanisch, wahrscheinlich von persisch khurush »Sonne« und nach Kyros, dem Gründer des persischen Reiches, kam mit den Puritanern in die USA, z. B. Cyrus McCormick (amerikanischer Erfinder und Unternehmer), Cyrus Vance (amerikanischer Außenminister)

D

Dag schwedische Kurzform von Namen mit Dag-

Dagobert traditionell – althochdeutsch, von dag »Tag« und berath »glänzend«, Erbname im Herrschergeschlecht der Merowinger, verschwand im Mittelalter und wurde durch die romantische Ritterdichtung im 19. Jahrhundert wieder belebt, allgemein bekannt durch die Comicfigur des Dagobert Duck, als Vorname eher selten, z. B. Dagobert Lindlau (Journalist)

Dale englisch, von nordisch dahl »breites Tal« und altenglisch dael »Tal«. Auch: *Dayle*

Damian international – mehrere Deutungen, von griechisch daman »mächtig«, demos »Volk« oder damazein »bezwingen«, im Mittelalter verbreitet durch den hl. Damian, den Schutzpatron der Apotheker und Ärzte, dann lange aus der Mode und erst ab 1960 wieder häufiger, z. B. Damian Halata (Fußballer), Damian Adamus (polnischer Eishockeyspieler), Damian Lewis (englischer Schauspieler). Auch: *Damiano, Damien, Damianos, Damián, Damjan*

Damodar indisch, aus dem Sanskrit: »mit der Schnur um den Leib«, ein Beiname Krishnas

Damon englische Sonderform von Damian, seit den 1990ern selten vergeben, z. B. Damon Hill (englischer Rennfahrer)

Dan biblisch – aus dem Hebräischen: »Richter«, einer der zwölf Söhne Jakobs und Stammvater Israels im Alten Testament, in Deutschland wenig gebräuchlich, z. B. Dan Aykroyd (kanadischer Schauspieler), Dan Brown (amerikanischer Schriftsteller)

Danco serbische Kurzform von Daniel

Daniel biblisch + international – von hebräisch danijjel »Gott ist (mein) Richter«, Prophet des Alten Testaments, deutet in der Gefangenschaft die Träume des babylonischen Königs Nebukadnezar und hat apokalyptische Visionen, in Deutschland seit dem Mittelalter üblich. Der Name gehörte zwischen 1970 und 1990 zu den Top 10 der deutschen Hitlisten, inzwischen nicht mehr ganz so beliebt, z. B. Daniel Brühl (Schauspieler), Daniel Cohn-Bendit (deutsch-französischer Politiker), Daniel Kehlmann (Schriftsteller), Daniel Barenboim (Dirigent, mehrere Staatsangehörigkeiten), Daniel Craig (englischer Schauspieler). Auch: *Daniello, Danilo, Daniele, Danijel, Daniil, Danyal*

Danish indisch, aus dem Sanskrit: »klug und vorausschauend«

Dankmar althochdeutsch, wahrscheinlich von thank »Dank, Gnade, Lohn« und mari »berühmt«

Danko serbokroatisch für »der Geschenkte«

Dankrad althochdeutsch, wahrscheinlich von thank »Dank, Gnade, Lohn« und rat »Ratgeber«. Auch: *Dankrat*

Dankward althochdeutsch, von thank »Gedanke« und wart »Hüter«. Auch: *Dankwart*

Danny englische Kurzform von Daniel. Auch: *Dany*

Dano bulgarische Kurzform von Daniel

Dante italienisch, Kurzform von Durante, von lateinisch durandus »der Ausdauernde«, z. B. Dante Alighieri (italienischer Schriftsteller), Dante Ferretti (italienischer Filmdesigner)

Darcy englisch, ursprünglich normannischer Familienname

Darek tschechische Form von Darian

Darian slawisch, von urslawisch für »gottgegeben«

Darius international – lateinisch, aus dem Altpersischen: »Hüter des Guten«, in Polen sehr beliebt, z. B. Darius Kampa (Fußballtorhüter), Darius Milhaud (französischer Komponist), Darius Vassell (englischer Fußballer). Auch: *Dareios, Dario, Dariusch, Dariusz*

Darko slawische Form von Darius

Darnell amerikanisch, nach einem englischen Familiennamen

Darrell englisch, nach einem normannischen Familiennamen

Darren amerikanisch, Bedeutung unklar

Darwin englisch, ursprünglich ein Familienname, von altenglisch dorwin »lieber Freund«

Daud arabische Form von David

David biblisch + international – aus dem Hebräischen: »Geliebter, Liebling«, im Alten Testament König von Juda und Israel, Sieger über den Riesen

Goliath, erst von Protestanten in Deutschland häufiger gewählt, seit 1970 immer beliebter, hält sich seit den 2000ern um Platz 20 der Hitlisten, z. B. David Hilbert (Mathematiker), David Bennent (schweizerischer Schauspieler), David Bowie (englischer Popmusiker). Auch: *Davide, Davis, Dawid, Dawidhe, Davud, Dawud, Davut*

Davis schottisch für »Davids Sohn«

Dawar persisch, aus dem Farsi: »Richter«

Dean amerikanisch, englisch für »Dekan, Vorstand«, ursprünglich ein Familienname, z. B. Dean Martin (amerikanischer Sänger und Schauspieler)

Deepak indisch, aus dem Sanskrit: »leuchtend«, z. B. Deepak Chopra (indischer Mediziner und Autor). Auch: *Dipak*

Deik niederdeutsche Sonderform von Namen mit Diet-

Deinhard althochdeutsch, von degan »Krieger« und hart »stark«. Auch: *Degenhard, Denhard*

Delano amerikanisch, aus dem Gälischen: »dunkler Mann« oder französisch für »Sumpfland«, z. B. Franklin Delano Roosevelt (amerikanischer Präsident)

Delbert amerikanische Neuschöpfung, von althochdeutsch berath »glänzend«, z. B. Delbert Mann (amerikanischer Regisseur)

Delmar englisch, von lateinisch mare »Meer«

Demetrius lateinisch, aus dem Griechischen: »der Göttin Demeter geweiht«. Auch: *Dimitrios, Dimitri*

Demian Sonderform von Damian, bekannt durch Hermann Hesses gleichnamigen Roman, seit den 1980ern gelegentlich vergeben

Demir türkisch für »Eisen«

Deniz türkisch für »das offene Meer«

Dennis international – ursprünglich englisch, wahrscheinlich Ableitung von Dionysius, dem griechischen Gott des Weins, verbreitet durch den Schutzheiligen von Paris, einen der 14 Nothelfer, in Deutschland seit den 1960ern zunehmend vergeben, zwischen 1980 und 1996 ständig unter den beliebtesten Jungennamen, heute wenig vergeben, z. B. Dennis Gansel (Regisseur), Dennis Bergkamp (niederländischer Fußballer), Dennis Hopper (amerikanischer Künstler), Dennis Quaid (amerikanischer Schauspieler). Auch: *Denis, Denice, Denny*

Denzel amerikanisch, von einem alten walisischen Familien- und Ortsnamen, von kelitsch dinas »befestigter Platz« und kornisch uhel »hoch«, z. B. Denzel Washington (amerikanischer Schauspieler). Auch: *Denzil*

Derek englische Kurzform von Diederik. Auch: *Derrick*

Kino, Kino

Filmfiguren und Filmstars haben die Rolle bei den Namensvorbildern übernommen, die früher Figuren aus Literatur und Oper oder bekannte Adelige innehatten. So wurde der Aufschwung des Namens Kevin in den 1990er-Jahren durch den Film *Kevin allein zu Haus* und seine Fortsetzungen gefördert. Selbst Frodo *(Herr der Ringe)* wird als Jungenname heute durchaus gewählt. Mädchen heißen Leia *(Star Wars)* oder Arielle nach zauberhaften Prinzessinnen oder Meerjungfrauen. Auch wenn es literarische Vorlagen gibt, haben sich die Namen meist erst mit den Filmveröffentlichungen durchgesetzt.

Dermot englisch, von irisch diarmait »frei von Neid«

Desiderius von lateinisch desiderare »wünschen«. Auch: *Desiderio*

Desmond englisch, von einem irischen Familiennamen und einer Ortsbezeichnung, z. B. Desmond Dekker (jamaikanischer Musiker), Desmond Tutu (südafrikanischer Erzbischof)

Detlef traditionell – niederdeutsche Form von Dietleib, von althochdeutsch thiot, diet »Volk, Menschen«, war von 1940 bis 1965 ein Modename, heute kaum noch vergeben, z. B. Detlef Soost (Choreograf). Auch: *Detlev*, z. B. Detlev Buck (Regisseur)

Dettmar niederdeutsche Form von Dietmar, z. B. Dettmar Cramer (Fußballtrainer). Auch: *Detmar*

Dev indisch, aus dem Sanskrit: »Gottheit«, z. B. Dev Anand (indischer Schauspieler und Regisseur)

Devdas indisch, aus dem Sanskrit: »Gottesdiener«, bekannt durch eine Romanfigur des bengalischen Autors Sharat Chandra Chattopadhyay, Sinnbild für den unglücklich Liebenden, z. B. Devdas Gandhi (Journalist und Freiheitskämpfer)

Devin amerikanisch, nach einem englischen Familiennamen

Devon amerikanisch, nach der englischen Grafschaft

Dewald niederdeutsche Kurzform von Dietwald

Dexter englisch, nach der altenglischen Bezeichnung für Färber, ursprünglich ein Familienname

Dick englische Kurzform von Richard

Didi Sonderform von Dieter oder Dietrich

Didier französische Form von Dieter

Diego spanisch, Sonderform von Jakob, im gesamten spanischsprachigen Raum verbreitet und beliebt, z. B. Diego Maradona (argentinischer Fußballer), Diego Rivera (mexikanischer Maler)

Dietbald althochdeutsch, von thiot, diet »Volk, Menschen« und bald »kühn«. Auch: *Diebald*, *Dietbold*, *Debald*, *Debold*

Dietbert althochdeutsch, von thiot, diet »Volk, Menschen« und berath »glänzend«

Dieter traditionell – Kurzform von Dietrich und Sonderform von Diether, von althochdeutsch heri »Heer«, germanische Sagengestalt, jüngerer Bruder des Dietrich von Bern, wiederbelebt durch die romantische Ritterdichtung und äußerst beliebt von den 1940ern bis etwa 1960, auch in Doppelnamen, danach aus der Mode gekommen, z. B. Dieter Hildebrandt (Kabarettist), Dieter Pfaff (Schauspieler), Dieter Wedel (Regisseur). Auch: *Diether*

Dietger von althochdeutsch thiot, diet »Volk, Menschen« und ger »Speer«

Diethard von althochdeutsch thiot, diet »Volk, Menschen« und hart »hart, stark«

Diethelm von althochdeutsch thiot, diet »Volk, Menschen« und helm »Helm, Schutz«

Diethold von althochdeutsch thiot, diet »Volk« und hold »treu, gnädig«

Dietmar traditionell – von althochdeutsch thiot, diet »Volk, Menschen« und mari »berühmt«, zwischen 1940 und 1970 recht verbreitet, wahrscheinlich als Alternative zum allgegenwärtigen Dieter, z. B. Dietmar Hamann (Fußballer), Dietmar Schönherr (Schauspieler). Auch: *Ditmar*, *Dittmar*

Dietram althochdeutsch, von thiot, diet »Volk« und hraban »Rabe«

Dietrich traditionell – von althochdeutsch thiot, diet »Volk, Menschen« und rihhi »mächtig, reich«, wahrscheinlich eine frühe Eindeutschung des Namens Theoderich, bekannt durch die Sagengestalt des Dietrich von Bern, im Mittelalter weit verbreitet und von der Ritterdichtung des 19. Jahrhunderts neu belebt, bis in die 1970er-Jahre immer geläufig, beliebt auch für Doppelnamen, seitdem eher selten geworden, z. B. Dietrich Fischer-Diskau (Bariton), Hans-Dietrich Genscher (Politiker), Dietrich Grönemeyer (Mediziner). Auch: *Diedrich*

Dietwald althochdeutsch, von thiot, diet »Volk« und waltan »herrschen«

Dietwin althochdeutsch, von thiot, diet »Volk« und wini »Freund«

Dietwolf althochdeutsch, von thiot, diet »Volk« und »Wolf«

Dietz Sonderform von Dietrich

Dilip indisch, Bedeutung unklar, vielleicht von »Dili« für Delhi, im Mahabharata königlicher Vorfahr von Rama. Auch: *Dileep*

Dillon englisch, von keltisch »treu«

Dimitri russische und griechische Form von Demetrius, sehr verbreitet und beliebt im gesamten Gebiet der Ostkirche durch den hl. Dimitrios von Thessaloniki, z. B. Dimitri Schostakowitsch (russischer Komponist), Dmitri Medwedew (russischer Staatspräsident). Auch: *Dimitrij*, *Dimitry*, *Dmitri*, *Dimitrios*, *Demetrio*, *Dimitrije*, *Dzmitry*

Dimo Kurzform von Namen mit Diet-

Dinesh indisch, aus dem Sanskrit: »Herr des Tages«

Dinko slawische Kurzform von Dominik

Dino italienische Kurzform von Namen mit -dino

Diogenes griechisch, von dios »Zeus« und genos »Herkunft«, also »der von Zeus abstammt«, Diogenes von Sinope war ein griechischer Philosoph, der ein asketisches Leben propagierte und angeblich in einer Tonne lebte.

Diomidis neugriechisch, von griechisch dios »Zeus« und midos »Wille, Rat«

Dirk eigenständige Kurzform von Dietrich und Diederik, Mitte des 20. Jahrhunderts sehr beliebt, z. B. Dirk Bach (Schauspieler), Dirk Nowitzki (Basketballer). Auch: *Derk*, *Dierk*

Djamal arabisch für »Schönheit«. Auch: *Djamil*

Django Sinti oder Roma für Johannes, z. B. Django Reinhardt (Jazzmusiker)

Dogan türkisch für »Falke«

Dominic klassisch + international – von lateinisch dominicus »dem Herrn zugehörig«, seit dem Mittelalter sehr beliebt und in ganz Europa verbreitet durch den hl. Dominicus, Gründer des gleichnamigen Ordens, in Deutschland seit den 1970ern in beiden Schreibweisen immer bei den beliebteren Vornamen, z. B. Dominic Raacke (Schauspieler). Auch: *Dominik*, z. B. Dominik Graf (Regisseur), *Dominicus*, *Dominikus*, *Domenic*, *Domenico*, *Domingo*, *Dominique*

Donald englisch, aus dem Keltischen: »Weltherrscher«, bekannt durch die Comicfigur Donald Duck aus Entenhausen, z. B. Donald Sutherland (kanadischer Schauspieler). Auch: *Donal*

Donat von lateinisch donatus »der (von Gott) Geschenkte«, der hl. Donatus war Bischof von Arezzo, im süddeutschen Raum etwas häufiger, insgesamt jedoch selten. Auch: *Donatus*, *Donato*, *Donatien*

Donovan englisch, von einem irischen Familiennamen mit der Bedeutung »dunkelbraun«, bekannt durch den Sänger aus den 1960ern

Dorian englisch, von lateinisch dorianus »der Dorer«, eine Namensschöpfung in Oscar Wildes Roman »Das Bildnis des Dorian Grey«. Auch: *Dorien*, *Doriano*

Dothias friesischer Vorname, ohne Deutung. Auch: *Dotias*

Douglas englisch, aus dem Keltischen: »dunkler Bach«, eigentlich ein Familienname

Dragan Kurzform von Dragomir, von altslawisch dragi »lieb, teuer« und mir »Friede«, geläufig im ganzen Balkanraum, z. B. Dragan Kiriakow Zankow (bulgarischer Ministerpräsident)

Dragoslav serbokroatisch, von altslavisch dragi »lieb, teuer« und slava »Ruhm«

Duncan schottisch, von altirisch für »dunkler Krieger«

Duran türkisch für »Einer, der bleibt«

Dusan serbokroatische Form von Stephan

Dustin englisch, von altenglisch dun »Hügel« und stan »Stein«

Dylan walisischer Held und Sohn des Meeresgottes

Alle 100 Jahre wieder

Namenmoden sind Zyklen unterworfen. War es zum Beispiel noch vor fünf Jahren ungewöhnlich, Babys Ida oder Emil zu nennen, ist das heute fast schon ein Trend. Die meisten Namen der aktuellen Top 10 waren bereits um 1900 aktuell. Gabriele Rodriguez von der Namenberatungsstelle der Universität Leipzig erklärt: »Grund für den Boom alter Namen, vor allem in Ostdeutschland, ist der Wunsch etwas zu finden, was man im Freundes- und Bekanntenkreis noch nicht gehört hat.« Gerade die gebildete Mittelschicht findet Gefallen an alten Namen und bringt sie wieder in Gebrauch.

(Quelle: www.bild.de, 29.4.2009)

E

Earl amerikanisch, englisch für »Graf«

Eberhard traditionell – von althochdeutsch eber »Eber« und hart »hart, stark«, im Mittelalter vor allem im süddeutschen Raum und in Österreich gebräuchlich, seit den 1960ern eher selten vergeben, z. B. Eberhard Diepgen (Politiker), Eberhard Gienger (Turner). Auch: *Eberhart*

Eckbert von althochdeutsch egga »Schwert, Schneide« und beraht »glänzend«

Eddy englisch, eigenständige Kurzform von Edward, z. B. Eddy Murphy (amerikanischer Schauspieler)

Edgar international – englisch, von altenglisch ead »Besitz« und gar »Speer«, z. B. Edgar Selge (Schauspieler), Edgar Degas (französischer Maler), Edgar Wallace (englischer Schriftsteller). Auch: *Edger*, *Edgardo*, *Edhar*

Edmund international – englisch, von altenglisch ead »Besitz« und mund »Schutz«, z. B. Edmund Husserl (Philosoph), Edmund Stoiber (Politiker), Edmund Hillary (Alpinist). Auch: *Edmundo*, *Eamon*, *Edmond*

Eduard international – von altenglisch ead »Besitz« und weard »Hüter«, kam über Frankreich nach Deutschland, im 20. Jahrhundert immer seltener vergeben, z. B. Eduard Brockhaus (Verleger), Eduard Mörike (Dichter), Eduard Bernoulli (schweizerischer Musiktheoretiker). Auch: *Edward*, *Edouard*, *Eduardo*, *Edvard*

Edwin international – englisch von altenglisch ead »Besitz« und wine »Freund«, kam mit den anderen englischen Namen im 19. Jahrhundert in Gebrauch, z. B. Edwin Aldrin (amerikanischer Astronaut). Auch: *Edwyn*, *Edvin*

Edzard traditionell – eigenständige Kurzform von Eckehard, z. B. Edzard Reuter (Manager). Auch: *Edsert*, *Edsart*, *Edsardt*

Egbert Sonderform von Agilbert, althochdeutsch für »berühmter Schwertkämpfer«. Auch: *Eckbert*

Egmund gebräuchliche Form von Agimund, von althochdeutsch egga »Schwert, Schneide« und munt »Schutz«. Auch: *Egmont*, *Egmond*

Egon traditionell – eigenständige Kurzform von Namen mit Egin-, seit dem Mittelalter gebräuchlich, bis etwa 1940 recht verbreitet, heute kaum noch vergeben, z. B. Egon Bahr (Politiker), Egon Schiele (österreichischer Maler)

Ehrenreich neuere Form von Ernreik, zu althochdeutsch era »Ehre« und rihhi »Herrschaft«

Eibo friesische Kurzform von Namen mit Eg-

Eike friesisch-niederdeutsche Kurzform von Ekkehard

Eilhard von althochdeutsch agil »Schwert, Schneide« und hart »hart, stark«. Auch: *Eilert*, *Elard*

Eilmar althochdeutsch, von agil »Schwert, Schneide« und mari »berühmt«

Einar nordisch, von altnordisch einarr »Einzelkämpfer«, z. B. Einar Schleef (Regisseur), Ole Einar Bjørndalen (norwegischer Biathlet), Einar Kárason (isländischer Schriftsteller)

Ekkehard traditionell – von althochdeutsch ekka, egga »Schneide, Spitze, Ecke« und hart »hart, stark«, bekannt durch die Sagengestalt des getreuen Ekkehard, die durch Ludwig Tieck 1799 wiederbelebt wurde, war in Deutschland weit verbreitet, wird seit etwa 1960 nur noch selten vergeben, z. B. Ekkehard Fritsch (Schauspieler). Auch: *Eckehard*, *Eckehart*, *Eckhart*

Elgar Sonderform von Adalger, von althochdeutsch adal »edel« und ger »Speer«. Auch: *Elger*

Elias biblisch – aus dem Hebräischen: »Jahwe ist mein Gott«, im Alten Testament einer der großen Propheten, bis Ende des 20. Jahrhunderts selten, danach immer beliebter und seit Jahren unter den Top 10 mit steigender Tendenz, z. B. Elias Canetti (multinationaler Schriftsteller). Auch: *Elia*, *Eli*, *Elis*, *Elie*, *Lias*

Elieser biblisch – aus dem Hebräischen: »Gott ist Hilfe«. Auch: *Eliezer*

Eligius lateinisch für »auserwählt« auch: *Eligio*, *Eloy*

Elkmar Sonderform von Egilmar, aus dem Althochdeutschen: »berühmter Schwertkämpfer«

Elliot englische Sonderform von Elias. Auch: *Eliott*

Elmar traditionell – Umbildung von Adelmar, althochdeutsch von adal »edel« und mari

»berühmt«, wird seit 1950 eher selten vergeben, z. B. Elmar Altvater (Politikwissenschaftler), Elmar Gunsch (TV-Moderator), Elmar Wepper (Schauspieler). Auch: *Elmo*, *Ellmar*, *Elmer*, *Elimar*

Elton englisch, von einem Familiennamen mit der vermuteten Bedeutung »Ellas Siedlung«, z. B. Elton John (englischer Popmusiker)

Elvis englisch, Herkunft und Bedeutung unklar, bekannt durch den amerikanischen Rock'n'Roll-Sänger Elvis Presley

Emanuel biblisch + international – von hebräisch immanuel »Gott mit uns«, der Prophet Jesaja verkündet mit diesem Ruf das Erscheinen des Messias, z. B. Emanuel Lasker (Mathematiker). Auch: *Emmanuel*, z. B. Emmanuel Nuñes (portugisiescher Komponist), *Immanuel*, z. B. Immanuel Kant (Philosoph)

Emerson englisch, von einem Familiennamen

Emil klassisch – übers Französische nach Deutschland gekommen, vom römischen Geschlechternamen Aemilius, aus dem Lateinischen: »eifrig«, populär durch Rousseaus Werk »Emil oder über die Erziehung« (1762), um 1900 immer noch äußerst beliebt, nach dem Krieg völlig aus der Mode und seit 2010 auf dem Weg zu einem der beliebtesten Vornamen, z. B. Emil Nolde (Maler), Emil Steinberger (schweizerischer Kabarettist), Emil Zátopek (tschechischer Leichtathlet). Auch: *Emilio*, *Émile*, *Emilian*, *Emiliano*, *Emilien*, *Eemil*

Emin türkisch, von arabisch amin »Vertrauen, Zutrauen«

Emir türkisch, von arabisch amir »Befehlshaber, Fürst«

Emmeram latinisierte Form von Heimeran, der als »Heim« oder »Rabe« gedeutet werden kann, vor allem im südostdeutschen Raum bekannt durch den hl. Emmeram, Bischof von Regensburg. Auch: *Emmeran*, *Emeram*, *Emeran*

Emmerich Sonderform von Amalrich, von althochdeutsch ricci »reich«, im Mittelalter verbreitet durch den hl. Emmerich von Ungarn, z. B. Emmerich Danzer (österreichischer Eiskunstläufer), Emmerich Kálmán (ungarischer Komponist)

Emre türkisch für »Geliebter, Freund«

Enders niederdeutsche Sonderform von Andreas. Auch: *Endres*

Engelbert traditionell – von althochdeutsch engil, ang(h)il »Engel« und beraht »glänzend«, z. B. Engelbert Humperdinck (Komponist), Engelbert Niebler (Verfassungsrichter)

Engelhard von althochdeutsch engil, ang(h)il »Engel« und hart »hart, stark«. Auch: *Engelhart*

Engelmar von althochdeutsch engil, ang(h)il »Engel« und mari »berühmt«

Engin türkisch für »weit, endlos«, im Sinne von »unendliche Weite, offenes Meer«

Enno friesische Kurzform von Einhard

Enoch biblisch – aus dem Hebräischen: »Eingeweihter«, wird nach den Apokryphen »von Gott entrückt«, was Raum für allerlei mystische Deutungen ließ, und soll der siebte Nachkomme Adams gewesen sein, ab dem 17. Jahrhundert bei den Puritanern beliebt, aber auch in Deutschland vergeben, z. B. Enoch zu Guttenberg (Dirigent), Enoch Zander (Biologe). Auch: *Henoch*

Enrico italienische Form von Heinrich, z. B. Enrico Caruso (italienischer Opernsänger). Auch: *Enrique*

Enzo italienische Sonderform von Enrico, z. B. Enzo Ferrari (italienischer Rennfahrer und Unternehmer). Auch: *Enzio*

Eoban griechisch, von eos »Morgenröte, Osten« und baino »gehen, schreiten«. Auch: *Eobanus*

Ephraim biblisch – vielleicht von einem Flurnamen, genaue Bedeutung ungeklärt, Stammvater eines der zwölf Stämme Israels, zweiter Sohn Josephs, in Deutschland vor allem als Erstname selten, z. B. Gotthold Ephraim Lessing (Dichter). Auch: *Efrem*, *Efraim*

Erardo italienisch/spanische Form von Erhard

Erasmus von griechisch erasmios »liebenswürdig, erwünscht«, bekannt durch den hl. Erasmus von Antiochia, einer der 14 Nothelfer, Patron der

Seeleute und Drechsler, z. B. Erasmus von Rotterdam (niederländischer Humanist). Auch: *Erasmo, Erasme, Rasmus*

Erdmann althochdeutscher Name mit wörtlicher Bedeutung, sinnbildlich für »Adam«

Erfried althochdeutsch, von era »Ehre, Auszeichnung« und fridu »Friede, Schutz«. Auch: *Ehrfried, Erenfried*

Erhan türkisch für »heldenhafter Anführer«

Erhard traditionell – von althochdeutsch era »Ehre, Auszeichnung« und hart »hart, stark«, bereits im Mittelalter beliebt durch den hl. Erhard von Regensburg, der als Helfer gegen Pest und Seuchen gefragt war, durchgängig gebräuchlich, aber nie ein Modename, z. B. Erhard Keller (Eisschnellläufer), Erhard Wunderlich (Handballer). Auch: *Erhart, Ehrhart*

Erich traditionell – von althochdeutsch era »Ehre« und altnordisch rikr »reich«, bis 1930 regelmäßig vergeben, nach 1950 sozusagen abgelöst von der nordischen Form Erik, die seitdem häufiger gewählt wird, z. B. Erich Heckel (Maler), Erich Kästner (Schriftsteller)

Erik international – ursprünglich dänische und schwedische Form von Erich, wird in Deutschland seit den 1950ern recht häufig gewählt, z. B. Erik Ode (Schauspieler), Erik Zabel (Radrennfahrer), Erik Friedlander (amerikanischer Komponist). Auch: *Eric, Eirik, Erk, Erik,*

Erkan türkisch für »der Lebendige«

Erko Kurzform der heute nicht mehr gebräuchlichen Namen mit Erken- (z. B. Erkenbert)

Erland von althochdeutsch erl »Edelmann, freier Mann« und nant »kühn«. Auch: *Erlandus, Arland*

Ermin Kurzform von Erminfried

Ermo Kurzform von Namen mit Erm-

Ernst traditionell – aus dem Althochdeutschen: »Ernst, Eifer«, durch die Sage vom schwäbischen Herzog Ernst bekannt geworden, dessen Schicksal mehrfach literarisch bearbeitet wurde (z. B. von Ludwig Uhland), vom 19. bis ins erste Drittel des 20. Jahrhunderts sehr beliebt, danach selten geworden, z. B. Ernst Jandl (österreichischer Lyriker), Ernst Ludwig Kirchner (Maler), Ernst Lubitsch (Regisseur). Auch: *Ernesto, Ernest, Erno*

Erol türkisch für »Sohn eines Mutigen«, z. B. Erol Sander (Schauspieler)

Erwin traditionell – eigenständige Kurzform von Eberwin, von althochdeutsch eber »Eber« und wini »Freund«, seit dem Mittelalter durchgängig vergeben, z. B. Erwin Schrödinger (österreichischer Physiker), Erwin Strittmatter (Schriftsteller). Auch: *Irwin*

Ethan biblisch – englisch, aus dem Hebräischen: »der Beständige«, der Name taucht in der Bibel häufiger auf, ein Psalm wird als »Weisheitslied Etans« bezeichnet, in den USA und Australien recht häufig, z. B. Ethan Coen (amerikanischer Filmemacher), Ethan Hawke (amerikanischer Schauspieler). Auch: *Etan, Eitan, Eytan*

Etzel mittelhochdeutsche Form des ungarischen Namens Attila

Eugen klassisch – aus dem Griechischen: »von guter Abstammung, wohlgeboren«, der Name verbreitete sich nach den Türkenkriegen im 17. Jahrhundert durch die Heldentaten des Feldherrn Eugen von Savoyen (»Prinz Eugen, der edle Ritter«) und ist bis Ende des 19. Jahrhunderts bei Adel und Bürgertum allgemein beliebt, z. B. Eugen Bracht (Maler), Eugen Drewermann (Theologe). Auch: *Eugene, Eugenius, Eugenio*

Evan amerikanisch, von walisisch Ifan für Johannes

Evangelos neugriechisch, von griechisch euangelion »frohe Botschaft«

Evert niederdeutsche Kurzform von Eberhard

Ewald traditionell – von althochdeutsch ewa »Recht, Gesetz, Gebot« und waltan »walten, herrschen«, verbreitet durch zwei Glaubensboten dieses Namens, die im Gebiet von Dortmund den Märtytertod starben, deswegen in Westfalen, dem Rheinland und den Niederlanden häufiger gewählt, z. B. Ewald Balser (Schauspieler), Ewald Lienen (Fußballtrainer). Auch: *Ewalt*

Eward althochdeutsch, von ewa »Recht, Gesetz, Gebot« und wart »Wächter, Hüter«

Ewert Kurzform von Eberhard

Ezra biblisch + international – aus dem Hebräischen: »Hilfe«, das Alte Testament kennt den gleichnamigen Propheten, bisher in Deutschland eher selten vergeben, z. B. Ezra Pound (amerikanischer Dichter). Auch: *Esra*

F

Fabian klassisch – vom römischen Geschlechternamen Fabius, von lateinisch fabis »edel«, der hl. Fabianus war Papst und gilt als Patron der Töpfer und Zinngießer, was ihn im Mittelalter in Deutschland bekannt machte; seit 1975 wird der Name immer häufiger vergeben und pendelt in der Statistik in den 2010ern im vorderen Mittelfeld, z. B. Fabian Busch (Schauspieler), Fabian Hambüchen (Turner), Fabian Wegmann (Radrennfahrer). Auch: *Fabianus, Fabius, Fabio, Fabien, Fabiano*

Fabrizio italienisch, vom römischen Geschlechternamen Fabricius, von lateinisch faber »Handwerker«, z. B. Fabrizio Cappucci (italienischer Schauspieler), Fabrizio Plessi (italienischer Künstler). Auch: *Fabrizius, Fabricio*

Fadi arabisch für »Erlöser«

Fahd arabisch für »Raubkatze«, Königsname in Saudi Arabien

Faisal arabisch für »Richter«, Königsname in Saudi Arabien. Auch: *Faysal, Feisal*

Falk traditionell – aus dem Althochdeutschen: »Falke«, dem Sinnbild für Mut und Gewandtheit, in den 1960ern und 1970ern vor allem in den östlichen Bundesländern recht beliebt, z. B. Falk Balzer (Leichtathlet), Falk Richter (Theaterregisseur), Falk Willis (Jazzmusiker). Auch: *Falko, Falco*

Falkmar althochdeutsch, von falco »Falke« und mari »berühmt»

Fanurios neugriechisch, von griechisch phaenomein »erscheinen«

Farhan arabisch für »fröhlich, glücklich«, z. B. Farhan Akhtar (indischer Regisseur, Produzent und Schauspieler). Auch: *Farhaan*

Farid arabisch für »einzigartig«. Auch: *Ferid*

Farnad persisch, aus dem Farsi: »Stärke«

Farold althochdeutsch, von faran »fahren, reisen« und waltan »herrschen«. Auch: *Farald*

Faruk arabisch für »unterscheiden (zwischen gut und böse)«. Auch: *Faruq*

Fasold althochdeutsch, von fasto »fest, sicher« und waltan »herrschen«

Fastrad althochdeutsch, von fasto »fest, sicher« und rat »Rat(geber)«

Fatih türkisch für »Eroberer, Sieger«, beliebt und verbreitet, z. B. Fatih Akin (Regisseur)

Faustin klassisch – von lateinisch faustus »günstig, gesegnet«, trotz des guten Klangs nur selten vergeben, z. B. Faustin Charles (englischer Kinderbuchautor). Auch: *Faust, Fausto, Faustinus, Faustius*

Faustus lateinisch für »günstig«, ein alter römischer Beiname

Federico spanische/italienische Form von Friederich, z. B. Federico Fellini (italienischer Regisseur)

Fedon neugriechisch, von griechisch phos »Licht«

Fedor deutsche Form von Fjodor. Auch: *Feodor*

Feike niederdeutsche Kurzform von Namen auf Fried-

Top 10 Schweden 2016

	Jungen	Mädchen
1.	Oscar	Alice
2.	Lucas	Lilly
3.	William	Maja
4.	Liam	Elsa
5.	Oliver	Ella
6.	Hugo	Alicia
7.	Alexander	Olivia
8.	Elias	Julia
9.	Charlie	Ebba
10.	Noah	Wilma

(Quelle: www.scb.se)

Das Sankt-Florians-Prinzip

Der hl. Florian, ein römischer Beamter, starb als Märtyrer für seinen Glauben in den Nordprovinzen im heutigen Österreich bei Lorch. Er wird als Schutzheiliger gegen Feuer, Sturm und Dürre angerufen. Vermutlich von einer alten Votivtafel stammt der Spruch: »Heiliger Sankt Florian, verschon mein Haus, zünd andre an!« Gefahren oder Bedrohungen nicht tatkräftig abzuwenden, sondern auf andere zu verschieben, wird heute noch – auch in der Politik – als Sankt-Florians-Prinzip bezeichnet.

Felipe spanische Form von Philipp, Name des spanischen Thronfolgers

Felix klassisch – lateinisch für »erfolgreich, glücklich«, Name vieler frühchristlicher Päpste, daher verbreitet, bereits Anfang des 20. Jahrhunderts sehr beliebt und inzwischen auf den vorderen Plätzen bei den beliebten Jungennamen, z. B. Felix Magath (Fußballtrainer), Felix Mendelssohn-Bartholdy (Komponist), Felix Neureuther (Skirennfahrer). Auch: *Felizius, Felice, Feliks, Félix*

Felizian Sonderform von Felix

Felton englisch, von altnordisch fjall »Hügel« und altenglisch tun »Dorf«

Fenton englisch, von altenglisch fenn »Sumpf-, Marschland« und tun »Dorf«

Ferdinand traditionell – ursprünglich westgotisch (spanisch), von germanisch frithu »Friede, Schutz« und nantha »kühn«, kam über die spanischen Verbindungen der Habsburger in den deutschen Sprachraum und wird seit dem 17. Jahrhundert vergeben, um 1900 sehr beliebt, inzwischen nicht mehr so häufig, z. B. Ferdinand Hodler (schweizerischer Maler), Ferdinand Lasalle (Politiker), Ferdinand Porsche (Ingenieur). Auch: *Ferdinando, Fernand, Fernandel, Fernandez*

Ferenc ungarische Form von Franz

Fergal irisch, von lateinisch ferrarius »Schmied« oder ferrum »Eisen» oder dem keltischen Wort für »tapfer«

Fergus englisch, von altirisch fer »Mann« und keltisch gustus »Wahl«

Fermund Sonderform von Faramund, von althochdeutsch faran »fahren, reisen« und munt »Schutz«

Fernando spanische/italienische Form von Ferdinand

Ferris englisch, von einem normannischen Familien- und Ortsnamen

Festus lateinisch für »fröhlich, feierlich«

Fidelis klassisch – lateinisch für »treu«, im Alpenraum verbreitet durch den hl. Fidelis von Sigmaringen, der im Dreißgjährigen Krieg für die Verteidigung des katholischen Glaubens starb, uns heute eher im Ohr durch Mozarts Oper »Fidelio« und Fidel Castro, den kubanischen Präsidenten. Auch: *Fidel, Fidelius, Fidelio*

Fiete niederdeutsche Kurzform von Friedrich. Auch: *Fiedje*

Filibert althochdeutsch, von filu »viel« und beraht »glänzend«, Auch: *Philibert, Filiberto, Filbert, Fulbert*

Filimon neugriechisch, von griechisch philein »lieben, küssen«

Finbar englisch, von irisch für »Blondschopf«

Fingal schottisch, Sagenheld mit dem Namen »blonder Fremder« (Wikinger)

Finlay englisch, von gälisch »blonder Krieger«. Auch: *Finley*

Finn international – entweder von altnordisch finnr »Finne« oder vom Namen eines alten irischen Anführers oder von gälisch fionn »blond«, vor 1980 in Deutschland praktisch nicht nachzuweisen, dann steiler Anstieg der Vergabe, seit 2007 sehr beliebt, z. B. Finn Carling (norwegischer Schriftsteller), Finn Ronne (amerikanischer Ingenieur und Kartograph). Auch: *Fynn, Fionn, Finnian*

Firmin klassisch – lateinisch, von firmus »fest, zuverlässig«, in französischsprachigen Ländern seit jeher beliebt nach zwei Heiligen, die beide Bischöfe von Amiens waren, bei uns eher im süddeutschen Raum vergeben, z. B. Firmin Didot (französischer Typograf). Auch: *Firminius, Firmus, Fermin*

Fitz englisch, Kurzform von Familiennamen mit Fitz-

Fjodor russische Form von Theodor, z. B. Fjodor Dostojewski (russischer Schriftsteller)

Flavius vom römischen Geschlechternamen Flavius, aus dem Lateinischen: »hellblond«. Auch: *Flavio*

Flemming skandinavisch für »Flame«

Florentin von einem römischen Beinamen, von lateinisch florens »blühend«, in Deutschland zu Beginn des 19. Jahrhunderts bekannt durch den gleichnamigen Roman von Dorothea Schlegel. Auch: *Florens, Florenz, Florent, Florentius*

Florestan französisch, wahrscheinlich zu lateinisch florens »blühend«, Figur in Beethovens »Fidelio«

Florian klassisch – aus dem Lateinischen: »blühend«, der hl. Florian ist u. a. Schutzpatron der Feuerwehrleute (Floriansjünger), durch sein Wirken in Österreich war der Name schon früh im gesamten Alpenraum beliebt, seit 1970 in ganz Deutschland häufig vergeben, besonders beliebt um 1985, z. B. Florian Henckel von Donnersmarck (Regisseur), Florian Langenscheidt (Verleger), Florian Silbereisen (Volksmusiksänger). Auch: *Florijan, Flori*

Floribert Namenskreuzung aus Florianus und einem Namen auf -bert

Florin lateinisch, nach dem römischen Beinamen Florinus

Floris lateinisch für »blühend«. Auch: *Florus*

Flynn irisch, aus dem Gälischen: »Sohn des Rothaarigen«, ursprünglich ein Familienname

Focke friesisch-niederdeutsche Kurzform von Namen mit Volk- oder Folk-. Auch: *Fokke*

Fokion neugriechisch für »fürsorglich wie eine Robbe«, von griechisch phoke »Robbe«

Folke friesische Kurzform von Namen mit Folk-

Foma russische Form von Thomas

Forbes schottisch, von griechisch phorbe »Futter«

Forrest amerikanisch, von englisch forest »Wald«, ursprünglich Familienname. Auch: *Forest*

Fortunat von lateinisch fortunatus »glücklich, gesegnet«, ein römischer Beiname, Name mehrerer Märtyrer, in Deutschland bekannt aus der romantischen Dichtung, in der Schweiz und Italien geläufiger als bei uns. Auch: *Fortunato, Fortunatus*

Francesco italienische Form von Franziskus

Francis englische Form von Franz, z. B. Francis Bacon (Dichter), Francis Drake (Seefahrer)

Franco italienische Kurzform von Francesco

François französische Form von Franz

Franek slawische Kurzform von Franziskus

Franjo südslawische Kurzform von Franziskus

Frank traditionell + international – von althochdeutsch franco »vom Stamme der Franken«, später auch »frei, offen«, vor 1900 nur selten, ab 1940 dann relativ häufig vergeben, in den 1960ern einer der absoluten Spitzenreiter der Namenshitlisten, z. B. Frank Castorf (Theaterregisseur), Frank Elstner (TV-Showmaster), Frank Gehry (kanadischer Architekt), Frank Sinatra (amerikanischer Schauspieler und Sänger), Frank Zappa (amerikanischer Komponist und Musiker). Auch: *Franko, Franck*

Franklin englisch, ursprünglich ein Familienname

Franz klassisch – Kurzform von Franziskus mit der Bedeutung »kleiner Franzose«, verbreitet vor allem im Alpenraum durch die Verehrung des heiligen Franz von Assisi, dann ab dem 17. Jahrhundert durch die österreichischen Kaiser dieses Namens, gehörte um 1900 noch zu den ganz populären Namen, die Beliebtheit nahm dann bis etwa 1960 stetig ab und hat sich auf mittlerem Niveau eingependelt, z. B. Franz Beckenbauer (Fußballkaiser), Franz Burda (Verleger), Franz Lehár (österreichisch-ungarischer Komponist), Franz Marc (Maler). Auch: *Ferenc, Francis, Frans*

Franziskus vermutlich latinisierte Version des italienischen Francesco mit der Bedeutung »kleiner Franzose«, einem Beinamen des Franz von Assisi, in dieser Form in Deutschland eher selten. Auch: *Francisco, Frantischek*

Franz-Josef Doppelname, besonders in Bayern und Österreich verbreitet

Franz-Xaver besonders in Bayern und Österreich beliebt, nach dem heiligen Franz Xaver, einem spanischen Jesuitenmissionar

Fraser englisch, ursprünglich ein Familienname

Fred englisch, Kurzform von Namen mit -fred, z. B. Fred Astaire (amerikanischer Schauspieler), Fred Zinnemann (amerikanischer Regisseur)

Freddy Sonderform von Fred, z. B. Freddy Quinn (Schlagersänger). Auch: *Freddie*, z. B. Freddie Mercury (britischer Sänger und Musiker)

Fredo Kurzform von Alfredo

Freimund Neubildung zu althochdeutsch munt »Schutz«

Freimut wahrscheinlich Neubildung im 17. Jahrhundert, zu mittelhochdeutsch vrimuot »freier, ungezähmter Mut«, z. B. Freimut Börngen (Astronom), Freimut Duve (Publizist). Auch: *Freimuth*, *Freymuth*

Frerich niederdeutsche Form von Friederich

Frido Kurzform von Fridolin und Friedrich. Auch: *Friedo*

Fridolin traditionell – Sonderform von Friedrich, von althochdeutsch fridu »Friede, Schutz, Sicherheit«, im Alpenraum und Südwestdeutschland häufiger durch den hl. Fridolin von Säckingen, der auch Schutzpatron des Kantons Glarus (Schweiz) ist, z. B. Fridolin Leiber (Maler), Fridolin Tschudi (schweizerischer Autor)

Fridtjof von altnordisch fridhr »Schutz« und thjofr »Kämpfer«, berühmte Sagengestalt, z. B. Fridtjof Nansen (norwegischer Polarforscher). Auch: *Frithjof*

Friedbert althochdeutsch, von fridu »Friede« und beraht »glänzend«

Friedemann traditionell – von althochdeutsch fridu »Friede, Schutz, Sicherheit«, seit dem 14. Jahrhundert gebräuchlich, jedoch nach 1970 selten vergeben, z. B. Wilhelm Friedemann Bach (Komponist), Friedemann Immer (Barocktrompeter), Friedemann Schulz von Thun (Kommunikationswissenschaftler). Auch: *Friedmann*

Friedemar althochdeutsch, von fridu »Friede« und mari »berühmt«

Friedensreich selbst gewählter Vorname des österreichischen Malers und Grafikers Friedensreich Hundertwasser (eigentl. Friedrich Stowasser), eines Vertreters des Phantastischen Wiener Realismus, bekannt durch seine Entwürfe für ökologische, der Natur nachempfundene Gebäude

Frieder Kurzform von Friedrich

Friedger althochdeutsch, von fridu »Friede, Schutz, Sicherheit« und ger »Speer«

Friedhelm althochdeutsch, von fridu »Friede, Schutz, Sicherheit« und helm »Helm, Schutz«

Friedlieb althochdeutsch, von fridu »Friede« und liob »lieb«

Friedo Kurzform von Namen auf Fried-. Auch: *Frido*

Friedolf althochdeutsch, von fridu »Friede, Schutz, Sicherheit« und wolf »Wolf«

Friedrich traditionell – von althochdeutsch fridu »Friede, Schutz, Sicherheit« und rihhi »reich, mächtig«, also »Friedensherrscher«, Name vieler deutscher Kaiser und Könige, dadurch bereits im Mittelalter sehr bekannt, vom 18. bis ins frühe 20. Jahrhundert einer der beliebtesten Jungennamen überhaupt, vor allem in Preußen sehr häufig, nach 1940 ging die Vergabe deutlich zurück, der Name wird jedoch noch regelmäßig gewählt, z. B. Friedrich Dürrenmatt (schweizerischer Schriftsteller), Friedrich Hölderlin (Dichter), Friedrich Nietzsche (Philosoph), Friedrich von Thun (österreichischer Schauspieler). Auch: *Friederich*, *Frederick*, *Frederic*, *Frederico*, *Frederik*, *Fredrik*, *Fridericus*

Friso althochdeutsch, zu friesa »Friese«. Auch: *Frieso*

Fritz traditionell – Kurzform von Friedrich, als Name des »typischen Deutschen« auf der ganzen Welt bekannt, seit dem Mittelalter verbreitet und bis etwa 1930 überaus beliebt, ab Mitte der 1960er kaum noch vergeben und seit 2000 wieder etwas häufiger gewählt, z. B. Fritz Lang (österreichisch-deutsch-amerikanischer Filmregisseur), Fritz Kortner (österreichischer Schauspieler und Regisseur), Fritz Walter (Fußballer), Fritz Wepper (Schauspieler)

Frodewin althochdeutsch, von fruot, frot »klug, weise« und wini »Freund«

Fuad arabisch für »Herz«. Auch: *Fouad*, *Fuat*

Fulko Kurzform von Namen mit Volk-

Fulvio italienisch, von einem römischen Geschlechternamen, zu altlateinisch fulvus »rotgelb, bräunlich«. Auch: *Fulvian*, *Fulvius*

Fumio japanisch für »Mann der Schrift«

G

Gábor ungarische Form von Gabriel

Gabriel biblisch + international – aus dem Hebräischen: »Mein Held ist Gott«, Name eines Erzengels im Neuen Testament und Gottesbote, Verkünder der Geburt Jesu und Johannes des Täufers, deswegen bereits im Mittelalter verbreitet, im Gegensatz zu anderen biblischen Namen bisher nicht unter den beliebtesten Namen, z. B. Gabriel Barylli (österreichischer Schauspieler), Gabriel Fauré (französischer Komponist), Gabriel García Márquez (kolumbianischer Schriftsteller). Auch: *Gabriele*, *Gabriello*, *Gavril*, *Gavrilo*, *Gavrile*, *Gawril*

Gad biblisch – wahrscheinlich vom Namen eines babylonischen Gottes, in der Bibel Stammvater einer der zwölf Stämme Israels

Gaetano italienisch, nach der Stadt Gaeta nordwestlich von Neapel mit der Bedeutung »der Gaetaner«

Gaius römischer Vorname, wahrscheinlich von lateinisch gaudere »sich freuen«, bekannt durch den römischen Imperator und Feldherren Gaius Julius Cäsar

Gallus lateinisch für »der Gallier«, bekannt durch den hl. Gallus, der das Kloster St. Gallen gründete, besitzt als Vorname nur in der Schweiz eine gewisse Verbreitung

Gandolf vielleicht von altisländisch gandr »Zauberei« und althochdeutsch »Wolf«, über das Altisländische besteht wahrscheinlich nicht nur klanglich eine Verwandtschaft mit Zauberer Gandalf, einer Zentralfigur aus Tolkiens »Herr der Ringe«, dessen Name aus der altisländischen Lieder-Edda entnommen wurde. Auch: *Gangolf*

Ganesh indisch, aus dem Sanskrit: »Herr der Vielen«, Ganesha ist der älteste Sohn von Shiva und Parvati, eine Menschengestalt mit Elefantenkopf, Hüter der Weisheit, der Wissenschaften und der schönen Künste, Schutzherr der Kaufleute. Die Ganesha-Statue im Eingangsbereich des Hauses schützt und bringt Glück, z. B. Ganesh Kumar (indischer Schauspieler). Auch: *Ganesch*, *Ganescha*, *Ganesha*

Gangolf althochdeutsch, Umkehrung von Wolfgang, zu althochdeutsch ganc »Gang« und wolf »Wolf«

Galvin aus dem Gälischen: »Spatz«

Gamal arabisch für »Schönheit«

García spanisch, Deutung ungewiss, vielleicht von baskisch hartz »Bär«

Gareth englisch, nach einem Ritter der Artussage, von walisisch gwaredd »sanft, gütig«

Garlef niederdeutsch zu althochdeutsch ger »Speer« und lefa »Erbe«

Garrelt friesische Form von Gerhard

Garrit friesische Form von Gerhard

Garvin englisch, von altenglisch gar »Speer« und wine »Freund«

Gary amerikanisch, von einem englischen Familiennamen, z. B. Gary Cooper (amerikanischer Schauspieler), Gary Moore (irischer Rockmusiker). Auch: *Garry*

Gaston französisch, Bedeutung nicht gesichert, vielleicht Herkunftsname: »aus der Gascogne«

Gaudenz lateinisch, von gaudere »sich freuen«. Auch: *Gaudentius*

Gavin englisch, keltischen Ursprungs, von Gawain, einem ritterlichen Helden der Artus-Sage, z. B. Gavin Bryars (englischer Komponist)

Gaylord englisch, von einem Familiennamen mit der Bedeutung »munter, lustig«, bekannt aus den Gaylord-Pentecost-Romanen (»Morgens um sieben ist die Welt noch in Ordnung«) von Eric Malpass, z. B. Gaylord Nelson (amerikanischer Senator)

Gaynor irisch für »Sohn des hellen Mannes«

Gebhard traditionell – von althochdeutsch geba »Gabe, Geschenk« und hart »hart, stark«, zur Verbreitung vor allem im südwestdeutschen Raum trug der hl. Gebhard von Konstanz bei, trotz ähnlichen Klangs nicht so beliebt wie Gerhard und nach 1900 eher selten gewählt, z. B. Gebhard von Blücher (Generalfeldmarschall). Auch: *Gebhart*, *Gebhardt*

Gene amerikanisch, ursprünglich englische Kurzform von Eugene, z. B. Gene Hackmann (amerikanischer Schauspieler), Gene Harris (amerikanischer Jazzmusiker)

Gennaro italienische Form von Januarius, der hl. Januarius ist der Schutzheilige von Neapel, z. B. Gennaro Gattuso (italienischer Fußballer)

Geoffrey englisch, Bedeutung nicht geklärt, vielleicht englische Form von Gottfried

Georg klassisch + international – von griechisch gea »Erde« und ergasome »bearbeiten« mit der Bedeutung »Landmann, Bauer«, der hl. Georg kämpfte der Legende nach mit dem Drachen und führte die Kreuzritter durch die Schlacht um Jerusalem, er ist ihr Schutzpatron und einer der 14 Nothelfer. Über Jahrhunderte hinweg und in vielen Sprachen einer der beliebtesten Vornamen, in Deutschland hat die Verbreitung nach 1980 deutlich abgenommen, z. B. Georg Baselitz (Maler), Georg Hackl (Rennrodler), Georg Heym (Lyriker), Georg Trakl (österreichischer Dichter). Auch: *Georges*, Georgi(j), *Georgios*, *Gheorge*, *Giorgio*, *György*, *George*, z. B. George Gershwin (amerikanischer Komponist), George Lucas (amerikanischer Filmemacher)

Gerald traditionell + international – Sonderform von Gerwald, von althochdeutsch ger »Speer« und waltan »herrschen, walten«, z. B. Gerald Asamoah (Fußballer), Gerald Ford (amerikanischer Präsident), Gerald Moore (englischer Pianist). Auch: *Gerold*, *Giraldo*, *Géraud*

Geralf althochdeutsch, von ger »Speer« und alf »Elf«

Gerard französische, englische und niederländische Form von Gerhard, z. B. Gérard Depardieu (französischer Schauspieler), Gerard Donovan (irischer Schriftsteller). Auch: *Gerardus*, *Gerardo*

Gerbert althochdeutsch, von ger »Speer« und beraht »glänzend«. Auch: *Garbert*

Gerd traditionell – beliebte Kurzform von Gerhard, besonders gern vergeben zwischen 1920 bis 1970, z. B. Gerd Dudenhöffer (Kabarettist), Gerd Müller (Fußballer). Auch: *Gert*, *Gehrt*, *Geert*

Gereon von griechisch geron »alt, bejahrt«, bekannt durch den hl. Gereon von Köln, der sich weigerte, Christen zu töten, vor allem im Rheinland üblich, z. B. Gereon Krahforst (Kirchenmusiker), Gereon Lepper (Bildhauer). Auch: *Gerion*

Gerfried althochdeutsch, von ger »Speer« und fridu »Friede«

Gerhard traditionell – von althochdeutsch ger »Speer« und hart »hart, stark«, bereits im Mittelalter weit verbreitet, um die Mitte des 20. Jahrhunderts einer der beliebtesten Jungennamen überhaupt, seit 1980 nur noch selten vergeben, z. B. Gerhard Löwental (Journalist), Gerhard Polt (Kabarettist), Gerhard Richter (Maler). Auch: *Gerhart*, *Gherardo*, *Gerardo*

Gerko friesische Kurzform von Gerhard

Gerlach althochdeutsch, von ger »Speer« und laikan »sich in Waffen üben« oder lah »Grenzzeichen«

German klassisch – von lateinisch germanus »Germane«, wird nicht häufig, aber regelmäßig gewählt, z. B. German Hofmann (Volksmusiker), German Müller (Geologe). Auch: *Germann*, *Germano*, *Germain*, *Germanus*

Germar althochdeutsch, von ger »Speer« und mari »berühmt«

Gernot traditionell – von althochdeutsch ger »Speer« und not »Begierde«, Name eines Helden im Nibelungenlied, Bruder von Gunther und Kriemhild, z. B. Gernot Endemann (Schauspieler), Gernot Wersig (Informationswissenschaftler)

Gero Kurzform von Namen mit Ger-

Gerolf althochdeutsch, von ger »Speer« und wolf »Wolf«. Auch: *Gerulf*

Geronimo italienische Form von Hieronymus

Gerrit niederländische und friesische Form von Gerhard

Gerschom biblisch – aus dem Hebräischen: »Fremdling«, Name von Moses ältestem Sohn. Auch: *Gerschon*, *Gerson*

Gerwig althochdeutsch, von ger »Speer« und wig »Kampf«

Gerwin althochdeutsch, von ger »Speer« und wini »Freund«

Gevaert niederländische Form von Gebhard

Géza ungarischer Vorname türkischen Ursprungs, Ehrentitel ungarischer Herrscher, z. B. Géza von Cziffra (ungarischer Filmemacher)

Giacomo italienische Form von Jakob

Gianni italienische Kurzform von Johannes

Gideon biblisch + international – aus dem Hebräischen: »Schneidender«, den Namen kennen wir aus dem Buch der Richter, in Deutschland selten gewählt, z. B. Gideon Spicker (Religionsphilosoph), Gideon Greif (israelischer Historiker), Gideon Klein (tschechischer Komponist). Auch: *Gidéon*

Gil Kurzform von Namen mit Gil-

Gilbert traditionell + international – ursprünglich französische Form von althochdeutsch Giselbert mit der Bedeutung »der glänzende Sproß«, seit dem Mittelalter bekannt durch mehrere Heilige dieses Namens, z. B. Gilbert Rahm (Zoologe), Gilbert Béceaud (französischer Sänger), Gilbert O'Sullivan (irischer Songschreiber). Auch: *Gilberto*

Gildo friesische Kurzform von Gildebrecht

Gilles französische Form von Ägidius

Gillian englisch, von gälisch gillean »Diener des Johannes«

Gino italienische Sonderform von Luigi (Ludwig)

Giordano italienische Form von Jordan

Giovanni italienische Form von Johannes

Giselbert althochdeutsch, von gisil »junger Adeliger; Kriegsgefangener« und beraht »glänzend«. Auch: *Gisbert*

Giselher althochdeutsch, von gisil »junger Adeliger; Kriegsgefangener« und heri »Heer«, Name eines Königs in der Nibelungensage

Giuliano italienische Form von Julian

Giulio italienische Form von Julius

Giuseppe italienische Form von Josef

Givon hebräisch für »Hügel«

Glauco italienisch für »blaugrün, bläulich schimmernd«

Glenn englisch, von gälisch gleann »enges Tal«, ursprünglich ein Familienname, z. B. Glenn Gould (kanadischer Pianist), Glenn Miller (amerikanischer Musiker). Auch: *Glen*

Godhard niederdeutsche Form von Gotthard. Auch: *Godehard*

Godot Fantasiename aus dem Theaterstück »Warten auf Godot« von Samuel Beckett, seit 1997 auch als Vorname zugelassen, mit den Bedeutungen »Erlösung, Schuld, Tod, Gott, Hoffnung«

Godwin niederdeutsch oder englisch für Gottwin, von althochdeutsch, altsächsisch und altenglisch god »gott« wini »Freund«

Golo eigenständige Kurzform von Namen mit God- oder Gott-, z. B. Golo Mann (Historiker und Autor), der jedoch eigentlich Angelus Gottfried hieß

Gonzalo spanisch, Bedeutung nicht geklärt, wird seit dem Mittelalter vergeben, z. B. Gonzalo Pizarro (Eroberer), Gonzalo Rojas (kubanischer Dichter)

Goran serbokroatische Kurzform von Grigor

Göran schwedische Form von Georg

Diesseits und jenseits des Atlantiks

Franzosen und Amerikanern kann man eigentlich nicht viele Gemeinsamkeiten nachsagen. Die Vornamenhitlisten des Jahres 2014 bzw. 2016 zeigen jedoch zumindest bei den Mädchen Parallelen. So ist Emma der beliebteste Mädchenname in Frankreich und in den USA. Dazu dürfte die Schauspielerin Emma Watson beigetragen haben, die mit den Harry-Potter-Filmen bekannt geworden ist und inzwischen zur den gefragtesten Schauspielerinnen ihrer Altersklasse gehört. War 2009 bei den Jungen z. B. Noah in beiden Ländern ähnlich beliebt, finden sich dort inzwischen keine Übereinstimmungen mehr. Die Vorlieben der Eltern in einer globalisierten Welt scheinen sich in letzter Zeit eher auseinander zu entwickeln.

Gordon englisch, vom gleichlautenden schottischen Familiennamen, nach keltisch für »großer Hügel«, z. B. Gordon Brown (britischer Premierminister), Gordon Ramsey (britischer Starkoch)

Gotthard althochdeutsch, von got »Gott« und harti »kräftig«

Gotthelf typische pietistische Neuschöpfung des 17. Jahrhunderts

Gottfried traditionell – von althochdeutsch got »Gott« und fridu »Friede«, im Mittelalter beim Adel sehr beliebt und von den Pietisten wieder aufgegriffen, inzwischen aber aus der Mode, z. B. Gottfried Benn (Dichter), Gottfried Wilhelm Leibniz (Mathematiker und Philosoph), Gottfried Keller (schweizerischer Schriftsteller)

Gottlieb Sonderform von lateinisch Amadeus oder griechisch deochar »Gott ist wohlgesonnen« oder Umgestaltung des älteren Namens Gottleib, im 17. Jahrhundert durch den Pietismus belebt, z. B. Gottlieb Daimler (Unternehmer)

Gottwin von althochdeutsch got »Gott« und wini »Freund«

Götz traditionell – Kurzform von Namen mit Gott-, bekannt durch Goethes »Götz von Berlichingen« und seinen Gruß, z. B. Götz Alsmann (Musiker und TV-Moderator), Götz George (Schauspieler). Auch: *Goetz*

Govert niederländische Form von Gottfried

Govinda indisch, aus dem Sanskrit: »Hirte«, Beiname Krishnas, z. B. Govinda Arun Ahuja (indischer Komiker und Schauspieler). Auch: *Govind*, *Gobind*

Graham englisch, vom gleichlautenden Familiennamen, z. B. Graham Hill (englischer Rennfahrer)

Gratian lateinisch, von gratia »Gunst, Anmut«. Auch: *Gratianus*, *Grazian*, *Graziano*, *Graciano*

Gregor klassisch + international – von griechisch gregorein »wachsam sein (in Erwartung Gottes)«, Name von 13 Päpsten und neun Heiligen, bereits im Mittelalter weit verbreitet, nie völlig aus der Mode gekommen, aber auch nie unter den Spitzenreitern, z. B. Gregor Gysi (Politiker), Gregor Mendel (österreichischer Botaniker), Gregor Schlierenzauer (österreichischer Skispringer). Auch: *Gregorios*, *Gregorius*, *Gregory*, *Grigori*, *Gregorio*

Grischa russisch, Sonderform von Grigori, bekannt durch Arnold Zweigs Novelle »Der Streit um den Sergeanten Grischa«, z. B. Grischa Niermann (Radrennfahrer)

Guido international – romanische Form von Wido, in Deutschland in den späten 1960ern etwas häufiger vergeben, vielleicht durch die Beliebtheit des Schweizers Guido Baumann im Rateteam des TV-Ratespiels »Was bin ich?«, z. B. Guido Buchwald (Fußballer), Guido Cantz (Komiker), Guido Knopp (Historiker), Guido Westerwelle (Politiker)

Gülkan türkisch für »blutrote Rose«

Gunder dänische Form von Gunnar

Gundolf althochdeutsch, von gund »Kampf« und wolf »Wolf«

Gunnar skandinavische Form von Günter, König aus der nordischen Sage, z. B. Gunnar Möller (Schauspieler)

Gunthard althochdeutsch, von gund »Kampf« und harti »hart«

Günther traditionell – von althochdeutsch gund »Kampf« und heri »Heer«, eine Gestalt aus der Nibelungensage, bereits im Mittelalter häufig gewählt, dann bis zur Romantik in Vergessenheit geraten und zwischen 1930 und 1950 einer der absolut beliebtesten Vornamen, nach 1980 nur noch selten gewählt, z. B. Günther Jauch (Journalist und TV-Moderator), Günther Quandt (Industrieller). Auch: *Gunther*, *Gunter*, *Günter*, z. B. Günter Eich (Lyriker), Günter Grass (Schriftsteller), Günter Netzer (Fußballer)

Guntmar althochdeutsch, von gund »Kampf« und mari »berühmt«

Guntram althochdeutsch, von gund »Kampf« und ram »Rabe«

Gustav international – ursprünglich schwedisch, von altnordisch gudhr »Kampf« und staf »Stab«, also »Stütze im Kampf«, um 1900 sehr beliebt, 1930 bis 1950 aus der Mode gekommen und danach nur noch selten gewählt, z. B. Gustav Stresemann (Politiker), Gustav Klimt (österreichischer Maler), Gustav Mahler (österreichischer Komponist). Auch: *Gustaf*, *Gustavus*, *Gustave*, *Gustavo*

Gyula ungarischer Vorname, ursprünglich Bezeichnung für einen militärischen Würdenträger

H

Haakon norwegisch, aus dem Altnordischen: »hoher Sohn«, Name norwegischer Könige. Auch: *Håkon*

Habakuk biblisch – Bedeutung unklar, einer der sogenannten »kleinen« Propheten des Alten Testaments

Habib arabisch für »Geliebter«

Hadar biblisch – aus dem Hebräischen: »Ruhm, Glanz«, Name eines Königs in den Büchern Mose

Hadbert althochdeutsch, von hadu »Kampf, Streit« und beraht »glänzend«

Hademar althochdeutsch, von hadu »Kampf, Streit« und mari »berühmt«. Auch: *Hadumar*

Hadi arabisch für »Glaubensführer«

Hadwin althochdeutsch, von hadu »Kampf, Streit« und wini »Freund«

Hafiz arabisch für »Wächter«. Auch: *Hafis*

Hagen traditionell – Kurzform zu älteren Vornamen wie Haganrich, althochdeutsch für »Herrscher in der Einhegung (Gerichtsstätte)«, bekannt durch Hagen von Tronje im Nibelungenlied, der mit seinem Mord an Siegfried der Auslöser für den späteren Untergang der Nibelungen war. Erlebte zwischen 1940 und 1960 eine kleine Renaissance, inzwischen wieder ziemlich selten, z. B. Hagen Boßdorf (Journalist), Hagen Liebing (Musiker), Hagen Rether (Kabarettist)

Hajo eigenständige Kurzform von Hans-Joachim, z. B. Hajo Funke (Politologe), Hajo Gieß (Regisseur)

Hakan türkisch für »Herrscher, Souverän, Landesfürst«, z. B. Hakan Yildrim (Modedesigner)

Hakim arabisch für »weise«, auch Bezeichnung für einen Arzt

Haldan norwegisch, von altnordisch halfdan »halber Däne«

Hale englisch, von altenglisch hal »gesund, kräftig«

Halil hebräisch für »Flöte«

Halldor noridisch, vom Götternamen Thor, z. B. Halldor Laxness (isländischer Schriftsteller). Auch: *Haldor*

Halvard nordisch, von altnordisch vardhi »Wächter, Hüter«, z. B. Halvard Hanevold (norwegischer Biathlet). Auch: *Halvar*, *Halvor*

Hamal arabisch für »Lamm«

Hamid arabisch für »lobenswert, dankenswert«

Hamilton englisch, von einem Ortsnamen

Hanan biblisch – hebräisch für »Gott ist gnädig«, ein Sohn Benjamins im Alten Testament

Hank amerikanische Sonderform von Henry, z. B. Hank Williams (Countrymusiker)

Hannes eigenständige Kurzform von Johannes, in Deutschland als Vorname erst seit etwa 1980 vergeben, seit 2005 relativ populär, z. B. Hannes Jaenicke (Schauspieler), Hannes Androsch (österreichischer Politiker)

Hannibal englisch, aus dem Phönizischen: »Günstling des (Gottes) Baal«, Name eines karthagischen Feldherrn, der die Römer besiegte, bekannt durch den Serienmörder Hannibal Lecter in den Romanen von Thomas Harris, z. B. Hannibal Marvin Peterson (Jazztrompeter). Auch: *Annibale*

Hanno eigenständige Kurzform von Johannes

Hans traditionell – eigenständige Kurzform von Johannes, seit dem Mittelalter in Deutschland durch alle Schichten verbreitet, bekannt aus zahllosen Märchen (»Hans im Glück«, »Hänsel und Gretel«), aus Redewendungen und Sprichwörtern (»Was Hänschen nicht lernt, lernt Hans nimmermehr«) Bis Beginn der 1950er-Jahre unangefochtener Spitzenreiter bei der Namensvergabe, beliebter Bestandteil vieler Doppelnamen, ab 1960 Absturz in die Bedeutungslosigkeit, wird heute nicht mehr häufig vergeben, z. B. Hans Clarin (Schauspieler), Hans Scholl (Widerstandskämpfer), Hans Söllner (Liedermacher). Auch: *Hanns*

Hans-Dieter Doppelname aus Hans und Dieter

Hans-Joachim Doppelname aus Hans und Joachim

Hans-Jochen Doppelname aus Hans und Jochen

Hans-Jörg Doppelname aus Hans und Jörg

Harald international – nordisch, entspricht dem deutschen Herold, von althochdeutsch heri »Heer, Schar, Menge« und waltan »herrschen, walten«, Name zahlreicher Könige in Dänemark und Norwegen, in Deutschland von 1920 bis 1970 ziemlich beliebt, jedoch nie unter den häufigsten Namen, z. B. Harald Juhnke (Schauspieler), Harald Schmidt (TV-Entertainer). Auch: *Herold, Harold*, z. B. Harold Pinter (englischer Theater- und Filmemacher)

Harbert niederdeutsch-friesische Sonderform von Herbert

Harder althochdeutsch, von harti »stark« und heri »Heer«

Hardy Sonderform von Namen auf -hard, z. B. Hardy Krüger (Schauspieler). Auch: *Hardi*

Harinder indisch, von der Bezeichnung der Götter Vishnu und Indra

Hariolf althochdeutsch, von heri »Heer« und wolf »Wolf«. Auch: *Herolf, Harolf*

Hark friesische Kurzform von Namen mit Har-, z. B. Hark Bohm (Regisseur). Auch: *Harko, Harke*

Harlan englisch, von einem Orts- und Familiennamen

Harm friesische und niederländische Sonderform von Herrmann

Harold englische Form von Herold

Harrison amerikanisch, ursprünglich Familienname mit der Bedeutung »Sohn von Harry«, z. B. Harrison Ford (amerikanischer Schauspieler)

Harry international – englische Sonderform von Harold oder Henry, Ende des 20. Jahrhunderts neu belebt durch die Harry-Potter-Romane von Joanne K. Rowling, z. B. Harry Rowohlt (Schriftsteller und Übersetzer), Harry Valerien (Sportjournalist), Harry Belafonte (amerikanischer Sänger), Harry S. Truman (amerikanischer Präsident)

Hartfried althochdeutsch, von hart »hart« und fridu »Friede«

Hartger althochdeutsch, von ger »Speer« und hart »hart, stark«, Kehrform von Gerhart

Hartlieb althochdeutsch, von hart »hart, stark« und leib »Erbe, Nachkomme«

Hartmut traditionell – von althochdeutsch hart »hart, stark« und muot »Mut, Gesinnung«, Gestalt aus der Gudrunsage, zwischen 1940 und 1960 ziemlich häufig gewählt, auch heute noch vergeben, z. B. Hartmut von Hentig (Pädagoge), Hartmut Michel (Chemiker), Hartmut El Kurdi (Schriftsteller). Auch: *Hardmut, Hartmuth, Hartmund*, Hardmund

Hartwig althochdeutsch, von hart »hart, stark« und wig »Kampf«, z. B. Hartwig Ebersbach (Maler). Auch: *Hertwig*

Harvey englisch, aus dem Bretonischen, Deutung unbekannt

Hassan arabisch für »gut, schön«, beliebt in der gesamten islamischen Welt durch einen Enkel Mohammeds. Auch: *Hasan*

Hasso althochdeutsch für »Hesse«, beliebt zwischen 1933 und 1945, z. B. Hasso Plattner (Unternehmer)

Junge oder Mädchen?

Sogenannte geschlechtsneutrale Vornamen dürfen in Deutschland nicht allein vergeben werden. Sie sind nur zulässig, wenn das Kind einen zweiten, eindeutigen Vornamen erhält. Bei Kai als Jungennamen haben allerdings in letzter Zeit Gerichte anders entschieden.

Beispiele für geschlechtsneutrale Namen: Conny – Eike – Isa (in Deutschland weiblich, in der Türkei männlich) – Kai (in Deutschland meist männlich, in Skandinavien weiblich) – Luca (in Deutschland meist männlich) – Sascha (in Deutschland meist männlich) – Robin (in Deutschland meist männlich).

Hauke niederdeutsch-friesische Sonderform von Namen mit Hauk-. Auch: *Hauke*

Hayden amerikanisch/australisch, in den 1990er-Jahren zu uns gekommen, von altenglisch hieg »Heu«, z. B. Hayden Thompson (amerikanischer Countrymusiker). Auch: *Haydon*

Heider Sonderform von Heidreich, von althochdeutsch heit »Art, Wesen« und rihhi »mächtig, reich«

Heiko niederdeutsch-friesische Kurzform von Heinrich, in den 1960ern und 1970ern in Nord- und Ostdeutschland recht beliebt, z. B. Heiko Reissig (Tenor), Heiko Thieme (Journalist und Finanzexperte), Heiko Waßer (Sportjournalist)

Heilmar von althochdeutsch heil »heil, gesund, vollkommen« und mari »berühmt«

Heimo Kurzform von Namen mit Heim-, von althochdeutsch heimingi »Heimat, Wohnstätte« oder heime »zu Hause, bei sich, daheim«

Heimrad althochdeutsch, von althochdeutsch heimingi »Heimat, Wohnstätte« oder heime »zu Hause, bei sich, daheim« und rat »Rat(geber)«

Hein niederdeutsche Sonderform von Heinrich

Heiner traditionell – selbstständige Kurzform von Heinrich, um die Mitte des 20. Jahrhunderts recht beliebt, z. B. Heiner Geißler (Politiker), Heiner Lauterbach (Schauspieler), Heiner Müller (Dramatiker). Auch: *Heinar*

Heinrich traditionell – Weiterentwicklung von Heimerich, von althochdeutsch heimingi »Heimat, Wohnstätte« und rihhi »mächtig, reich«, Name zahlreicher deutscher Kaiser, Könige und Fürsten. Bereits im Mittelalter sehr verbreitet und um 1900 einer der beliebtesten Namen überhaupt, wie viele traditionelle Vornamen nur noch sehr selten vergeben, z. B. Heinrich Böll (Schriftsteller), Heinrich Heine (Dichter), Heinrich Lübke (Bundespräsident), Heinrich Mann (Schriftsteller), Heinrich Zille (Künstler). Auch: *Hinrich*, *Enrico*, *Henrik*

Heintje friesische Koseform von Heinrich, bekannt durch den niederländischen Kinderstar Ende der 1960er-Jahre

Heinz traditionell – Sonderform von Heinrich, um 1920 sehr beliebt, schaffte es bis auf Platz 2 der Hitlisten, nach 1965 kaum noch vergeben, z. B. Heinz Erhardt (Komiker), Heinz Rühmann (Schauspieler), Heinz Sielmann (Tierfilmer)

Hektor klassisch – aus dem Griechischen: »im Kampf erringen«, nach dem gleichnamigen trojanischen Helden der »Ilias« Homers, in Deutschland seltener als in romanischen Ländern vergeben. Auch: *Heitor*, *Ettore*, *Hector*, z. B. Hector Berlioz (französischer Komponist)

Helaku indianisch für »sonniger Tag«

Helfrich althochdeutsch, von helfa »Hilfe« und rihhi »Macht«

Helge nordisch, bedeutet »der Heilige«, z. B. Helge Schneider (Musikkomiker). Auch: *Helgo*

Helmar traditionell – Sonderform von Heilmar, von althochdeutsch helm »Helm, Schutz« und mari »berühmt«, z. B. Helmar Becker-Berke (Grafiker), Helmar Meinel (Journalist). Auch: *Helmer*

Helmbrecht althochdeutsch, von helm »Helm, Schutz« und beraht »glänzend«

Helmo eigenständige Kurzform von Namen mit Helm-

Helmut traditionell – hat sich aus Heilmut oder Helmold entwickelt, erst seit dem 19. Jahrhundert in Gebrauch gekommen und zwischen 1910 und 1960 sehr häufig vergeben, allerdings nie auf einem Spitzenplatz der Namenshitliste, nach 1970 kaum noch gewählt, z. B. Helmut Dietl (Regisseur), Helmut Kohl (Bundeskanzler), Helmut Rahn (Fußballer), Helmut Schmidt (Bundeskanzler). Auch: *Helmuth*, *Hellmut*, *Hellmuth*

Helwig Sonderform von Heilwig, von althochdeutsch heil »heil, gesund, vollkommen« und wig »Kampf«

Helwin althochdeutsch, von heil »heil, gesund, vollkommen« und wini »Freund«

Hemmo niederdeutsche Kurzform für Namen mit Helm-

Hendrik international – niederdeutsch-friesische Form von Heinrich, hält sich beständig unter den ersten 200 Plätzen der Vornamenvergabe, ist aber über Platz 50 selten hinausgekommen, auch in der Form Henrik sehr geläufig, z. B. Hendrik Beyer (Leichtathlet), Hendrik Dreekmann (Tennisspieler), Hendrik Leys (belgischer Maler). Auch: *Hendrick*, *Henryk*, *Hinrik*

Henner Sonderform von Heinrich

Hennes Kurzform von Johannes

Henning niederdeutsch-friesische Sonderform von Johannes, bereits im 11. Jahrhundert in Gebrauch, wird immer noch vergeben, z. B. Henning Ahrens (Lyriker), Henning Greve (Bildhauer), Henning Venske (Schauspieler und Moderator). Auch: *Hennig*

Henny Koseform zu Hendrik oder Johannes, z. B. Hans Henny Jahnn (Schriftsteller)

Henrik friesische, skandinavische und norwegische Form von Heinrich, z. B. Henrik Ibsen (norwegischer Dramatiker)

Henry international – englische Form von Heinrich, war bereits um 1890 in Deutschland beliebt und blieb das bis etwa 1930, danach seltener. In den 2010ern wieder unter den Top 50 der vergebenen Namen (beide Schreibweisen zusammengenommen), z. B. Henry Hübchen (Schauspieler), Henry Maske (Boxer), Henry Ford (amerikanischer Industrieller), Henry Miller (amerikanischer Schriftsteller). Auch: *Henri*, z. B. Henri Matisse (französischer Maler)

Herakles griechisch für »Ruhm der Hera«, in der griechischen Sage ein Sohn des Zeus und der Hera, vollbringt dank übermenschlicher Kräfte zahlreiche Heldentaten. Auch: *Heracles*, *Herkules*, *Hercule*

Herbert traditionell – von althochdeutsch heri »Heer, Menge, Schar« und berath »glänzend«, zwischen 1910 und 1930 einer der häufigsten Jungennamen, dann Rückgang der Vergabe und seit etwa 1960 nur noch selten gewählt, z. B. Herbert Feuerstein (Entertainer), Herbert Grönemeyer (Popsänger und Schauspieler), Herbert Brandl (österreichischer Maler). Auch: *Heribert*

Herdan althochdeutsch, von heri »Heer« und degan »Held«

Herfried althochdeutsch, von heri »Heer, Menge, Schar« und fridu »Schutz, Friede«

Herger althochdeutsch, von heri »Heer, Menge, Schar« und ger »Speer«

Herko niederdeutsch-friesische Kurzform von Namen mit Her-. Auch: *Herke*

Hermann traditionell – von althochdeutsch heri »Heer, Menge, Schar« und man »Mann«, war schon im Mittelalter weit verbreitet und erfreute sich nach allerlei heldenhafter und national bewegter Literatur über die sogenannte »Hermannsschlacht« im 19. Jahrhundert großer Beliebtheit, um 1890 einer der häufigsten Vornamen überhaupt, die Popularität sank von da an stetig; seit den 1970ern kaum noch vergeben, z. B. Hermann Hesse (Schriftsteller), Hermann Ullstein (Verleger), Hermann Weyl (Mathematiker). Auch: *Herman*, *Herrmann*, *Hernando*

Hermes griechisch, vielleicht von herma »Fels, Stein«, mit Bezug auf die Steinbegrenzungen griechischer Straßen, in der griechischen Sage Bote der Götter und Schutzgott der Reisenden, der Händler, der Hirten und der Diebe, z. B. Hermes Phettberg (österreichischer Autor und Schauspieler)

Hermo Kurzform von Hermann

Herold Sonderform von Herwald, von althochdeutsch heri »Heer, Menge, Schar« und waltan »herrschen, walten«

Herolf althochdeutsch, von heri »Heer, Menge, Schar« und wolf »Wolf«. Auch: *Herlof*, *Herluf*

Herwig althochdeutsch, von heri »Heer, Menge, Schar« und wig »Kampf«

Herwin althochdeutsch, von heri »Heer, Menge, Schar« und wini »Freund«

Hieronymus griechisch für »der mit dem heiligen Namen«, der hl. Hieronymus war ein antiker Kirchenlehrer, bis ins 16. Jahrhundert war der Name durchaus verbreitet, z. B. Hieronymus Wolf (Philologe), Hieronymus Bosch (niederländischer Maler)

Hikmet türkisch, aus dem Arabischen: »weise«

Hilarius lateinisch, von hilaris »heiter, froh«. Auch: *Hilario*, *Hilair*, *Hilar*

Hildebrand althochdeutsch, von hiltia »Kampf« und brant »Brand«, in der Nibelungensage Waffenmeister Dietrichs von Bern

Hilger Sonderform von Hildeger, althochdeutsch von hiltia »Kampf« und ger »Speer«

Hilmar Sonderform von Hildemar, althochdeutsch von hiltia »Kampf« und mari »berühmt«, z. B. Hilmar Hoffmann (Kulturpolitiker), Hilmar Thate (Schauspieler)

Hiob biblisch – aus dem Hebräischen: »wo ist mein Vater?«, lutherischer Name für einen Propheten des Alten Testaments, Sinnbild für den Zweifler an Gott

Hiram englisch, nach einem biblischen Namen für den phönizischen König von Tyrus mit der Bedeutung »mein Bruder ist erhaben«

Hiroto japanisch für »lange Reise«

Ho chinesisch für »gut«

Hoimar friesische Form von Hugmar, von althochdeutsch hugu »Geist, Sinn, Gesinnung« und mari »berühmt«, z. B. Hoimar von Ditfurth (Arzt und Autor)

Holden amerikanisch, ursprünglich Familiennamen, von altenglisch hol »Tal« und denn »sicherer Platz«, bekannt durch Holden Caulfield, den Protagonisten in J.D. Salingers »Der Fänger im Roggen«

Holger international – nordisch, von altnordisch holmr »Insel« und geirr »Speer«, wird seit Beginn des 20. Jahrhunderts in Deutschland häufiger vergeben, kam in den 1940ern regelrecht in Mode und blieb es bis etwa 1970, z. B. Holger Badstuber (Fußballer), Holger Franke (Schauspieler)

Holm skandinavisch, von altnordisch holmr »Insel(bewohner)«

Homer amerikanisch, ursprünglich griechisch, Bedeutung ungeklärt, Name eines antiken Dichters, verfasste die Versepen »Ilias« und »Odyssee«, bekannt durch Homer J. Simpson, Protagonist der erfolgreichen Comicserie »Die Simpsons«

Horst traditionell – Bedeutung ungeklärt, vielleicht von altdeutsch hurst »Horst«, als Vorname zunächst nur in Adelskreisen gegen Ende des 19. Jahrhunderts gebräuchlich, bis Mitte der 1930er immer beliebter, ab 1950 starker Rückgang der Vergabe, heute kaum gewählt, z. B. Horst Buchholz (Schauspieler), Horst Janssen (Maler), Horst Köhler (Bundespräsident), Horst Tappert (Schauspieler)

Hosea biblisch – aus dem Hebräischen: »Gott hilft«, ein Prophet des Alten Testaments, z. B. Hosea Ratschiller (österreichischer Radiomoderator), Hosea Townsend (amerikanischer Politiker)

Howard englisch, nach einem gleichlautenden Familiennamen

Hubert traditionell – Kurzform von Hugbert, von althochdeutsch hugu »Geist, Sinn, Gesinnung« und berath »glänzend«, der hl. Hubertus ist Patron der Jagd und der Jäger, etwas häufiger im süddeutschen Raum vergeben, z. B. Hubert Burda (Verleger), Hubert Kah (Popmusiker), Hubert von Goisern (österreichischer Musiker). Auch: *Hubertus*, *Haubert*

Hudson englisch, ursprünglich ein Familienname

Hugo traditionell + international – Kurzform von Namen mit Hug-, von althochdeutsch hugu »Geist, Sinn, Gesinnung«, um 1900 recht beliebt, verschwand 1945 in der Versenkung, erlebt seit 2011 einen steilen Aufstieg in der Statistik, z. B. Hugo Egon Balder (TV-Moderator), Hugo Hamilton (irischer Schriftsteller). Auch: *Hugh*, *Hughues*

Humbert von althochdeutsch berath »glänzend«, Deutung des ersten Namensteils unsicher

Hunold althochdeutsch, von hun »Tier« und waltan »herrschen«

Hunor ungarisch, Gestalt aus der Mythologie, Hunor und Magor waren der Sage nach die Stammväter der Hunnen und Magyaren

Hunter amerikanisch, ursprünglich Familienname (»Jäger«)

Hussein arabisch für »kleiner Schöner«, sehr beliebt in der gesamten islamischen Welt, z. B. Hussein Kamil (Sultan von Ägypten), Hussein Ali Montazeri (iranischer Großajatollah). Auch: *Hossain*, *Hussain*, *Husain*

Fußballgötter

Das waren die häufigsten Vornamen in den letzten zehn Bundesliga-Spieljahren:

- Markus (74)
- Johannes (62)
- Daniel (37)
- Alexander (35)
- Andreas (33)
- Marius (33)
- Michael (33)

In den Klammern steht die Anzahl der Spieler mit dem entsprechenden Namen, inklusive Abwandlungen und Abkürzungen. *(Quelle: Netzsieger.de, zitiert nach Sport 1 vom 27.05.2017)*

I

Ian englisch, gälische Form von Johannes

Iannis griechisch, Kurzform von Ioannis

Ibrahim arabische Form von Abraham, Prophet des Islam und Vater von Ismail, Stammvater der arabischen Völker und Erbauer der ersten Kaaba von Mekka

Idan hebräisch für »Zeitalter«

Ido Kurzform von ungebräuchlichen althochdeutschen Namen auf Id- und Name aus der Bibel, vielleicht zu hebräisch für »von Jahwe erwählt«. Auch: *Iddo*

Idris arabisch für »der Lernende«, Name eines Propheten

Ignaz klassisch – von lateinisch ignis »Feuer«, verbreitet durch Ignatius von Loyola, Gründer des Jesuitenordens, geläufiger in der Südhälfte Deutschlands und im Alpenraum, z. B. Ignaz Bubis (Vorsitzender des Zentralrats der Juden), Ignaz Semmelweis (österreichischer Arzt). Auch: *Ignatius, Ignacio, Ignace*

Igor international – russische Form von Ingvar, von einem Beinamen des Gottes Freyr, in der zweiten Hälfte des 20. Jahrhunderts auch in Deutschland geläufig, z. B. Igor Astarloa (spanischer Radrennfahrer), Igor Malinovski (österreichischer Dirigent), Igor Strawinski (russischer Komponist)

Ihsan arabisch für »Wohltäter«

Ike englische Kurzform von Isaac, z. B. Ike Turner (amerikanischer Rockmusiker)

Ilan serbokroatische Form von Elias

Ilja slawische Form von Elias, in Deutschland in den 1970ern bekannt geworden durch Ilja Richter (TV-Moderatur und Schauspieler). Auch: *Ilija, Illie*

Ilmar von finnisch ilma »Luft«. Auch: *Ilmari*

Immanuel Sonderform von Emanuel

Immo Kurzform von Namen mit Irm-

Imran arabisch für »geehrter Vatersbruder«, im Koran Vater Maryams. Auch: *Imraan*

Imre ungarische Form von Emmerich

Indra indisch, aus dem Sanskrit: »wasserreich«, vom Namen des Wettergottes

Ingemar schwedische Form von Ingomar, von althochdeutsch mari »berühmt« und dem germanischen Gott Ingwi(o), z. B. Ingemar Stenmark (schwedischer Skirennfahrer). Auch: *Ingmar*, z. B. Ingmar Bergman (schwedischer Regisseur)

Ingo traditionell – Kurzform von Namen mit Ing-, von Ende der 1950er bis Anfang der 1970er recht beliebt, z. B. Ingo Naujoks (Schauspieler), Ingo Schulze (Schriftsteller)

Ingolf althochdeutsch, von wolf »Wolf« und dem germanischen Gott Ingwi(o), z. B. Ingolf Lück (Schauspieler)

Ingram althochdeutsch, von dem germanischen Gott Ingwi(o) und ram »Rabe«

Ingvar skandinavisch, von altnordisch varr »Wächter, Hüter«. Auch: *Ingward*

Inigo spanisch, ursprünglicher Name des Ignatius von Loyola, Bedeutung unbekannt

Innozenz lateinisch, von innocentia »Unschuld, Unbescholtenheit«, Name von zwölf Päpsten. Auch: *Innocentius*

Ira biblisch – aus dem Hebräischen: »wachsam«, im Alten Testament ein Schreiber am Hofe Davids, z. B. Ira Berlin (amerikanischer Historiker). Sowohl männlicher als auch weiblicher Vorname.

Irenäus latinisiert von griechisch eirenaios »der Friedfertige«, z. B. Irenäus Eibl-Eibesfeld (österreichischer Verhaltensforscher). Auch: *Ireneusz, Irenaios*

Irmfried althochdeutsch, von irmin »allumfassend, mächtig« und fridu »Schutz, Friede«. Auch: *Irmenfried*

Irmin Kurzform zu Namen mit Irm-

Irmo Kurzform zu Namen mit Irm-

Irrfan arabisch für »Wissen«. Auch: *Irfan*

Iruka japanisch für »Delfin«, Iruka Umino ist eine bekannte Manga-Figur.

Irving englisch, von altenglisch Irwyn (Eberwein), von eofor »Eber« und wine »Freund«, ursprünglich ein Familienname, z. B. Irving Stone (amerikanischer Schriftsteller). Auch: *Irvine*

Isaak biblisch – aus dem Hebräischen: »das Lächeln (Gottes)«, nach dem zweiten Stammvater des Volkes Israel. Auch: *Isaac*

Isbert althochdeutsch, von isan »Eisen« und beraht »glänzend«. Auch: *Isenbert*

Isger althochdeutsch, von isan »Eisen« und ger »Speer«. Auch: Isenger

Isidor von griechisch isos »gleich(wertig)« und doros »Geschenk«, bei uns nach 1920 kaum vergeben. Auch: *Isidore, Isidoro, Isidro*

Ismael biblisch – aus dem Hebräischen: »Gott hört«, nach dem Sohn Abrahams und der Magd Hagar, Stammvater der zwölf arabischen Stämme. Auch: *Ishmael, Ismail*

Ismar althochdeutsch, von isan »Eisen« und mari »berühmt«, z. B. Ismar Boas (Arzt)

Israel biblisch – aus dem Hebräischen: »möge Gott schützen«, Beiname des Stammvaters Jakob. Im Nationalsozialismus wurden jüdische Männer gezwungen, diesen Vornamen anzunehmen.

István ungarische Form von Stephan

Italo italienisch für »der Italiener«, kam im 19. Jahrhundert in Mode, z. B. Italo Calvino, Italo Svevo (italienische Schriftsteller)

Ivar skandinavische Kurzform von Ingvar

Ivo traditionell – von althochdeutsch iwa »Eibe« und der serbokroatischen Form von Johannes, bereits im Mittelalter üblich, im südwestdeutschen Raum häufiger, z. B. Ivo Pogorelić (kroatischer Pianist)

Iwan russische Form von Johannes, weit verbreitet, sinnbildlicher Name für »den Russen«, z. B. Iwan Pawlow (Arzt und Psychiater). Auch: *Ivan*

Russische Trends

In den letzten Jahren ist ein bisschen Bewegung in die russischen Vornamen gekommen. Die bei den Mädchen langjährig führende Anastasia findet sich nur noch auf Platz 2 wieder, bei den Jungen ist Alexander sogar auf Platz 5 abgerutscht.

Beliebteste Vornamen 2011

Mädchen

1. Sofia
2. Anastasia
3. Daria
4. Maria
5. Polina
6. Elizaveta
7. Anna
8. Victoriya
9. Valeriya
10. Alisa

Jungen

1. Daniil
2. Maxim
3. Artiom
4. Ivan
5. Alexander
6. Kirill
7. Dmitry
8. Nikita
9. Andrey
10. Mikhail

(Quelle: www.babycenter.de)

J

Jack international – englisch, Sonderform von John, im gesamten anglo-amerikanischen Raum verbreitet, z. B. Jack Nicholson (amerikanischer Schauspieler), Jack White (Musiker und Komponist). Auch: *Jake*

Jacques französische Form von Jakob, z. B. Jacques-Yves Cousteau (französischer Meeresforscher)

Jadon biblisch – aus dem Hebräischen: «dankbar«, half dem Propheten Nehemiah zufolge bei Wiederaufbau Jerusalems, gegenwärtig im gesamten angloamerikanischen Raum beliebt in der Form Jayden

Jago nach einer Figur in Shakespeares »Othello«

Jaime spanische Form von Jakob

Jair biblisch – aus dem Hebräischen: »Gott überstrahlt«, ein Richter aus dem Buch der Richter. Auch: *Yair, Jairo*

Jakob biblisch – von hebräisch hakeb »Ferse«, jüngster der drei Stammväter des Volks Israel, verdrängte seinen Bruder Esau vom Segen der Erstgeburt, indem er Esaus Ferse festhielt, auch Name eines Apostels, deswegen schon früh weit verbreitet. Bereits um 1900 recht häufig, dann nahm die Popularität stark ab, erst seit 1985 wieder häufiger vergeben und inzwischen ziemlich beliebt, z. B. Jakob Schulze-Rohr (Stadtplaner), Jakob von Uexküll (Philanthrop). Auch: *Jacob, Jacobus, Jakobus, Jakub, Jakow, Giacomo*

Jalal aus dem Arabischen: »Ruhm, Größe«

James englische Form von Jakob, entstanden über die spätlateinische Nebenform Jacomus, im Altfranzösischen gekürzt zu James, Name englischer Könige und im englischen Sprachraum seit langem beliebt, z. B. James Krüss (Schriftsteller), James Blunt (englischer Popsänger), James Joyce (irischer Schriftsteller)

Jamie schottische Koseform von James, z. B. Jamie Oliver (englischer Fernsehkoch)

Jan niederdeutsch-friesische und niederländische Kurzform von Johannes, in Norddeutschland seit langem ein selbstständiger Vorname. Der Name wird seit Beginn des 20. Jahrhunderts zunehmend vergeben, ab etwa 1980 einer der beliebtesten Jungennamen überhaupt, seit 2002 jedoch nicht mehr in der Spitzengruppe, häufig erstes Element von Doppelnamen, z. B. Jan Delay (Musiker), Jan Ullrich (Radrennfahrer)

Janis lettische Form von Johannes

Janko ungarisch, Sonderform von Janos

Jannek neuere Sonderform von Jan

Jannik Sonderform von Johannes, wahrscheinlich Eindeutschung von Yannig, kam um 1980 vermehrt in Gebrauch, zahlreiche Schreibweisen, seit Mitte der 1990er unter den beliebtesten Vornamen, z. B. Jannik Freese (Basketballer), Jannik Paeth (Schauspieler). Auch: *Jannick, Janic, Janik, Janick, Janek, Yannick, Yannik, Yanik, Yanick, Yanic, Yannic*

János ungarische Form von Johannes. Auch: *Janosch*

Janus lateinisch, vom römischen Gott des Anfangs und des Endes, Namensgeber für den Januar

Janusch polnische Form von Jan. Auch: *Janusz*

Jared biblisch – aus dem Hebräischen: »herabsteigend«, Vater des Henoch im Alten Testament, durch die puritanische Namensmode im englischen Sprachraum verbreitet, besonders in den USA beliebt, z. B. Jared Harris (englischer Schauspieler), Jared Newson (amerikanischer Basketballer). Auch: *Jarred, Jered*

Jarek slawisch, Kurzform von Namen mit Jar-

Jaromir slawisch, von russisch jari »heftig, mutig« und mir »Friede«

Jaron griechisch, von ieros »heilig, gottgeweiht«

Jaroslaw slawisch, von russisch jari »heftig, mutig« und slava »Ruhm«

Jarvis englisch, von französisch Gervaise, Bedeutung unklar

Jason international + klassisch – ursprünglich nur englisch, aus dem Griechischen: »der Heiler«, Name einer griechischen Sagengestalt, die mit den Argonauten das Goldene Vlies aus Kolchis raubte. Im Zuge der wachsenden Popularität im englischen Sprachraum seit den 1990ern auch in

Deutschland gebräuchlich und um Platz 100 der Hitlisten zu finden, z. B. Jason Donovan (australischer Sänger und Schauspieler), Jason Starr (amerikanischer Autor). Auch: *Iason*

Jasper friesische und englische Form von Kasper

Javed indisch, aus dem Arabischen: »lebendig«, z. B. Javed Akhtar (indischer Lyriker und Drehbuchautor)

Javier spanische Form von Xaver, z. B. Javier Solana (NATO-Generalsekretär). Auch: *Xavier*

Jay indisch, aus dem Sanskrit: »Sieg«, oder englische Kurzform von Jason, z. B. Jay Leno (amerikanischer Entertainer)

Jean international – französische Form von Johannes, in Frankreich sehr verbreitet, bei uns im 18. Jahrhundert in Mode, danach eher selten vergeben, z. B. Jean Paul (Schriftsteller), Jean Cocteau (französischer Künstler), Jean Reno (französischer Schauspieler), Jean Paul Sartre (französischer Schriftsteller und Philosoph)

Jed Kurzform von Jedidiah oder von arabisch yed »Hand«

Jedidiah biblisch – aus dem Hebräischen: »Liebling des Herrn«, Beiname König Salomos, hauptsächlich in den USA üblich

Jeff englisch, Kurzform für Jeffrey, z. B. Jeff Hanson (amerikanischer Liedermacher)

Jeffrey englisch, Sonderform von Geoffrey

Jehudi hebräisch für »der aus Judäa«. Auch: *Yehudi*

Jendrik tschechische Sonderform von Heinrich

Jenö ungarische Form von Eugen

Jens niederdeutsch-friesische, niederländische und dänische Form von Johannes, im Norden Deutschland schon lange gebräuchlich, ab 1920 zunehmend beliebt mit Höhepunkt in den 1960ern und 1970ern, danach steiler Absturz auf der Beliebtheitsskala, z. B. Jens Gouthier (Musiker), Jens Lehmann (Fußballtorwart)

Jephta biblisch – aus dem Hebräischen: »er (Gott) öffnete, entließ«, einer der Kleinen Richter des Alten Testaments. Auch: *Jefta, Jephtah*

Jeremias biblisch + international – aus dem Hebräischen: »Jahwe erhöht«, einer der vier großen Propheten des Alten Testaments, seit etwa 1990 gern in der beliebten englischen Form Jeremy vergeben, z. B. Jeremias Rebstock (Theologe), Jeremias Gotthelf (schweizerischer Schriftsteller). Auch: *Jeremia, Jeremy, Jeremie*

Jermain amerikanisch, von französisch Germain (German)

Jerome englische Form von Hieronymus. Auch: *Jeronimo*

Jerrit friesische Form von Gerhard

Jerry englisch, Kurzform von Gerald oder Jeremy, vor allem in den USA verbreitet, z. B. Jerry Bruckheimer (amerikanischer Filmproduzent), Jerry Lewis (amerikanischer Komiker)

Jerzy polnische Form von Georg

Jesaja biblisch – aus dem Hebräischen: »Gott hat geholfen«, ein Prophet des Alten Testaments. Auch: *Isaiah*

Jesko slawische Sonderform von Johannes

Jesper dänische Form von Kaspar

Jesse biblisch – aus dem Hebräischen: »Mann Jahwes«, Name des Vaters von David, vor allem in den USA üblich, z. B. Jesse James (amerikanischer Bandit), Jesse Owens (amerikanischer Leichtathlet). Auch: *Jess, Isai*

Jesus seit 1998 in Deutschland als Zweitname zugelassen, in spanischsprachigen Ländern jedoch durchaus verbreitet

Jethro biblisch – aus dem Hebräischen: »Überfluß«, Schwiegervater des Moses, im Gegensatz zum englischsprachigen Raum bei uns kaum vergeben. Auch: *Jitro*

Jewgeni russische Form von Eugen. Auch: *Jewgenij*

Jian chinesisch für »stark«

Jim englisch, Kurzform von James, bekannt durch Jim Knopf aus Michael Endes Kinderbüchern, aber bei uns sehr selten vergeben, z. B. Jim Carrey (kanadischer Schauspieler), Jim Jarmusch (amerikanischer Regisseur)

Jimmy englisch, Koseform von Jim, z. B. Jimmy Hendrix (amerikanischer Rockmusiker)

Jindrich tschechische Form von Heinrich

Jiri tschechische Form von Georg

Joachim biblisch – aus dem Hebräischen: »Jahwe wird aufrichten«, nach den Apokryphen Mann der hl. Anna und Vater Marias, bereits im Mittelalter beliebt und zwischen 1940 und 1960 einer der beliebtesten Jungennamen, heute kaum noch vergeben, z. B. Joachim Bublath (Physiker und TV-Moderator), Joachim Fuchsberger (Schauspieler), Joachim Löw (Fußballbundestrainer). Auch: *Joakim*, *Joaquim*

Jobst Sonderform von Jodok, z. B. Jobst von Berg (Künstler)

Jochen beliebte Kurzform von Joachim, z. B. Jochen Busse (Schauspieler und Kabarettist), Jochen Rindt (Rennfahrer). Auch: *Jochem*, *Jokel*

Jodok von keltisch iud »Kämpfer«, bekannt durch den hl. Jodokus, einen bretonischen Mönch und Einsiedler

Joe englische Kurzform von Josef

Joel biblisch + international – aus dem Hebräischen: »Jahwe ist Gott«, ein Prophet des Alten Testaments, seit Mitte der 1980er in Deutschland üblich und zunehmend beliebter, besonders als Zweitname, z. B. Joel Keussen (Eishockeyspieler), Joel Houston (australischer Liedermacher), Joel Lamela (kubanischer Leichtathlet). Auch: *Joël*

Johann eigenständige Kurzform von Johannes, in Deutschland schon seit dem Mittelalter häufig vergeben, gern als einer von mehreren Namen, bereits um 1900 sehr populär, zwischen 1960 und 1980 auf den Hitlisten abgerutscht, inzwischen wieder häufiger, z. B. Johann Sebastian Bach (Komponist), Johann Wolfgang Goethe (Dichter), Johann Lafer (österreichischer Fernsehkoch). Auch: *Johan*

Johannes biblisch – latinisiert aus dem Hebräischen: »Jahwe ist gnädig«, bekannt durch Johannes den Täufer und den Apostel Johannes, Name mehrerer Heiliger und Päpste, seit dem Mittelalter in Deutschland verbreitet, zusammen mit seinen Kurzformen Johann und Hans wahrscheinlich der häufigste Männername überhaupt. Seit Beginn der Namensstatistiken Ende des 19. Jahrhunderts war er immer in den Listen vertreten und kam nie völlig aus der Mode, besonders beliebt um 1900 und um 1990, in den 2010ern um Rang 50, z. B. Johannes R. Becher (Komponist), Johannes Heesters (Schauspieler), Johannes B. Kerner (TV-Moderator). Auch: *Johanno*, *Ioannis*

John englische und niederdeutsche Kurzform von Johannes, im gesamten englischen Sprachraum verbreitet, z. B. John F. Kennedy (amerikanischer Präsident), John Lennon (englischer Popmusiker), John Wayne (amerikanischer Schauspieler)

Johnny englische Koseform von John, z. B. Johnny Depp (amerikanischer Schauspieler)

Jon Kurzform von Jonas und Jonathan

Jonas biblisch + international – aus dem Hebräischen: »Taube«, ein Prophet des Alten Testaments, die Geschichte von Jonas und dem Wal gehört zu den bekanntesten der Bibel. Seit 1970 nahm die Vergabe dieses Namens einen rasanten Aufstieg, seit 2000 beständig unter den beliebtesten Namen, auch in Skandinavien in dieser Form weit verbreitet, z. B. Jonas Dornbach (Film- und Videoproduzent), Jonas Rohrmann (Schauspieler), Jonas Björkman (schwedischer Tennisspieler). Auch: *Jonah*, *Jona*

Jonathan biblisch + international – aus dem Hebräischen: »Jahwe hat gegeben«, im Alten Testament König Sauls ältester Sohn, der im Kampf gegen die Philister fiel, im Neuen Testament ein Hohepriester und Freiheitskämpfer gegen die Hellenen, in Deutschland vor 1970 wenig vergeben, seitdem ständig im Aufwind, aber nie auf den vorderen Plätzen der Namenshitlisten, z. B. Jonathan Meese (Künstler), Jonathan Franzen (amerikanischer Schriftsteller). Auch: *Jonatan*

Jordan nach dem gleichnamigen Fluß in Palästina, aus dem Hebräischen: »Herabfließender«, im englischen Sprachraum häufiger, aber auch bei uns durch die Kreuzzüge bereits im Mittelalter bekannt

Jörg traditionell – Sonderform von Georg, zwischen 1955 und 1970 sehr beliebt, seit 1980 wie Georg kaum noch vergeben, z. B. Jörg Fauser (Schriftsteller), Jörg Immendorff (Maler), Jörg Pilawa (TV-Moderator). Auch: *Jürg*, *Jorg*, *Jorge*, *Jorgós*

Jorge spanische Form von Georg

Jorin niederländische Form von Gregor

Joris niederdeutsche Kurzform von Gregorius. Seit 2015 steigt die Beliebtheit stark an. Auch: *Jooris*

Jörn niederdeutsche Kurzform von Jürgen

Jorrit friesische Form von Eberhard

Joschka ungarische Sonderform von Josef. Auch: *Joscha*

Josef biblisch – aus dem Hebräischen: »Gott möge hinzufügen«, im Alten Testament elfter Sohn Jakobs, im Neuen Testament Ehemann von Maria, vor allem in katholischen Gegenden sehr verbreitet, Name österreichischer Kaiser und daher im 19. Jahrhundert sehr beliebt, seit etwa 1960 weniger oft vergeben, z. B. Josef Ackermann (schweizerischer Bankier), Josef Bierbichler (Schauspieler), Josef Hader (österreichischer Kabarettist). Auch: *Joseph, Josip, Jussuf, Jozep, Joseba*

Josh englische Kurzform von Joshua

Joshua biblisch + international – aus dem Hebräischen: »Jahwe hilft«, im Alten Testament der Nachfolger des Moses als Führer der Israeliten. Erst seit den 1980er-Jahren häufiger vergeben und seitdem immer in den Top 100 der Namenshitlisten, z. B. Joshua Kadison (amerikanischer Popsänger). Auch: *Josua, Joschua*

Josias biblisch – aus dem Hebräischen: »Jahwe unterstützt«, in der Bibel Sohn des Amon von Juda, selten vergeben, z. B. Josias Braun-Blanquet (schweizerischer Botaniker). Auch: *Josia, Josiah, Joschija*

Josse niederländische Form von Jodok

Jost Weiterentwicklung von Jodokus

Juan spanische Form von Johannes

Julian international – Sonderform von Julianus und Julius, wurde in den 1970ern erstmals häufiger gewählt und gehört seit Ende der 1980er zu den beliebtesten Jungennamen, z. B. Julian Nida-Rümelin (Kulturpolitiker), Julian Paeth (Schauspieler). Auch: *Julien, Julianus*

Julius klassisch – vom römischen Geschlechternamen der Julier, aus dem auch der Imperator und Feldherr Gaius Julius Cäsar stammte, dem zu Ehren der Monat Juli benannt wurde, wurde im Zuge des Humanismus in Deutschland geläufig, war bis in die 1920er-Jahre recht beliebt, verschwand während des Zweiten Weltkriegs in der Versenkung, seit 2000 wieder populär, z. B. Julius Hackethal (Arzt), Julius Schrader (Maler). Auch: *Julio, Luglio, Giulio*

Jurek polnische Sonderform von Jerzy (Georg), z. B. Jurek Becker (Schriftsteller)

Jürgen traditionell – niederdeutsche Sonderform von Georg, schon Anfang des 20. Jahrhunderts häufig gewählt, zwischen 1930 und 1965 einer der beliebtesten Vornamen überhaupt, seit Beginn der 1990er nicht mehr gefragt, z. B. Jürgen Habermas (Soziologe), Jürgen Klinsmann (Fußballer), Jürgen Tarrach (Schauspieler)

Justin international – ursprünglich englische Form von Justinus, von lateinisch iustus »gerecht«, seit 1990 auf dem Vormarsch und seit 2010 deutliche Abwärtstendenz, z. B. Justin Rose (englischer Golfprofi), Justin Timberlake (amerikanischer Popsänger)

Justus klassisch – von lateinisch iustus »gerecht«, seit dem 16. Jahrhundert geläufig, z. B. Justus Frantz (Pianist). Auch: *Justinius*

Top 10 Neuseeland 2016

	Jungen	Mädchen
1.	Oliver	Olivia
2.	Jack	Charlotte
3.	William	Isla
4.	Mason	Harper
5.	James	Ella
6.	Hunter	Amelia
7.	Noah	Emily
8.	Lucas	Mia
9.	Leo	Sophie
10.	Max	Ava

(Quelle: New Zealand's Dep. of Internal Affairs)

K

Kai nordisch, vermutlich keltischen Ursprungs, Bedeutung ungeklärt, wurde zwischen 1960 und 1970 vor allem in der Nordhälfte Deutschlands häufig vergeben und hält sich seitdem unter den gebräuchlichen Vornamen, z. B. Kai Ebel (Sportjournalist), Kai Pflaume (TV-Moderator). Auch: *Kay*

Kaito japanisch für »Antwort«

Kajetan klassisch – aus dem Lateinischen: »Mann aus der Stadt Gaeta«, römischer Beiname, verbreitet durch den hl. Kajetan, Gründer des Theatinerordens

Kalani polynesisch für »die Himmel«

Kaleb biblisch – aus dem Hebräischen: »Hund« (im Sinne von »treu ergeben«), ein Kundschafter der Israeliten beim Zug durch die Wüste. Auch: *Caleb*, z. B. Caleb Carr (amerikanischer Schriftsteller)

Kamal indisch, aus dem Sanskrit: »blassrot«

Kamil arabisch für »vollendet«

Karan indisch, aus dem Sanskrit: »Ohr«, Gestalt aus dem Versepos »Mahabharata«, z. B. Karan Johar (indischer Regisseur und Filmproduzent)

Karel niederländische und tschechische Form von Karl, z. B. Karel Gott (tschechischer Schlagersänger)

Karim arabisch für »edel, großzügig«. Auch: *Kerim*

Karl traditionell – aus dem Althochdeutschen: »tüchtiger, freier Mann; Ehemann«, Name deutscher Kaiser, verbreitet durch das Ansehen Karls des Großen, aber erst ab dem 18. Jahrhundert außerhalb des Adels als Name vergeben, häufig als Bestandteil eines Doppelnamens, bis 1950 einer der beliebtesten Jungennamen überhaupt, danach aus der Mode, erst seit Ende der 1990er steigt die Vergabe wieder an und hat es 2016 auf Platz 21 der Hitliste gebracht. z. B. Karl Dall (Komiker), Karl Lagerfeld (Modeschöpfer), Karl May (Schriftsteller). Auch: *Carl, Karlo, Karoly*

Karlheinz Doppelname aus Karl und Heinz, bis etwa 1960 sehr beliebt, z. B. Karlheinz Böhm (österreichischer Schauspieler). Auch: *Karl-Heinz*

Karol polnische Form von Karl

Karsten niederdeutsche Form von Christian, zwischen 1960 und 1980 sehr beliebt, seit der Jahrtausendwende kaum noch vergeben, z. B. Karsten Speck (Schauspieler). Auch: *Carsten*

Kasimir polnisch, von kasimierz »Friedensverkünder, -stifter«, der hl. Kasimir ist der Schutzpatron Polens und Litauens, z. B. Kasimir Malewitsch (russischer Maler). Auch: *Casimir, Kazimierz*

Kaspar ursprünglich persisch für »Schatzmeister«, einer der Heiligen Drei Könige im Neuen Testament, der Kasperle des Puppentheaters leitet sich von ihm ab, bekannt auch durch die tragische Figur des Kaspar Hauser, seit 2009 wieder etwas häufiger gewählt, z. B. Kaspar Eichel (Schauspieler). Auch: *Caspar, Gasparo, Gaspar, Kasper*

Kaya türkisch für »Fels«, z. B. Kaya Yanar (Komiker)

Kazuo japanisch für »Friedensknabe«

Keanu polynesisch für »frischer Wind«, z. B. Keanu Reeves (amerikanischer Schauspieler)

Keith englisch, ursprünglich ein Familienname, in den 1940ern bis 1960ern im englischen Sprachraum beliebt, z. B. Keith Haring (amerikanischer Künstler), Keith Richards (englischer Rockmusiker), Keith Urban (australischer Popmusiker)

Kelvin englisch, von einem schottischen Flussnamen oder von mittelenglisch kele »Kiel« und wine »Freund«

Kemal türkisch für »Vollendung, Vollkommenheit«, bekannt durch Mustafa Kemal Atatürk, den Gründer der Türkei

Ken englisch, Kurzform von Namen mit Ken-

Kenan türkische Form von Kain

Kendall englisch, von altenglisch cyn »Herrscher« und dael »Tal«, ursprünglich Familienname, von einem Ortsnamen

Kenneth englisch, aus dem Keltischen: »tüchtig, flink, hübsch«, z. B. Kenneth Branagh (irischer Schauspieler)

Keno friesische Form von Kunibert und Kuno. Auch: *Kenno*

Kent amerikanisch, ursprünglich Familienname (»aus Kent«), z. B. Kent Nagano (amerikanischer Dirigent)

Kersten niederdeutsche Form von Christian

Kai – Klaas

Kevin international – ursprünglich englisch, aus dem Irischen: »hübsch, anmutig von Geburt«, in Deutschland erst seit Mitte der 1970er vergeben, wurde er durch die »Kevin-allein-zu-Haus«-Filme Ende der 1980er schlagartig zu einem der beliebtesten Jungennamen und stand 1991 an der Spitze der Hitlisten. Danach etwas weniger häufig gewählt, nach 2010 aus der Mode gekommen, z. B. Kevin Kuranyi (Fußballer), Kevin Bacon (amerikanischer Schauspieler), Kevin Costner (amerikanischer Schauspieler)

Khalid arabisch für »ewig, unsterblich«

Khalil arabisch für »Gefährte«, z. B. Khalil Gibran (libanesischer Dichter)

Kieran irisch, von ciaran »dunkelhaarig«. Auch: *Kieren, Kieron*

Kilian international + traditionell – aus dem Keltischen: »der Mann aus der (Mönchs-)Zelle«, verbreitet durch den hl. Kilian, irischer Missionar, erster Bischof von Würzburg und Schutzpatron Frankens. Deswegen ab dem Mittelalter vor allem im Fränkischen vergeben, zu Beginn der 1990er-Jahre wird der Name in ganz Deutschland populär und ist immer noch recht beliebt, z. B. Kilian Glück (Eishockeyspieler), Kilian Burgada (spanischer Alpinist)

Kimi finnisch, Kurzform von Joakim, z. B. Kimi Raikkönen (finnischer Rennfahrer)

Kiriakos griechisch für » Sonntagskind«

Kirk amerikanisch, von skandinavisch kirk »Kirche«, z. B. Kirk Douglas (amerikanischer Schauspieler)

Kirsten niederdeutsche Form von Christian. Sowohl männlicher als auch weiblicher Vorname

Kishore indisch, aus dem Sanskrit: »jung«, z. B. Kishore Kumar (indischer Schauspieler). Auch: *Kischore*

Kjell eigenständige Kurzform von Kjetil, in Deutschland seit 1995 etwas häufiger gewählt, vor allem in der Nordhälfte, z. B. Kjell Schneider (Beachvolleyballer). Auch: *Kjeld*

Kjetil norwegisch, aus dem Altnordischen: »Helm«, z. B. Kjetil André Aamodt (norwegischer Skirennläufer)

Klaas niederdeutsche Form von Klaus

Zwölf sind zu viel

Eine Mutter aus Nordrhein-Westfalen wollte ihrem neugeborenen Sohn diesen Namen geben: Chenekwahow Tecumseh Migiskau Kioma Ernesto Inti Prithibi Pathar Chajara Majim Henriko Alessandro.

Das Oberlandesgericht Düsseldorf verweigerte der Mutter den Namensbandwurm. Denn nach der Ansicht des Gerichts widerspräche eine solche Namenswahl dem Kindeswohl. Dokumente mit zwölf Vornamen unterzeichnen zu müssen, würde für ein Kind eine erhebliche Beeinträchtigung darstellen, da es sich die richtige Reihenfolge und Schreibweise der größtenteils ungewöhnlichen Namen merken müsste und durch die Namen ständig auffallen würde. Zudem sei die Identitätsfindung des Kindes von einer solchen Anzahl von Vornamen wahrscheinlich beeinträchtigt. Trotz einer Verfassungsbeschwerde wurde die Anzahl der Vornamen auf die ersten fünf beschränkt.

(Quelle: www.beliebte-vornamen.de)

Klaus klassisch – eigenständige Kurzform von Nikolaus, bereits um 1900 recht häufig und von 1935 bis 1955 einer der beliebtesten Jungennamen überhaupt, beliebter Bestandteil von Doppelnamen, ab 1970 starker Rückgang der Vergabe, inzwischen aus der Mode, z. B. Klaus Doldinger (Jazzmusiker), Klaus Löwitsch (Schauspieler), Klaus Mann (Schriftsteller). Auch: *Claus, Claas*

Klausdieter Doppelname aus Klaus und Dieter. Auch: *Klaus-Dieter*

Klauspeter Doppelname aus Klaus und Peter. Auch: *Klaus-Peter*

Klemens klassisch – von lateinisch clemens »mild, gelinde von Charakter und Benehmen«, oft Schreibweise mit »C«. Auch: *Clemens, Klement, Klemenz, Clement, Clemente*

Knut traditionell – von althochdeutsch chnuz »freimütig« oder von nordisch kint »von gutem Geschlecht«, in Norddeutland zwischen 1930 und 1980 recht beliebt, inzwischen kaum noch gewählt, z. B. Knut Hamsun (norwegischer Schriftsteller). Auch: *Knud*

Kofi afrikanisch, ghanaisch für »Freitagskind«, z. B. Kofi Annan (UN-Generalsekretär)

Kolja russische Kurzform von Nikolai, seit den 1960ern ab und an gewählt, z. B. Kolja Kleeberg (Fernsehkoch), Kolja Mensing (Autor)

Kong chinesisch für »erfolgreich«

Konrad traditionell – von althochdeutsch kuoni »kühn, tapfer« und rat »Rat, Beratung«, bereits im Mittelalter verbreitet durch mehrere Herrscher- und Heiligennamen, nach 1950 komplett aus der Mode gekommen, z. B. Konrad Duden (Philologe), Konrad Zuse (Erfinder). Auch: *Conrad, Conrado, Kondrat*

Konradin Sonderform von Konrad, bekannt durch Konradin, den letzten Stauferkaiser, dessen Schicksal Thema der romantischen Dichtung war

Konstantin klassisch – aus dem Lateinischen: »der Standhafte«, durch den christlichen Kaiser Konstantin bereits im Mittelalter beliebt, wurde durchgängig vergeben, ab etwa 1950 unter den Top 200 der Jungennamen, aber nie auf einem vorderen Platz, also ein ziemlich zeitloser Name, z. B. Konstantin Wecker (Liedermacher). Auch: *Constantin, Constantinus*

Korbinian klassisch – von lateinisch corvus »Rabe«, der hl. Korbinian ist Schutzpatron von Freising und München, deswegen im südostdeutschen Raum häufiger gewählt, z. B. Korbinian Holzer (Eishockeyspieler). Auch: *Corbinian*

Krischan niederdeutsche Form von Christian

Krishna indisch, aus dem Sanskrit: »dunkelblau«, beliebte achte Inkarnation des Gottes Vishnu, z. B. Krishna Levy (indisch-französischer Komponist)

Kosta südslawische Kurzform von Konstantin

Kunibald althochdeutsch, von kunni »Sippe« und bald »kühn«

Kunibert althochdeutsch, von kunni »Sippe« und beraht »glänzend«, klassischer Name romantischer Ritter

Kuno Kurzform von Konrad, im 19. Jahrhundert durch die romantische Dichtung recht beliebt

Kurt traditionell + international – Kurzform von Konrad, zwischen 1910 und 1940 beliebt, nach 1960 aus der Mode, inzwischen wieder häufiger, z. B. Kurt Tucholsky (Schriftsteller), Kurt Cobain (amerikanischer Rockmusiker). Auch: *Curt, Curd*

Konservativ und modern

Einer Studie aus den USA zufolge ist dort ein Zusammenhang zwischen politischer Grundeinstellung und der Vornamenswahl festzustellen. Das überraschende Ergebnis: Je konservativer die Bevölkerung, desto mehr ungewöhnliche und modische Vornamen werden gewählt. Eine Erklärung der Forscher für dieses Phänomen: In konservativen Staaten sei das Durchschnittsalter der Mütter niedriger – und die jungen Frauen wählen moderne Namen.

(Quelle: www.babynamewizard.com, 20. Januar 2009)

L

Laban biblisch – aus dem Hebräischen: »weiß«, im Alten Testament Vater von Lea und Rachel

Ladislaus slawisch, latinisierte Form von Wladislaw, von urslawisch vold »herrschen« und slava »Ruhm«, Name des hl. Ladislaus, König von Ungarn, im ganzen Osten Europas verbreitet. Auch: *Ladislav*, *Vladislav*, *Wladislaus*, *Ladislao*, *Lado*

Lajos ungarische Form von Ludwig

Lamare englisch, von einem französischen Familiennamen

Lambert traditionell – von althochdeutsch lant »Land, Heimat« und beraht »glänzend«, im Mittelalter vor allem im Westen Deutschlands beliebt durch den hl. Lambert von Lüttich, heute nur noch vereinzelt vergeben, z. B. Lambert Dinzinger (Sportjournalist), Lambert Ringlage (Musiker). Auch: *Lambertus*, *Lampert*, *Lammert*, *Lambrecht*, *Lamberto*

Lami türkisch, aus dem Arabischen: »der Glänzende«

Lance amerikanisch, Kurzform von Lancelot, z. B. Lance Armstrong (amerikanischer Radrennfahrer)

Lancelot Herkunft und Bedeutung unklar, ein Ritter aus der sagenhaften Tafelrunde des Königs Artus

Lando Kurzform von Namen mit Lam- und Land-

Landolf althochdeutsch, von lant »Land, Heimat« und wolf, wulf »Wolf«. Auch: *Landulf*

Landolin Koseform von Lando

Lapo italienische Kurzform von Jacopo

Larry amerikanisch, Kurzform von Lawrence, z. B. Larry Hagman (amerikanischer Schauspieler), Larry King (amerikanischer Talkmaster)

Lars international – schwedische Kurzform von Laurentius, seit den 1950ern in Deutschland vergeben, im Norden häufiger als im Süden, seit 1970 ziemlich populär, aber nie auf einem Spitzenplatz, z. B. Lars Börgeling (Stabhochspringer), Lars Riedel (Diskuswerfer), Lars von Trier (dänischer Regisseur)

Laslo ungarische Form von Ladislaus. Auch: *Laszlo*

Lasse Kurzform von Lars, erst seit Ende der 1970er regelmäßig gewählt, seit Ende der 1990er unter den Top 100 der beliebtesten Namen, z. B. Lasse Kjus (norwegischer Skirennläufer), Lasse Münstermann (Billardspieler)

Latif arabisch für »der Gnädige«, ein Beiname Allahs

Laurenz klassisch – von lateinisch laurentius »der aus der Stadt Laurentium Stammende« oder von laurus »Lorbeer«, bereits im Mittelalter bekannt durch den hl. Laurentius von Rom, Name mehrerer Heiliger, wurde nie besonders häufig gewählt, z. B. Laurenz Demps (Historiker), Laurenz Meyer (Politiker). Auch: *Laurentius*, *Laurens*, *Laurence*, *Laurent*

Laurids dänische Kurzform von Laurentius. Auch: *Lauritz*, *Laurits*

Laurin vermutlich von lateinisch laurinus »von Lorbeeren gekränzt«, Zwergenkönig in der Dietrichsage

Lawrence englische Form von Laurentius, bekannt geworden durch die Filmfigur des »Lawrence von Arabien«

Lazarus biblisch – von el-hazar für »Gott hat geholfen«, der hl. Lazarus wurde von Jesus von den Toten auferweckt, als Name nur noch in romanischen und slawischen Ländern üblich. Auch: *Lazar*, *Lasar*

Leander klassisch – von griechisch laos »Leute, Volk« und andros »Mann«, sein unglückliches Schicksal ist bekannt aus der griechischen Mythologie und Gegenstand klassischer Balladen, z. B. Leander Haußmann (Regisseur), Leander Moderson (Geiger). Auch: *Leandros*, *Leandro*

Leberecht typischer Vorname für die Zeit des Pietismus im 18. Jahrhundert

Lech polnisch, Bedeutung unklar, z. B. Lech Wał□sa (polnischer Politiker)

Lefert niederdeutsche Form von Liebhard

Leif nordisch, von althochdeutsch leiba »Erbschaft, Erbe«, z. B. Leif Randt (Autor), Leif Eriksson (isländischer Entdecker)

Lelio italienisch, vom römischen Geschlechternamen Laelius

Lennart international – schwedische Sonderform von Leonhard, tauchte Ende der 1970er in den

Vornamenhitlisten auf, Ende der 1990er sehr beliebt, aber nie auf einem Spitzenplatz, z. B. Lennart Graf Bernadotte (schwedischer Besitzer der Insel Mainau), Lennart Johannson (schwedischer UEFA-Präsident). Auch: *Lennard, Lennert*

Lennox englisch, von einem schottischen Familien- und Ortsnamen, tauchte 2001 in den Namenshitlisten auf und ist seitdem auf dem Vormarsch, seit 2010 um Platz 60, z. B. Lennox Berkeley (englischer Komponist), Lennox Lewis (britischer Schwergewichtsboxer)

Lenny amerikanische Sonderform von Leonard, schaffte im Jahr 2002 den Sprung unter die 200 häufigsten Vornamen, z. B. Lenny Kravitz (amerikanischer Popmusiker). Auch: *Lennie*

Lenz bayerische und österreichische Kurzform von Leonhard und Lorenz

Leo klassisch + international – aus dem Lateinischen: »Löwe«, Sinnbild des Evangelisten Markus, des Patrons von Venedig, Name von 13 Päpsten, bis 1930 recht beliebt, dann völlig aus den Statistiken verschwunden. Seit 2010 unter den Top 50, im Süden Deutschland etwas verbreiteter, z. B. Leo Kirch (Medienmogul), Leo Tolstoi (russischer Schriftsteller)

Leon eigenständige Kurzform von Leonhard, Anfang der 1980er-Jahre erstmals auf den Hitlisten zu finden, bis Ende der 1990er kometenhafter Aufstieg, seit 2010 immer unter den Top 10 auf vorderen Plätzen zu finden, z. B. Leon Blum (französischer Politiker), Leon Kirchner (amerikanischer Komponist), Leon de Winter (niederländischer Schriftsteller). Auch: *Lion*

Leonard eigenständige Sonderform von Leonhard, ursprünglich nur englisch, vor 1985 in Deutschland nicht gebräuchlich, seitdem immer häufiger vergeben, z. B. Leonard Bernstein (amerikanischer Komponist), Leonard Cohen (kanadischer Musiker)

Leonhard klassisch – von lateinisch leo »Löwe« und althochdeutsch hart »stark«, also »stark wie ein Löwe«, der hl. Leonhard gilt als Patron des Viehs (vor allem der Pferde) und wurde deswegen sehr verehrt. Populär vor allem im südwestdeutschen Raum, seit etwa 2005 wieder etwas häufiger vergeben, z. B. Leonhard Frank (Schriftsteller), Leonhard Schumacher (Historiker). Auch: *Lehnhard, Lienhard, Leonardo, Lenardo*

Leonid russische Form von Leonidas, z. B. Leonid Breschnew (russischer Staatspräsident)

Leonidas neugriechisch, aus dem Griechischen: »wie ein Löwe«. Auch: *Leontius*

Leopold traditionell – neuere Form von Liutbald, von althochdeutsch liut »Volk« und bald »kühn«, bereits im Mittelalter verbreitet durch den hl.

Prominente Namensvettern

Als Tennisfan ist die Versuchung vielleicht groß, den heiß ersehnten Sprössling Boris zu nennen, doch lautet Ihr Nachname Becker, dann sollten Sie von diesem Vorhaben Abstand nehmen. Vielleicht möchte Ihr Nachwuchs ja lieber ein berühmter Geiger oder Arzt werden. Die vielen Schumacher-Väter im Lande sollten die Vornamen Ralf und Michael aus den Listen nehmen, auch wenn ihre Leidenschaft für den Autorennsport noch so groß ist. Für Mädchen gilt natürlich das Gleiche: Nicht jede Katarina mit dem Familiennamen Witt ist zur Eiskunstläuferin bestimmt oder möchte sich mit der berühmten Namensvetterin messen. Die Folgen solcher Namensgleichheiten für Ihr Kind sollten Sie in jedem Fall bedenken.

Leopold, Patron von Österreich. Im süddeutschen Sprachraum häufiger gewählt, mit leichtem Aufwärtstrend ab 2010, z. B. Leopold Rottmann (Maler). Auch: *Leopoldo*

Leroy amerikanisch, ursprünglich ein Familienname von französisch le roy »der König«, z. B. Leroy Jenkins (amerikanischer Komponist)

Lester englisch, vom Ortsnamen Leicester, z. B. Lester Patrick (kanadischer Eishockeyspieler)

Leszek polnische Sonderform von Alexander. Auch: *Leschek*

Levent türkisch für »der Heldenhafte«

Levi biblisch – aus dem Hebräischen: »anhänglich, dem Bund zugetan«, dritter Sohn Jakobs und Stammvater der Leviten, z. B. Levi Strauss (deutsch-amerikanischer Erfinder der Jeans)

Levin niederdeutsche Form von Liebwein, wird seit Ende der 1980er etwas häufiger vergeben, in den 2010ern unter den Top 100, z. B. Levin Deger (Gittarist). Auch: *Lewin*

Lew russische und polnische Form von Leo

Lewis englische Form von Ludwig

Lex Kurzform von Alexander, z. B. Lex Barker (amerikanischer Schauspieler)

Li chinesisch für »Pflaumenbaum«

Liam international – irische Kurzform von William, kam um die Jahrtausendwende in Mode, seit 2010 starker Anstieg in die Top 40, z. B. Liam Gallagher (Rocksänger), Liam Neeson (irischer Schauspieler)

Liang chinesisch für »gut«

Libor lateinisch, Bedeutung unklar, bekannt durch die Verehrung des hl. Liborius, Bischof von Le Mans

Liebhard althochdeutsch, von liob »lieb« und harti »kräftig«

Lienhard oberdeutsche Sonderform von Leonhard

Linford englisch, ursprünglich Familienname, nach einem Ortsnamen, z. B. Linford Christie (englischer Leichtathlet). Auch: *Lynford*

Lino italienisch, Kurzform von Namen auf -lino, z. B. Lino Salini (Maler), Lino Ventura (italienischer Schauspieler)

Linus klassisch + international – Bedeutung unklar, vielleicht von griechisch ailnon »jammern, klagen«, Beinamen der Söhne Apollos, Name römischer Frühchristen. Bekannt geworden durch eine Gestalt aus den Comics »Die Peanuts« von Charles Schultz, seit etwa 1990 häufiger vergeben, seit 2000 ständig in den Top 50, z. B. Linus Förster (Politiker), Linus Pauling (amerikanischer Chemiker), Linus Reichlin (schweizerischer Schriftsteller)

Lion Bedeutung ungeklärt, vermutlich Sonderform von Leon, z. B. Lion Feuchtwanger (Schriftsteller)

Lionel englisch, ursprünglich französische Form von Leon, z. B. Lionel Ritchie (amerikanischer Soulmusiker)

Livio italienisch, von einem römischen Geschlechternamen, Figur in einem Drama von Hugo von Hofmannsthal (»Der weiße Fächer«), z. B. Livio Vacchini (schweizerischer Architekt). Auch: *Livius*

Ljubomir slawisch, von russisch ljuba »Liebe« und mir »Friede«

Lloyd englisch, aus dem Walisischen: »grau«, z. B. Lloyd Cole (englischer Liedermacher)

Logan englisch, ursprünglich ein Familienname

Longin lateinisch, römischer Geschlechtername, von longus »lang«. Auch: *Longinus*, *Longino*

Lorenz klassisch – deutsche Form von Laurentius, relativ zeitloser Name, der in Deutschland seit dem Mittelalter vergeben wird, hält sich seit Ende der 1970er-Jahre unter den Top 200 der Namenslisten, z. B. Lorenz Adlon (Hotelier), Lorenz Werthmann (Gründer der Caritas). Auch: *Lorenzo*, *Lorenc*

Lorin englische Form von Laurin, z. B. Lorin Maazel (amerikanischer Dirigent)

Loris italienische und schweizerische Form von Laurentius

Lorne englisch, von einem Ortsnamen, z. B. Lorne Greene (amerikanischer Schauspieler)

Lothar traditionell – von althochdeutsch hluth »laut, berühmt« und hari »Heer, Volk«, verbreiteter Name fränkischer Fürsten im Mittelalter, deshalb bis heute im Fränkischen häufiger vergeben, seit 1960 ist die Beliebtheit jedoch sehr stark gesunken, z. B. Lothar Bisky (Politiker), Lothar Koenigs (Dirigent), Lothar Matthäus (Fußballer)

Louis international – englische und französische Form von Ludwig, ist in Deutschland seit Anfang des 20. Jahrhunderts geläufig und ab 1989 regelrecht auf dem Höhenflug. Seit 2010 immer unter den zehn beliebtesten Jungennamen, z. B. Louis

Jacobi (Architekt), Louis Armstrong (amerikanischer Jazzmusiker), Louis Malle (französischer Regisseur)

Lovis niederdeutsche Form von Louis, z. B. Lovis Corinth (Maler)

Luc französische Form von Lukas, z. B. Luc Besson (französischer Regisseur)

Lucian deutsche Form von Lucius, von lateinisch lux »Licht«, alter römischer Vorname. Auch: *Luciano, Lucien, Lucio, Luzian*

Ludger traditionell – Sonderform von Liutger, von althochdeutsch liut »Volk« und ger »Speer«, bereits im Mittelalter bekannt durch den hl. Liutger, Bischof von Münster, beliebt vor allem in Westfalen und im Münsterland, z. B. Ludger Beerbaum (Springreiter), Ludger Pistor (Schauspieler)

Ludo Kurzform für Vornamen mit Lud-

Ludolf althochdeutsch, von liut »Volk« und wolf »Wolf«

Ludwig traditionell – althochdeutsch, von hlud »laut, berühmt« und wig »Kampf«, Name vieler deutscher Kaiser und Könige, deshalb bereits ab dem Mittelalter weit verbreitet. Er gehörte bereits vor 1900 zu den überaus beliebten Vornamen, danach ging die Vergabe zurück, bis er um 1960 völlig aus der Mode kam, seit Mitte 2000 wieder selten vergeben, z. B. Ludwig Erhard (Bundeskanzler), Ludwig Hirsch (österreichischer Liedermacher), Ludwig Mies van der Rohe (Architekt), Ludwig Thoma (Schriftsteller). Auch: *Lodewig, Lodovico, Ludovico*

Luigi beliebte italienische Kurzform von Lodovico (Ludwig), z. B. Luigi Colani (Designer)

Luis spanische Form von Ludwig und deutsche Form von Louis, z. B. Luis Trenker (italienischer Bergsteiger und Regisseur), Luis Buñuel (spanischer Regisseur)

Luitpold althochdeutsch, von liut »Volk« und bald »kühn«

Luitwin althochdeutsch, von liut »Volk« und wini »Freund«

Lukas biblisch + international – deutsche Form des lateinischen Lucas, Sonderform von Lucius, bereits im Mittelalter verbreitet durch den Evangelisten Lukas, der im 1. Jahrhundert lebte und Paulus auf mehreren Missionsreisen begleitete, Schutzpatron der Maler und Metzger. Der Name wird seit Mitte der 1970er zunehmend vergeben, mit seinen ganzen Nebenformen derzeit einer der beliebtesten Jungennamen, z. B. Lukas Roth (Fotograf), Lukas Hofer (italienischer Biathlet), Lukas Suter (schweizerischer Dramatiker). Auch: *Lucas, Luka, Luca, Luke*

Lutz beliebte Kurzform von Ludwig und Lukas

Lyndon englisch, ursprünglich ein Ortsname

Lysander griechisch, von lysein »lösen« und aner »Mann«, spartanischer Feldherr im Peloponnesischen Krieg, seit den 1980ern gelegentlich vergeben

Attraktiv und sexy

Wer möchte seinem Nachwuchs durch den Vornamen später einmal die Chancen beim anderen Geschlecht verbauen? Wahrscheinlich keiner. Obwohl solche Gedanken einem bei der Namenswahl für ein Baby wahrscheinlich nicht als Erstes in den Sinn kommen. In einer Studie der TU Chemnitz fand man heraus, dass diese modernen Namen als besonders attraktiv gefunden wurden.

Frauen	Männer
• Julia	• Alexander
• Sophie	• Leon
• Lea	• Luca/Lukas
• Lara	• Tim
• Marie	• Maximilian
• Sarah	• Jonas
• Lena	• Christian
• Katharina	• Niklas
• Leonie	• Florian
• Laura	• Felix

(Quelle: www.express.de/ratgeber/familie)

M

Madhav indisch, aus dem Sanskrit: »erblühend«, Beiname Krishnas, z. B. Madhav Kumar Nepal (Premierminister)

Mads dänische Kurzform von Matthias

Magnus klassisch + international – von lateinisch magnus »groß«, Name skandinavischer Könige und mehrerer Heiliger, daher bereits im Mittelalter im gesamten deutschen Sprachraum geläufig, gern als Zweitname verwendet, im 20. Jahrhundert insgesamt eher selten, seit 2000 häufiger gewählt, z. B. Hans Magnus Enzensberger (Schriftsteller), Magnus Hirschfeld (Sexualforscher). Auch: *Manus*

Mahesh indisch, aus dem Sanskrit: »großer Herrscher«, z. B. Maharishi Mahesh Yogi (indischer Guru). Auch: *Mahesch*

Mahir arabisch, von mahir »der Geschickte, der Talentierte«

Maik deutsche Form von Mike, seit 1960 recht beliebt. Auch: *Meik*

Maikel Sonderform von Michael

Makarios griechisch für »begütert, glücklich«

Malcolm schottisch, von gälisch mael Colum »Jünger von Saint Columba«, Name schottischer Könige

Malik arabisch für »Herr, Besitzer«, einer der Beinamen Allahs

Malte dänisch, vermutlich Kurzform von Helmold, vor allem im Norden Deutschlands ab Mitte der 1970er ziemlich populär, z. B. Malte Michael Faber (Wirtschaftswissenschaftler)

Manfred traditionell – von althochdeutsch man »Mann, Mensch« und fridu »Friede«, bereits um 1900 recht verbreitet, besonders beliebt zwischen 1930 und 1965, inzwischen relativ selten, z. B. Manfred Krug (Schauspieler), Manfred Mann (südafrikanischer Popmusiker). Auch: *Manfried, Manfredo*

Manhard althochdeutsch, von man »Mann, Mensch« und hart »stark, fest«

Manolo spanische Kurzform von Emmanuel

Mansur arabisch für »dem Gott zum Sieg verholfen hat«, Ehrentitel mehrerer Kalifen.

Manuel international – eigenständige Kurzform von Emanuel, seit 1930 in Deutschland recht verbreitet, in den 1980ern sehr beliebt, hält sich um Platz 100 der Hitlisten, z. B. Manuel Andrack (TV-Moderator), Manuel Neuer (Nationaltorhüter)

Marald althochdeutsch, von marah »Pferd« und walt »Schutz«

Marbert althochdeutsch, von marah »Pferd« und beraht »glänzend«

Marc international – Kurzform von Markus, seit Mitte 1950 gern gewählt, von 1960 bis 2007 zwar nie auf den vorderen Plätzen, aber immer unter den beliebtesten 50 Jungennamen, z. B. Marc Rothemund (Regisseur), Marc Chagall (französischer Maler). Auch: *Mark*

Marcel international – französische Form von Marzellus, um 1990 ein Top-10-Name, seit 2010 aus der Mode gekommen, z. B. Marcel Reich-Ranicki (Literaturkritiker), Marcel Reif (Sportjournalist). Auch: *Marcell*

Marcellus Sonderform von Marcus, Name mehrerer Päpste. Auch: *Marzellus, Marcello, Marcellino, Marcellinus, Marcelin*

Marco international – italienische/spanische Form von Marcus, seit 1960 in Deutschland populär geworden, zwischen 1970 und 1990 besonders beliebt, z. B. Marco van Basten (niederländischer Fußballer). Auch: *Marko, Marcos*, z. B. Marcos Perez (spanischer Windsurfer)

Marek polnische und tschechische Form von Markus

Marinus lateinisch, von marinus »am Meer lebend«, römischer Beiname. Auch: *Marino*

Mario international – italienische Form von Marius, wurde um 1945 in Deutschland bekannt, zwischen 1960 und 1980 recht beliebt, z. B. Mario Adorf (Schauspieler), Mario Lanza (italienischer Tenor)

Marius lateinisch, von marius »aus dem Geschlecht der Marier«, Bedeutung ungeklärt. Auch: *Marian, Maris, Mariusz*

Markus klassisch + biblisch – aus dem Lateinischen: »Sohn des Mars«, Name des römischen Kriegsgottes, verbreitet durch den Namen des Evangelisten Markus, zwischen 1968 und 1988 besonders beliebt, inzwischen überholt von Formen wie Marc, Mark, Marco, Marko etc., zusammengenommen bilden sie eine der beliebtesten Vornamengruppen, z. B. Markus Maria Profitlich (Komiker), Markus Wasmeier (Skirennläufer). Auch: *Marcus*

Markward althochdeutsch, von marcha »Grenze« und wart »Hüter, Hirte«

Marlon amerikanisch, Herkunft und Bedeutung ungeklärt, populär geworden durch den Schauspieler Marlon Brando, wird seit Beginn der 1980er zunehmend vergeben, zuletzt bereits unter den Top 50 der Vornamenlisten, z. B. Marlon Kittel (Schauspieler). Auch: *Marlo*, *Marlin*

Marshall amerikanisch, ursprünglich Familienname, aus dem Altfranzösischen: »Hufschmied«, z. B. Marshall Warren Nirenberg (amerikanischer Genetiker)

Marsilio italienisch, vom lateinischen Namen des römischen Kriegsgottes Mars. Auch: *Marsilius*

Martin klassisch + international – zum römischen Beinamen Martinus, vom Namen des Kriegsgottes Mars, bereits im Mittelalter bekannt durch die Legende vom hl. Martin, Bischof von Tours, Patron der Bettler, Reiter und Soldaten. Ein relativ zeitloser Name, seit langem in den Statistiken vertreten, besonders beliebt zwischen 1955 und 1985, aber nie in der Spitzengruppe, in den letzten zehn Jahren dann eher selten vergeben, z. B. Martin Niemöller (Theologe und Widerstandskämpfer), Martin Walser (Schriftsteller), Martin Luther King (amerikanischer Bürgerrechtler). Auch: *Martinus*, *Marten*, *Maarten*, *Martino*, *Morten*, *Marton*, *Martyn*

Marvin international – amerikanisch, wahrscheinlich von altenglisch maer »berühmt« und wine »Freund«, seit Mitte der 1980er vergeben, 1998 unter den Top 10, danach aus der Mode gekommen, z. B. Marvin Pachan (Fußballer), Marvin Gaye (amerikanischer Soul-Sänger). Auch: *Marwin*, *Mervin*

Masud arabisch für »glücklich«

Maternus lateinisch für »mütterlich«, erster Bischof von Köln

Mats schwedische Kurzform von Matthias, wurde in den 1980ern durch den Tennisprofi Mats Wilander populär, vor allem im Norden beliebt und immer noch auf guten Mittelplätzen der Namenslisten zu finden

Matteo italienische Form von Matthias, nimmt gerade Anlauf auf vordere Plätze der Namensstatistiken, 2010 zum ersten Mal unter den 100 beliebtesten Jungennamen, z. B. Matteo Garrone (italienischer Filmemacher). Auch: *Mateo*, *Matheo*, *Mattheo*

Matthäus biblisch – aus dem Hebräischen: »Geschenk Gottes«, Evangelist des Neuen Testaments, als Vorname in Deutschland selten. Auch: *Mattheus*

Matthias biblisch + klassisch – abgeleitet vom griechischen Mattatias, aus dem Hebräischen: »Geschenk Gottes«, der hl. Matthias wurde nach dem Selbstmord von Judas durch Los zu dessen Nachfolger bestimmt, Patron der Handwerker. Der Name war bereits im Mittelalter weit verbreitet, kam aber erst nach dem Krieg richtig in Mode, zwischen 1960 und 1985 besonders beliebt, jedoch nie an der Spitze der Hitlisten, inzwischen nicht mehr in den Top 100, z. B. Matthias Kanter (Maler), Matthias Politycki (Schriftsteller), Matthias Schweighöfer (Schauspieler). Auch: *Mathias*, *Matias*, *Mathieu*, *Matteo*, *Matthew*, *Mattia*

Matti finnische Form von Matthias, seit Mitte der 1990er vor allem im Norden Deutschlands in Mode gekommen, z. B. Matti Hautamäki (finnischer Skispringer)

Maurice international – französische/englische Form von Maurus, seit Mitte der 1980er auch in Deutschland relativ beliebt, z. B. Maurice Ravel (französischer Komponist)

Maurizio italienische Form von Moritz. Auch: *Mauritius*, *Mauricio*

Maurus lateinisch, römischer Beiname für »Maure, aus der römischen Provinz Mauritania (Marokko)«, in den romanischen Ländern beliebt und verbreitet durch den hl. Maurus, Abt von Subiaco. Auch: *Mauro*

Max eigenständige Kurzform von Maximilian, bereits um 1900 sehr beliebt, zwischen 1940 und 1980 wenig gewählt, in der ersten Dekade des 21. Jahrhunderts knapp hinter den Top 10 der häufigsten Jungennamen, z. B. Max Beckmann (Maler), Max Planck (Physiker), Max Raabe (Sänger)

Maxim Kurzform von Maximus

Maximilian klassisch – von lateinisch maximus »der Größte«, ein römischer Beiname, bekannt durch den hl. Maximilianus, Bischof von Lorch und Schutzheiliger von Passau, Name österreichischer und bayerischer Herrscher, deswegen früh in ganz Süddeutschland und in Österreich verbreitet und häufig. Seit 1990 unter den Spitzenreitern gesamtdeutscher Namenshitlisten, z. B. Maximilian Brückner (Schauspieler), Maximilian Schell (schweizerischer Schauspieler). Auch: *Maximus, Maximin, Massimiliano, Maximilien, Massimo*

Mehmet türkische Form von Mohammed

Meinhart althochdeutsch, von megin »Macht, Kraft, Vermögen« und hart »stark«. Auch: *Meinhard, Meinard, Menard, Meinert*

Meinold althochdeutsch, von megin »Macht, Kraft, Vermögen« und waltan »herrschen«. Auch: *Meinwald*

Meinrad althochdeutsch, von megin »Macht, Kraft, Vermögen« und rat »Rat«. Auch: *Menrad*

Melchior biblisch – aus dem Hebräischen: »Gott ist König« und or »Licht«, einer der Heiligen Drei Könige aus dem Morgenland

Melih türkisch, aus dem Arabischen: »der die Schönheit besitzt«

Melvin englisch, von altenglisch mael »Rat« und wine »Freund«. Auch: *Melvyn, Malvin*

Memnun türkisch für »der Zufriedene, der Glückliche«

Menachem biblisch – aus dem Hebräischen: »Tröster«, Name eines Königs, z. B. Menachem Begin (israelischer Ministerpräsident)

Mendel Kurzform von Emmanuel und Immanuel

Merlin englisch, von keltisch myrddin »Seehügel, Düne«, bekannt durch den weisen Zauberer aus der Artussage

Merrick englisch, von altenglisch mare »Meer« und rice »Herrscher«

Michael biblisch + international – aus dem Hebräischen: »Wer ist wie Jahwe?«, einer der Erzengel, Schutzpatron des Heiligen Römischen Reiches, seit dem Mittelalter in vielen Ländern ungemein populär, der »deutsche Michel« ist als Einfaltspinsel sprichwörtlich geworden, in den 1960ern absolut beliebtester Jungenname und bis Ende der 1980er sehr häufig, hält sich in den 2010ern unter den Top 100, z. B. Michael Ballack (Fußballer), Michael Mittermeier (Komiker), Michael Schumacher (Rennfahrer). Auch: *Michel, Michail, Michal, Michele, Mikael, Miguel, Mischa*

Mika finnische Kurzform von Michael, seit 2003 immer beliebter, z. B. Mika Häkkinen (finnischer Rennfahrer)

Mike englische Kurzform von Michael. Auch: *Mick*

Mikis neugriechische Form von Michael

Milan slawische Kurzform von Miloslaw

Milian Kurzform von Maximilian

Milos tschechische Kurzform von Namen auf -mil

Miloslaw russisch, von mili »lieb, angenehm« und slava »Ruhm«

Milton englisch, von einem Familiennamen mit der Bedeutung »Mühlenplatz«, z. B. Milton Friedman (amerikanischer Wirtschaftswissenschaftler)

Mirko Kurzform von Miroslaw, seit den 1960ern häufiger gewählt, jedoch nie auf einem Spitzenplatz der Hitlisten

Miro Kurzform zu Namen mit Mir-

Miroslaw russisch, von mir »Friede« und slava »Ruhm«

Mohammed arabisch für »gepriesen sei er«, der Prophet Mohammed war Begründer des Islam, beliebtester muslimischer Jungenname, 2009 in Deutschland unter den Top 100 der Hitlisten, z. B. Mohammed Rafi (indischer Sänger). Auch: *Mohammad, Muhammad, Mohamet, Muhammet*

Morgan englisch, aus dem Keltischen: »seegeboren«

Moritz klassisch – deutsche Form von Mauritius, seit dem 18. Jahrhundert in Deutschland verbreitet, bekannt durch Wilhelm Buschs Bildergeschichte »Max und Moritz«. Befindet sich seit 1980 ständig unter den Top 100 der Namenshitlisten, besonders beliebt seit 2002, z. B. Moritz Bleibtreu (Schauspieler), Moritz Rinke (Dramatiker). Auch: *Moriz, Mauriz*

Morris englische Form von Mauritius

Moses biblisch – aus dem Hebräischen: »ägyptisches Kind« oder »aus dem Wasser gezogen«, Führer der Israeliten ins Heilige Land, in Deutschland als Vorname heute kaum vergeben. Auch: *Mose, Moshe*

Mukesh indisch, vom Namen eines Liebesgeistes. Auch: *Mukesch*

Mustafa arabisch für »der Auserwählte«, Beiname des Propheten Mohammed

N

Nabil arabisch für »ehrenwert«

Nadir arabisch für »kostbar«

Nahum biblisch – aus dem Hebräischen: »trostreich«, einer der kleinen Propheten des Alten Testaments. Auch: *Naoum, Nachum, Nahman*

Namid indianisch für »Sternentänzer«.

Namik türkisch, aus dem Arabischen: »der Schreiber, der Schriftsteller«

Namir arabisch für »Leopard«

Nandolf althochdeutsch, von germanisch nantha »wagemutig, kühn« und althochdeutsch wolf »Wolf«

Nantwig althochdeutsch, von germanisch nantha »wagemutig, kühn« und althochdeutsch wig »Kampf«

Nantwin althochdeutsch, von germanisch nantha »kühn« und althochdeutsch wini »Freund«

Narendra indisch, aus dem Sanskrit: »Führer, Heiler«. Auch: *Narinder*

Nassim arabisch für »sanfter Hauch«. Auch: *Nasim*

Nassir arabisch für »Helfer zum Sieg«. Auch: *Nasir*

Natalis lateinisch, von dies natalis »Tag der Geburt (Christi)«, in der Bedeutung »der an Weihnachten Geborene«

Nathan biblisch – aus dem Hebräischen: »Gott hat gegeben«, Prophet zur Zeit Davids, bekannt durch Lessings Drama »Nathan der Weise«. Auch: *Nathanael, Natan, Natanael*

Neal irisch, Bedeutung und Herkunft unklar

Necat türkisch, aus dem Arabischen: »der Retter, der Befreier«

Nehemia biblisch – aus dem Hebräischen: »getröstet hat Jahwe (der Herr)«, im Alten Testament Mundschenk des persischen Königs Artaxerxes und Statthalter von Juda

Neidhard althochdeutsch, von nid »Feindschaft, Hass« und hart »kühn, hart«. Auch: *Neithard, Neidhart, Neithardt*

Neil englisch, von gälisch niull oder niall »Kämpfer«, z. B. Neil Armstrong (amerikanischer Astronaut). Auch: *Neal, Niall*

Nelson englisch, ursprünglich Familienname, z. B. Nelson Mandela (südafrikanischer Staatspräsident)

Nemo bekannt durch Kapitän Nemo aus Jules Vernes »20 000 Meilen unter dem Meer«

Neo italienische Kurzform von Ireneo, bekannt durch eine Filmfigur aus der »Matrix-Trilogie«

Nepomuk bekannt geworden durch den hl. Johannes Nepomuk von Böhmen, Schutzheiliger von Böhmen, Bayern, Prag und Salzburg, Name wird meist als Zweitname vergeben

Nestor griechisch, nach einem Helden der griechischen Sage, Kämpfer im Trojanischen Krieg und weiser Ratgeber

Nevio seit 2006 populär durch Nevio Passoro (Sänger)

Nick international – englische Kurzform von Nikolaus, seit Mitte der 1980er gern vergeben, z. B. Nick Heidfeld (Rennfahrer), Nick Nolte (amerikanischer Schauspieler)

Nico italienische Kurzform von Nicolo, seit Mitte der 1950er vergeben und seit 1995 sehr beliebt, z. B. Nico Rosberg (Rennfahrer). Auch: *Niko*

Nicolas französische Form von Nikolaus, wurde ab Mitte der 1960er populär, seit 2003 ist die Vergabe aber rückläufig, z. B. Nicolas Sarkozi (französischer Staatspräsident). Auch: *Nikolas*

Niels dänische Form von Nikolaus, seit Ende der 1960er sehr beliebt, z. B. Niels Bohr (dänischer Physiker). Auch: *Nils*

Nigel englisch, Sonderform von Neil, z. B. Nigel Kennedy (englischer Geiger)

Nikita russisch, von griechisch nike »Sieg«, nach dem hl. Niketas von Konstantinopel

Niklas eigenständige Kurzform von Nikolaus, seit 1993 in der Spitzengruppe der häufigsten Jungennamen zu finden, Tendenz im Moment rückläufig, z. B. Niklas Luhmann (Soziologe). Auch: *Niclas*

Nikodemus biblisch – von griechisch nike »Sieg« und demos »Volk«, jüdischer Schriftgelehrter, Mitglied des Hohen Rates

Nikolaus klassisch – von griechisch nike »Sieg« und laos »Volk«, verbreitet im Mittelalter durch den hl. Nikolaus von Myra, Bischof in Kleinasien, Patron der Schüler sowie der Kaufleute und Handwerker, z. B. Nikolaus Brender (TV-Journalist), Nikolaus Schneider (evangelischer Theologe). Auch: *Niccolo, Nicholas, Nikolai, Niklaus, Nicolaos*

Nikos griechische Kurzform von Nikolaos

Nilo spanisch, vom Fluss Nil

Nino italienisch, beliebte Kurzform von Giovannino, z. B. Nino de Angelo (Sänger), Nino Manfredi (italienischer Schauspieler)

Nis dänische Form von Nils

Niven englisch, aus dem Gälischen: »heilig«

Noah biblisch + international – aus dem Hebräischen: »Bleib ruhig«, im Alten Testament als Einziger vom Strafgericht Gottes verschont, überlebt zusammen mit seiner Frau sowie seinen drei Söhnen die Sintflut in einer Arche, seit Ende der 1990er sehr beliebt, seit 2013 beständig unter den Top 10, z. B. Noah Gordon (amerikanischer Schriftsteller). Auch: *Noa, Noach, Noe*

Noël englisch, aus dem Französischen: »Weihnachten«. Auch: *Noel*

Nolan englisch, von keltisch »berühmt« oder englisch northland »Nordland«, ursprünglich ein Familienname

Norbert traditionell – von althochdeutsch nord »Norden« und berath »glänzend, berühmt«, bekannt bereits im Mittelalter durch den hl. Norbert von Xanten, zwischen 1940 und 1970 sehr beliebt, seit Ende der 1970er kaum noch vergeben, z. B. Norbert Blüm (Politiker), Norbert Kühne (Autor)

Norfried althochdeutsch, von nord »Norden« und fridu »Friede«

Norman international – von althochdeutsch nord »Norden« und man »Mann«, z. B. Norman Ohler (Autor). Auch: *Normann, Normen*

Norwig althochdeutsch, von nord »Norden« und wig »Kampf«

Norwin althochdeutsch, von nord »Norden« und wini »Freund«

Notker althochdeutsch mit der Bedeutung »Speerkämpfer«, z. B. Notker Wolf (Abtprimas der Benediktiner, Rockgitarrist und Sozialphilosoph)

Nureddin arabisch für »Licht des Glaubens«.

Trends in der Namengebung

Zurzeit sind individuelle und ausgefallene Namen besonders beliebt. »Der Hang zum Besonderen ist ein Haupttrend bei der Namengebung«, berichtet Dr. Gerhard Müller, Leiter der Sprach- und Vornamenberatung bei der Gesellschaft für deutsche Sprache. »Oft gehen Eltern dabei nach ihren Schwärmereien, etwa für nordische oder Maori-Namen.« Als zweiten großen Trend bezeichnet Dr. Müller die Neigung der Eltern zu Vornamen, in denen sich keine modischen Strömungen wiederspiegeln. Sie möchten ihrem Kind einen Vornamen mitgeben, der zwanzig Jahre später nicht als albern, unpassend oder epochentypisch empfunden wird. Doch das von manchen daraus abgeleitete Comeback traditioneller Namen mag er nicht bestätigen. Karl und Richard würden zwar wieder häufiger gewählt, nicht aber Ernst, Gottlieb oder Fritz, die nur auf den hinteren Rängen der Statistik auftauchen.

(Quelle: ELTERN 1/2010)

O

Octavio spanische Form von Oktavian, römischer Beiname »vom Geschlecht der Octavier«, von lateinisch octavus »der Achte«, z. B. Octavio Paz (mexikanischer Schriftsteller). Auch: *Octavius, Oktavian, Octavianus, Oktave, Ottavio*

Odilo Sonderform von Odo, von althochdeutsch ot »Besitz, Erbgut«

Odin nordisch, Name des Stammvaters der nordgermanischen Götter, wird in gewissen Kreisen seit Ende des 20. Jahrhundert wieder vergeben

Odo eigenständige Kurzform von Namen mit Ot-

Oktay türkisch für »schnelles junges Pferd«

Olaf nordisch, von altnordisch anleifr »Nachkomme des (göttlich verehrten) Urahns«, Name norwegischer Könige, der hl. Olaf ist der Schutzpatron Norwegens, kam von dort zuerst in den Norden Deutschlands, um 1965 recht beliebt und nach 1980 selten vergeben, z. B. Olaf Böhme (Kabarettist), Olaf Scholz (Politiker). Auch: *Olav, Olof, Olov, Oluf*

Ole Kurzform von Namen mit Ul- und Kurzform von Olaf, ab 1950 auch in Deutschland zunehmend populär, 2000 um Platz 100 der Hitliste, z. B. Ole Einar Bjørndalen (norwegischer Biathlet)

Oleg russische Form von Helge

Oliver international – französisch, von lateinisch olivarius »Ölbaum«, Gefährte des Roland im »Rolandslied«, kam wahrscheinlich über das Englische nach Deutschland, seit etwa 1950 regelmäßig vergeben, besonders beliebt um 1970, häufiger Zweitname, z. B. Oliver Bierhoff (Fußballmanager), Oliver Geissen (TV-Moderator), Oliver Stone (amerikanischer Regisseur). Auch: *Olivier, Oliviero*

Omar arabisch, von amir »blühend«, beliebter islamischer Name, z. B. Omar Sharif (ägyptischer Schauspieler). Auch: *Umar, Ömer*

Ommo friesische Form von Otmar

Orest griechisch, von oros »Berg«, in der griechischen Mythologie Sohn des Agamemnon, rächt den Mord an seinem Vater, indem er dessen Mörder tötet – seine Mutter Klytemnestra und ihren Geliebten

Oriol katalanisch/spanisch, vom römischen Beinamen Aureolus, von lateinisch aurum »Gold«

Orlando italienische Form von Roland, bekannt durch eine Figur von Shakespeare, z. B. Orlando Bloom (englischer Schauspieler)

Orson amerikanisch, von altfranzösisch ourson »kleiner Bär«, z. B. Orson Welles (amerikanischer Filmemacher)

Ortfried althochdeutsch, von ort »Spitze der Waffe« und fridu »Friede«

Ortlieb althochdeutsch, von ort »Spitze der Waffe« und liob »lieb«, Sohn von Etzel und Kriemhild im »Nibelungenlied«

Ortolf althochdeutsch, von ort »Spitze der Waffe« und wolf »Wolf«

Ortwin althochdeutsch, von ort »Spitze der Waffe« und wini »Freund«. Auch: *Ortwein*

Osbert von germanisch ans »Gottheit« und althochdeutsch beraht »glänzend«

Oskar traditionell + international – neuere Form des altdeutschen Ansgar mit altnordischen und keltischen Wurzeln, zu ans »Gottheit« und gar »Speer«, war bereits um 1900 sehr beliebt, verschwand dann aus den Statistiken, tauchte erst seit Mitte der 1990er wieder auf, zunehmend populär, 2016 unter den Top 20, z. B. Oskar Lafontaine (Politiker). Auch: *Oscar*

Osman türkisch, beliebt durch den dritten Kalifen, Ehemann zweier Töchter Mohammeds, und durch Osman I., Begründer des Osmanischen Reiches

Osmar von germanisch ans »Gottheit« und althochdeutsch mari »berühmt«

Osmund von germanisch ans »Gottheit« und althochdeutsch munt »Schutz«

Ossip russische Form von Josef

Oswald traditionell – von germanisch ans »Gottheit« und walt »Herrscher«, bereits im Mittelalter vor allem im Alpenraum geläufig, in Deutschland

Die Namen der Promi-Kinder

Deutsche Stars geben ihren Kindern häufig gängige Namen. Einen Hang zum Außergewöhnlichen beweisen am ehesten folgende Prominente:

- Nina Hagen: Otis und Cosma Shiva (Cosma Shiva ist in Indien ein männlicher Name, bei uns aber wegen der Endung »a« als weiblich zugelassen.)
- Heidi Klum und Seal Samuel: Leni, Henry Gunther Ademola Dashtu, Johan Riley Fyodor Taiwo, Lou Sulola
- Uwe und Natascha Ochsenknecht: Jimi Blue, Wilson Gonzalez und Cheyenne Savannah
- Til und Dana Schweiger: Lilli Camille, Luna Marie, Valentin Florian und Emma Tiger. (Tiger ist in Deutschland nur in Kombination mit einem eindeutig männlichen oder weiblichen Vornamen zugelassen.)
- Franziska van Almsick und Jürgen B. Harder: Don Hugo

nach 1930 selten vergeben, z. B. Oswald Kolle (Aufklärer), Oswald Malura (Maler)

Oswin von germanisch ans »Gottheit« und althochdeutsch wini »Freund«

Otfried traditionell – althochdeutsch, von ot »Besitz, Erbgut« und fridu »Schutz, Friede«, z. B. Otfried Preußler (Kinderbuchautor). Auch: *Otfrid*, *Ottfried*, z. B. Ottfried Fischer (Kabarettist)

Otger althochdeutsch, von ot »Besitz, Erbgut« und ger »Speer«. Auch: *Otker*

Otis amerikanisch, ursprünglich Familienname, z. B. Otis Redding (Soulsänger)

Ottmar traditionell – von althochdeutsch ot »Besitz, Erbgut« und mari »berühmt«, der hl. Othmar gründete die Abtei St. Gallen, z. B. Ottmar Hitzfeld (Fußballtrainer). Auch: *Otmar*, *Othmar*, *Ottomar*

Otto traditionell – Kurzform von Namen mit Od- oder Ot-, von althochdeutsch ot »Besitz, Erbgut«, Name deutscher Könige und Kaiser, bereits im Mittelalter weit verbreitet und beliebt, zwischen 1890 und 1920 einer der beliebtesten Jungennamen, ab 1950 aus der Mode gekommen, heute selten, z. B. Otto Dix (Maler), Otto Suhr (Politiker), Otto Waalkes (Komiker)

Ottokar althochdeutsch, von ot »Besitz« und wakar »wachsam«, Name böhmischer Könige und steirischer Markgrafen, daher in Österreich noch bis Beginn des 20. Jahrhunderts gebräuchlich

Otwin althochdeutsch, von ot »Besitz« und wini »Freund«

Owen ursprünglich walisisch, Bedeutung unklar, vielleicht von oen »Lamm«, z. B. Owen Hargreaves (englischer Fußballer)

Ozan türkisch für »Dichter«, z. B. Ozan Arif (türkischer Liedermacher)

Özkan türkisch für »reinblütig«

P

Paavo finnische Form von Paul, z. B. Paavo Nurmi (finnischer Leichtathlet)

Pablo spanische Form von Paul, z. B. Pablo Neruda (chilenischer Dichter), Pablo Picasso (spanischer Maler)

Paco spanisch, sehr beliebte Kurzform von Francisco

Pankraz griechisch für »allmächtig«, einer der drei »Eisheiligen«, im Mittelalter verbreitet. Auch: *Pankratius*

Paolo beliebte italienische Form von Paul, z. B. Paolo Conte (italienischer Musiker)

Pascal französisch, von lateinisch paschalis »österlich (an Ostern geboren)«, Anfang der 1970er zunehmend vergeben, am beliebtesten Ende der 1990er, nach 2005 aus der Mode gekommen, z. B. Pascal Breuer (Schauspieler), Pascal Hens (Handballer). Auch: *Pascual, Pascuale, Pasquale*

Patrick international – von einem römischen Beinamen, zu lateinisch patricius »dem römischen Adel zugehörig«, ab 1960 in Deutschland geläufig, um 1990 äußerst beliebt, dann stark nachlassende Vergabe, z. B. Patrick Süskind (Schriftsteller), Patrick Swayze (amerikanischer Schauspieler). Auch: *Patrik, Patricius, Pattrick, Patrice, Patricio, Patrizio, Patryk*

Paul biblisch + klassisch + international – von lateinisch paulus »der Kleine«, bereits im Mittelalter verbreitet durch den Apostel Paulus. Um 1900 bereits ein sehr beliebter Jungenname und in den 2010ern immer auf den vorderen Plätzen der Top 10 zu finden, zwischen 1940 und 1980 seltener vergeben, z. B. Paul Klee (Maler), Paul Cezanne (französischer Maler), Paul McCartney (englischer Musiker), Paul Newman (amerikanischer Schauspieler). Auch: *Paulus, Paulinus, Paulin, Pawel, Povel, Pavlo*

Pedro sehr beliebte spanische Form von Peter, z. B. Pedro Delgado (spanischer Radrennfahrer)

Pepe beliebte spanische Sonderform von Josef, z. B. Pepe Romero (spanischer Gitarrist)

Per nordische Form von Peter. Auch: *Pär, Peer*

Percy Kurzform von Percival (Parzival)

Peregrinus lateinisch, von peregrinus »Fremdling, Pilger, Reisender«. Auch: *Peregrin, Pellegrino*

Peter biblisch + klassisch + international – aus dem Griechischen: »Fels«, neuere Form von Petrus, bereits im Mittelalter sehr verbreitet. Zwischen 1935 und 1962 der insgesamt beliebteste Jungenname, deswegen heute der häufigste Name in der männlichen Bevölkerung, nach 1985 starker Rückgang der Vergabe, z. B. Peter Handke (österreichischer Schriftsteller), Peter Maffay (Rockmusiker), Peter Falk (amerikanischer Schauspieler). Auch: *Peder, Pete, Pierre, Piero, Pietro, Pedar, Petar, Pjotr*

Petrus lateinische Form von Peter, nach dem Apostel Petrus, der von Jesus den aramäischen Namen Kephas (»Fels«) erhielt, was dem lateinischen Petrus entspricht, erster Papst

Phil englische Kurzform von Philip, seit 2006 bei uns auf dem Vormarsch, z. B. Phil Collins (Musiker)

Philipp biblisch + klassisch + international – von griechisch philos »Freund« und hippos »Pferd«, verbreitet bereits im Mittelalter durch den Apostel Philippus. Seit 1900 immer wieder unter den beliebtesten Jungennamen, deswegen zeitlos, besonders häufig vergeben um 1990, im Moment leichter Rückgang, z. B. Philipp Lahm (Fußballer), Philipp Kadelbach (Regisseur). Auch: *Philippus, Philip*, z. B. Philip Köster (spanischer Windsurfer), *Philippe, Filippo, Felipe*

Pinkas biblisch – aus dem Hebräischen: »der Dunkle«, Enkel Aarons im Alten Testament, z. B. Pinkas Braun (Schauspieler). Auch: *Pinchas, Pinhas, Phineas*

Pirmin Herkunft unklar, der hl. Pirmin gründete Klöster im Südwesten des deutschen Sprachraums, in der Schweiz geläufig, z. B. Pirmin Zurbriggen (Skirennfahrer)

Pius lateinisch für »tugendhaft«, Name von zwölf Päpsten

Placido spanisch, aus dem Lateinischen: »sanft, friedlich«, z. B. Placido Domingo (spanischer Tenor)

Q

Quamar arabisch für »Mond«
Quentin englische/französische Form von Quintinus, z. B. Quentin Skinner (englischer Politologe), Quentin Tarantino (amerikanischer Regisseur)
Quincy amerikanisch, ursprünglich ein Familienname, z. B. Quincy Jones (amerikanischer Jazzmusiker)
Quinn englisch, ursprünglich ein Familienname
Quintinus lateinisch, von quintus »der Fünfte«, verbreitet durch den hl. Quintin von Amiens. Auch: *Quintus*, *Quintin*, *Quint*, *Quinto*
Quirin klassisch – ursprünglich Beiname des römischen Kriegsgottes Mars, in Deutschland verbreitet durch den hl. Quirinus von Neuss und den hl. Quirinus von Tegernsee

Ost und West

Der 25. Jahrestag der Deutschen Einheit gab 2015 wieder Anlass zu allerlei Ost-West-Vergleichen – auch im Bereich der Vornamen. Haben sich die Geschmäcker inzwischen angeglichen? Betrachtet man die aktuelle Statistik der GfdS sieht man, dass es immer noch Unterschiede gibt, bei den Jungen mehr als bei den Mädchen. Früher beliebte typische DDR-Namen oder slawische Namen fehlen in den Top 10 für den Osten Deutschlands inzwischen völlig.

Ost-West-Vergleich der beliebtesten Vornamen 2015

Mädchen		Jungen	
West	Ost	West	Ost
1. Sophie/Sofie 3,34 %	Sophie/Sofie 2,65 %	1. Maximilian 1,65 %	Paul 1,55 %
2. Marie 3,12 %	Marie 2,46 %	2. Alexander 1,51 %	Alexander 1,34 %
3. Sophia/Sofia 1,81 %	Charlotte 1,51 %	3. Elias 1,51 %	Oskar/Oscar 1,30 %
4. Maria 1,80 %	Emma 1,46 %	4. Paul 1,37 %	Luca/Luka 1,27 %
5. Mia 1,46 %	Hannah/Hanna 1,43 %	5. Leon 1,27 %	Emil 1,25 %
6. Emma 1,40 %	Mia 1,40 %	6. Louis/Luis 1,24 %	Finn 1,24 %
7. Emilia 1,33 %	Sophia/Sofia 1,17 %	7. Ben 1,20 %	Ben 1,19 %
8. Anna 1,29 %	Johanna 1,13 %	8. Noah/Noa 1,19 %	Elias 1,15 %
9. Hannah/Hanna 1,29 %	Emilia 1,04 %	9. Jonas 1,16 %	Karl/Carl 1,14 %
10. Johanna 1,13 %	Anna 1,04 %	10. Luca/Luka 1,15 %	Louis/Luis 1,10 %

(Quelle: Gesellschaft für deutsche Sprache, www.gfds.de)

R

Raban althochdeutsch, von hraban »Rabe«. Auch: *Rabanus*

Radek slawisch, Kurzform von Namen mit Rad-

Radomir slawisch, von radost »Freude« und mir »Friede«

Rafik arabisch für »Begleiter (des Islam)«, z. B. Rafik Schami (Schriftsteller). Auch: *Rafiq*

Ragnar nordische Form von Rainer, z. B. Ragnar Tesslof (Verleger)

Rahim arabisch für »Diener (Allahs)«

Rahman arabisch für »der Allbarmherzige«

Raimund traditionell – von althochdeutsch ragin »Rat, Beschluß« und munt »Schutz«, der hl. Raimund war spanischer Dominikanermönch, deshalb kam der Name von dort über Frankreich zuerst in den Süden Deutschlands, z. B. Raimund Gierke (Maler), Raimund Harmsdorf (Schauspieler). Auch: *Raimond, Reimund, Raimondo, Raymond, Ramon*

Rainald Sonderform von Reinhold. Auch: *Reinald, Rinald, Rinaldo*

Rainer traditionell – von althochdeutsch ragin »Rat, Beschluss« und heri »Heer«, erst ab dem 18. Jahrhundert allgemein geläufig, zwischen 1940 und 1960 sehr beliebt, ab 1990 aus der Mode, z. B. Rainer Calmund (Fußballfunktionär), Rainer Werner Fassbinder (Regisseur). Auch: *Reiner, Rainier, Régnier*

Raj indisch, aus dem Sanskrit: »König«, Titel indischer Herrscher, z. B. Raj Chadra Bose (indischer Mathematiker). Auch: *Raja*

Ralf international + traditionell – Kurzform von Radolf, von althochdeutsch rat »Beratung, Rat« und wolf »Wolf«, über England nach Deutschland gekommen, seit dem 19. Jahrhundert allgemein verbreitet, besonders beliebt in den 1960ern, nach 1990 kaum noch vergeben, z. B. Ralf Schumacher (Rennfahrer). Auch: *Ralph*, z. B. Ralph Dahrendorf (Soziologe und Politiker)

Rama indisch, aus dem Sanskrit: »angenehm«, siebte Inkarnation des Gottes Vishnu, Titelfigur des Versepos »Ramayana«. Auch: *Ram*

Rambert althochdeutsch, von hraban »Rabe« und beraht »glänzend«

Ramesh indisch, Beiname Vishnus, z. B. Ramesh Balsekar (indischer Mystiker)

Rami arabisch für »Bogenschütze«

Ranbir indisch, Sikh-Name mit der Bedeutung »tapferer Krieger«, z. B. Ranbir Kapoor (indischer Schauspieler)

Randall englisch, ursprünglich Familienname

Randolf althochdeutsch, von rant »Schild« und wolf »Wolf«. Auch: *Radolf, Randolph, Randal, Randall*

Ranko slowenisch, von rany »früh morgens«

Raoul französische Form von Randolf, z. B. Raoul Duffy (französischer Maler). Auch: *Raul*

Raphael biblisch + international – aus dem Hebräischen: »Gott heilt, macht ganz«, einer der drei Erzengel, bereits im Mittelalter bekannt, aber erst seit etwa 1960 häufiger gewählt, im Moment um Platz 50 der Namenshitlisten, z. B. Raphael Holzdeppe (Stabhochspringer), Raphael von Koeber (russischer Philosoph). Auch: *Rafael, Raffael, Raffaele, Rafal, Raffaello*

Rashid arabisch für »rechtgeleitet«, bekannt durch den Kalifen Harun al-Rashid aus den Erzählungen »1001 Nacht«, z. B. Rashid Karami (libanesischer Ministerpräsident). Auch: *Raschit*

Rasim arabisch für »der Zeichnende«

Rasmus nordische Kurzform von Erasmus

Rasso eigenständige Kurzform von Namen mit Rat- oder Rad-

Ratbert althochdeutsch, von rat »Rat, Beratung« und beraht »glänzend«

Ratger althochdeutsch, von rat »Rat, Beratung« und ger »Speer«

Rathard althochdeutsch, von rat »Rat, Beratung« und harti »stark«

Ratko Kurzform von Namen mit Rat- oder Rad-. Auch: *Radko*

Ravi indisch, aus dem Sanskrit: »Sonne«, im Hinduismus Beiname des Sonnengottes Surya

Ray englische Kurzform von Raimund, z. B. Ray Charles (amerikanischer Jazzmusiker)

Regis Kurzform von Remigius

Reimar Sonderform von Reinmar, von althochdeutsch regin »Rat, Beschluss« und mari »berühmt«. Auch: *Raimar*, *Reimer*

Reinhard traditionell – von althochdeutsch regin »Rat, Beschluss« und hart »hart, stark«, sehr verbreitet im Mittelalter durch den hl. Reinhard von Lüttich, heute kaum noch gewählt, z. B. Reinhard Appel (Journalist), Reinhard Mey (Liedermacher). Auch: *Reinhart*, *Reinert*, *Renard*

Reinhold traditionell – von althochdeutsch regin »Rat, Beschluss« und waltan »herrschen, walten«, sehr beliebt bereits im Mittelalter durch den hl. Reinoldus von Köln, Stadtpatron von Dortmund, Patron der Steinmetze und Maurer, in den 1940ern und 1950ern populär, z. B. Reinhold Beckmann (TV-Moderator), Reinhold Messner (italienischer Bergsteiger). Auch: *Reinold*, *Reinoldus*, *Reginald*, *Reinald*, *Renaud*, *Renault*

Remigius lateinisch für »Ruderer«, verbreitet im Mittelalter durch den Bischof von Reims. Auch: *Remi*, *Remig*

Remus lateinisch für »Ruder«, Sohn des römischen Kriegsgottes Mars, einer der Gründer der Stadt Rom. Auch: *Remo*

René französisch, von lateinisch renatus »wiedergeboren«, seit 1945 in den Statistiken verzeichnet, in den 1970ern und 1980ern um Platz 50 der beliebtesten Jungennamen, z. B. René Magritte (belgischer Maler). Auch: *Rene*

Renko ostfriesische Kurzform von Reinhard

Reno italienische Kurzform von Renatus

Renz friesische Kurzform von Lorenz. Auch: *Renzo*, *Rienzo*

Reto schweizerisch für »Räter, Rätoromane«, z. B. Reto Hänny (schweizerischer Autor). Auch: *Räto*, *Retus*

Rex englische Kurzform von Reginald, z. B. Rex Harrison (englischer Schauspieler)

Riccardo italienische Form von Richard. Auch: *Ricardo*

Ricco Kurzformen von Riccardo, z. B. Ricco Groß (Biathlet). Auch: *Rico*, *Ricko*

Richard traditionell + international – von althochdeutsch rihhi »mächtig, reich« und hart »stark, fest«, Name englischer Könige, in Deutschland im 19. Jahrhundert populär geworden durch Shakespeares Dramen und die Figur des Richard Löwenherz, bis 1920 einer der beliebtesten Jungennamen, danach starker Rückgang, wird aber regelmäßig gewählt, daher relativ zeitlos, z. B. Richard von Weizsäcker (Bundespräsident). Auch: *Reichard*, *Rickert*, *Ridsert*, *Ridzard*, *Righard*, *Ritzard*

Richmar althochdeutsch, von rihhi »mächtig, stark, reich« und mari »berühmt«. Auch: *Rickmer*, *Rigomar*

Richwin althochdeutsch, von rihhi »mächtig, stark, reich« und wini »Freund«

Rick englische Kurzform von Richard. Auch: *Ricky*

Ringo Kurzform von Ringolf, von althochdeutsch regin »Rat, Beschluss« und wolf »Wolf«, z. B. Ringo Starr (englischer Schlagzeuger)

Risto finnische Kurzform von Christoph

Roald nordisch, von altnordisch hrod »Ruhm« und valdar »Herrscher«

Roar skandinavische Form von Rüdiger

Robbie englische Kurzform von Robert, z. B. Robbie Williams (englischer Musiker). Auch: *Robby*

Robert international + traditionell – von germanisch hroth »Ruhm« und althochdeutsch beraht »glänzend«, bereits im Mittelalter beim Adel üblich, im Alpenraum früh verbreitet durch den hl. Robert, Bischof von Salzburg und Schutzpatron der Stadt, später durch die romantische Ritterdichtung wiederbelebt, von 1890 bis 1998 fast ständig in den Top 100 der Hitlisten, seitdem etwas aus der Mode gekommen, z. B. Robert Bosch (Unternehmer), Robert Koch (Mediziner), Robert Redford (amerikanischer Schauspieler). Auch: *Rupert*, *Roberto*

Robin international – englische und französische Kurzform von Robert, gehört seit 1970 zu den beliebten Jungennamen, besonders populär um 1990 und 2004, z. B. Robin Lautenbach (Journalist), Robin Gibb (australischer Popmusiker). Auch: *Robyn*

Rochus latinisierte Form des germanischen Vornamens Rochwald (»Schlachtrufe ausstoßend«), verbreitet im Mittelalter durch den hl. Rochus von Montpellier, Schutzpatron vor der Pest, z. B. Rochus Hahn (Drehbuchautor). Auch: *Rocco, Roche, Rock, Roque*

Rod englische Kurzform von Roderick und Rodney

Roderich altdeutsch, von germanisch hroth »Ruhm« und althochdeutsch rihhi »mächtig, reich«. Auch: *Roderic, Roderick, Rodrigo*

Roger international – niederdeutsche, englische und französische Form von Rüdiger, nicht sehr häufig, aber relativ zeitlos, z. B. Roger Cicero (Musiker), Roger Willemsen (Autor), Roger Moore (englischer Schauspieler). Auch: *Rodger*

Roland traditionell – von germanisch hroth »Ruhm« und nantha »wagemutig, kühn«, bekannt geworden im Mittelalter durch die Rolandssage, durchgängig vergeben und ziemlich zeitlos, z. B. Roland Berger (Unternehmensberater), Roland Emmerich (Regisseur). Auch: *Ruland, Rutland, Orlando, Rolando, Rolland, Rowland*

Rolf Kurzform sowie englische Form von Rudolf, erscheint um 1900 erstmals in den Namenshitlisten, zwischen 1920 und 1960 sehr populär, danach etwas aus der Mode gekommen, Rolf Gentz (Maler), Rolf Hochhuth (Dramatiker), Rolf Kramer (Sportreporter). Auch: *Rolof, Roluf, Rolph, Rollo*

Roman international – von lateinisch romanus »der Römer«, z. B. Roman Herzog (Bundespräsident), Roman Polanski (amerikanischer Regisseur). Auch: Romanus, Romain, Romano

Romeo italienische Kurzform von Borromeo, bekannt durch die Legende von »Romeo und Julia« und das gleichnamige Drama von Shakespeare

Ron englische Kurzform von Ronald

Ronald traditionell – schottische Form von Reinold, in Deutschland zwischen 1925 und etwa 1980 regelmäßig vergeben, besonders beliebt um 1960, aber nie ein Spitzenreiter in den Namenslisten, z. B. Ronald Reagan (amerikanischer Präsident). Auch: *Ronaldo*

Ronan irisch für »kleine Robbe«, z. B. Ronan Keating (irischer Popsänger)

Ronny Kurzform von Ronald, um 1980 besonders beliebt in der ehemaligen DDR, z. B. Ronny Ackermann (nordischer Kombinierer), Ronny Weller (Boxer)

Rory irisch, von gälisch ruadh »rot«. Auch: *Roy*

Ross amerikanisch, von einem schottischen Familiennamen

Ruben biblisch – aus dem Hebräischen: »sehet, ein Sohn«, ältester Sohn des Patriarchen Jakob, wird seit 1975 regelmäßig vergeben, war aber noch nie in den Top 100 der Hitlisten. Auch: *Reuben, Rauben, Rouven, Ruven*

Rudi Kurzform von Rudolf, Mitte des 20. Jahrhunderts sehr beliebt, inzwischen kaum noch gewählt, z. B. Rudi Dutschke (Studentenführer), Rudi Völler (Fußballer)

Rüdiger traditionell – von germanisch hroth »Ruhm, Ehre« und althochdeutsch ger »Speer«, bekannt durch einen Helden der Nibelungensage. In der ersten Hälfte des 20. Jahrhunderts relativ beliebt, z. B. Rüdiger Nehberg (Überlebenskünstler), Rüdiger Safranski (Philosoph). Auch: *Rötger, Ruggiero*

Rudolf traditionell – von germanisch hroth »Ruhm« und althochdeutsch wolf »Wolf«, bereits im Mittelalter vor allem im süddeutschen Raum beliebt, Name von Kaisern und Königen, von 1890 bis 1950 ein sehr beliebter Jungenname, ab 1970 kaum noch gewählt, z. B. Rudolf Diesel (Erfinder), Rudolf Platte (Schauspieler), Rudolf Steiner (österreichischer Philosoph). Auch: *Rudolph*

Rufus lateinisch für »rot«, ein römischer Beiname. Auch: *Rufinus, Rufin*

Rupert althochdeutsch, von germanisch hroth »Ruhm« und althochdeutsch beraht »glänzend«, alte Form von Robert. Auch: *Rupertus, Ruppert, Ruprecht*

Russell englisch, von altfranzösisch rousel »kleiner Roter bzw. Rothaariger«, z. B. Russell Crowe (neuseeländischer Schauspieler)

Rusty amerikanisch, von »rostbraun«

Ryan englisch, von einem irischen Familiennamen, vielleicht zu gälisch für »kleiner König«, z. B. Ryan O´Neal (amerikanischer Schauspieler)

S

Sachin indisch, aus dem Sanskrit: »rein«, Beiname des Gottes Shiva

Sadan türkisch, aus dem Arabischen: »fröhlich, glücklich«

Saffet türkisch, aus dem Arabischen: »Aufrichtigkeit, Reinheit«

Sahil indisch, aus dem Sanskrit: »Führer«

Said arabisch für »glücklich sein«. Auch: *Sait*

Saif arabisch für Schwert, z. B. Saif Ali Khan (indischer Schauspieler)

Saladin arabisch für »Heil des Glaubens«, bekannt durch den Sultan von Ägypten, bei den Christen wegen seiner Menschlichkeit und Großmut sehr geschätzt, deswegen im 18. Jahrhundert z. B. im Moselgebiet, in der Trierer Gegend und in Luxemburg vereinzelt als Name üblich

Salil arabisch für »Nachkomme«

Salim arabisch für »sicher, geschützt«. Auch: *Selim*

Salman arabisch für »heil, gesund«, z. B. Salman Rushdie (indisch-britischer Schriftsteller)

Salomon biblisch – aus dem Hebräischen: »friedlich, friedsam«, König Salomon, ein Sohn Davids, galt im gesamten Orient als Idealbild eines weisen, gerechten und mächtigen Herrschers

Salvador spanische Form von Salvator, z. B. Salvador Dali (spanischer Maler)

Salvator lateinisch für »Retter, Heiler, Erlöser«. Auch: *Salvatore*

Salvio italienisch, von lateinisch salvus »unversehrt«

Sam englische Kurzform von Samuel, seit 2010 auf dem Weg in die Top 100, z. B. Sam Mendes (englischer Regisseur), Sam Peckinpah (amerikanischer Regisseur). Auch: *Sammy*

Samir arabisch für »Plaudergefährte (am Abend)«. Auch: *Semir*

Samson biblisch – aus dem Hebräischen: »Mann des Lichts«, in der Bibel der ungewöhnlich starke Gefährte Delilahs, der mit den Haaren seine Kraft verlor

Samuel biblisch + international – hebräisch, vielleicht mit der Bedeutung »von Gott erbeten«, Prophet und der letzte Richter der Israeliten im alten Testament. Der Name kam zu Beginn der 1980er in Mode und hält sich seit 2000 in den Top 100 der Hitlisten, z. B. Samuel Hahnemann (Arzt, Erfinder der Homöopathie), Samuel Beckett (englischer Schriftsteller)

Sancho spanisch, von lateinisch sanktus »heilig«, bekannt durch Sancho Pansa, den Diener Don Quijotes im gleichnamigen Roman von Cervantes

Sander Kurzform von Alexander

Sandor ungarische Form von Alexander

Sandro italienische Kurzform von Alessandro. Auch: *Sando*, *Sandrino*, *Sador*

Sanjay indisch, aus dem Sanskrit: »überwinden, erobern, besiegen«

Santiago spanisch, mit der Bedeutung »heiliger Jakob«, nach Santiago di Compostela

Santo italienisch, von lateinisch sanctus »heilig«, ursprünglich ein römischer Beiname

Santosh indisch, aus dem Sanskrit: »zufrieden«

Sarif arabisch für »vornehm, heilig«. Auch: *Serif*

Sascha russisch, eigenständige Kurzform von Alexander, in Deutschland von 1970 bis Mitte der 1990er sehr beliebt, seit 2000 aus der Mode gekommen, z. B. Sascha Draeger (Schauspieler), Sascha Hehn (Schauspieler). Auch: *Sasha*

Saul biblisch – von hebräisch schau'ul »der Erbetene, Begehrte«, erster König im Alten Testament und Name des Apostels Paulus vor der Taufe, z. B. Saul Bellow (amerikanischer Schriftsteller). Auch: *Saulus*

Savin französisch, vom römischen Beinamen Sabinus

Schalom hebräisch für »Friede«

Schamir hebräisch für »dornig«

Scott englisch für »der Schotte«. Auch: *Scotty*

Seamus irische Form von Jakob

Sean irische Form von Johannes, z. B. Sean Connery (schottischer Schauspieler), Sean Penn (amerikanischer Schauspieler). Auch: *Shaun*

Sebald Kurzform von Siegbald, von althochdeutsch sigu »Sieg« und bald »kühn«. Auch: *Sebold, Sebaldus*

Sebastian klassisch – von griechisch sebastos »erhaben, verehrungswürdig«, bereits im Mittelalter weit verbreitet durch den hl. Sebastian, kam Ende der 1950er in Mode und war von 1977 bis 1987 einer der beliebtesten Namen überhaupt, pendelt heute um Platz 50 der Namenshitlisten, z. B. Sebastian Haffner (Autor), Sebastian Vettel (Rennfahrer). Auch: *Sebastino, Sebastien, Bastian, Basti*

Selim türkische Form von Salomon. Auch: *Salim*

Selmar Neubildung zum weiblichen Vornamen Selma

Sem biblisch – aus dem Hebräischen: »angesehen«, im Alten Testament der älteste Sohn Noahs

Semjon russische Form von Simon

Sepp bayerisch-österreichische Kurzform von Josef

Serafin biblisch – von hebräisch seraphim »die Feurigen, Brennenden«, im Alten Testament himmlische Wesen, die als Chor Gottes dessen Heiligkeit verkünden, z. B. Franz Serafin Exner (österreichischer Philosoph). Auch: *Seraphin, Seraph, Seraphinus, Seraphim*

Serenus lateinisch für »hell, klar, heiter«

Sergej russische Form von Sergius, z. B. Sergej Barbarez (bosnischer Fußballer), Sergej Horovitz (Fotograf), Sergej Lukianenko (russischer Schriftsteller)

Sergius lateinisch, nach dem römischen Geschlechternamen der Sergier, von servire »dienen«, durch den hl. Sergius in der Ostkirche verbreiteter als bei uns. Auch: *Serge, Sergio*

Servatius lateinisch, von servare »bewahren, retten«, einer der drei Eisheiligen. Auch: *Servaz, Servas, Servais, Servazio*

Seth biblisch – aus dem Hebräischen: »Setzling«, dritter Sohn von Adam und Eva

Sevak indisch, aus dem Sanskrit: »dienen«

Severin Sonderform von Severus, Name mehrerer Heiliger, bekannt geworden vor allem durch den hl. Severin von Köln und den hl. Severin von Noricum, der im Gebiet des heutigen Krems wirkte, deshalb auch im Rheinland, in Südostbayern und Oberösterreich etwas geläufiger, z. B. Severin Freund (Skispringer), Severin Groebner (österreichischer Kabarettist)

Der hl. Sebastian

Sebastian war der Legende nach Offizier am Hof des römischen Kaisers. Nach seinem Bekenntnis zum Christentum ließ ihn Diokletian von Bogenschützen hinrichten. Er überlebte, erklärte sich erneut zum Christen und wurde daraufhin im Circus Maximus erschlagen. Seinen Leichnam beerdigten Mitchristen in den Katakomben. Der hl. Sebastian ist Schutzpatron gegen die Pest und Patron der Sterbenden.

Severus lateinisch für »ernst, streng«, römischer Geschlechtername. Auch: *Severinus*

Shahin arabisch für »Falke«

Shane irische Form von Johannes

Shankar indisch, aus dem Sanskrit: »glücklich machen«, Beiname des Gottes Shiva, z. B. Shankar Mahadevan (indischer Sänger und Komponist)

Shaun englische Form von Sean, bei uns bekanntgeworden durch die Comicfigur »Shaun das Schaf«

Sid Kurzform von Sidney, z. B. Sid Vicious (englischer Punkrocker). Auch: *Syd*

Siddhartha indisch, aus dem Sanskrit: »das Ziel erreichen«, Geburtsname von Gautama Buddha, dem Begründer des Buddhismus, in Deutschland vor allem bekannt durch den gleichnamigen Roman Hermann Hesses. Auch: *Siddharth*, z. B. Siddharth Suryanarayan (indischer Schauspieler)

Sidney amerikanisch, ursprünglich Familienname, vom angelsächsischen Heiligennamen Saint Denis, z. B. Sidney Pollack (amerikanischer Regisseur). Auch: *Sydney*

Siegbert althochdeutsch, von sigu »Sieg« und beraht »glänzend«. Auch: *Seibert, Sigbert*

Siegert neuere Form von Sieghard

Siegfried traditionell – von althochdeutsch sigu »Sieg« und fridu »Schutz, Friede«, bekannt durch den Helden der Nibelungensage, durchgängig beliebt vom Mittelalter bis ins 20. Jahrhundert, nach 1950 aus der Mode gekommen, z. B. Siegfried Lenz (Schriftsteller), Siegfried Lowitz (Schauspieler), Siegfried Unseld (Verleger). Auch: *Sefried, Sigfried, Siffrid, Sigfrido, Sigfredo, Sigfrid*

Sieghard althochdeutsch, von sigu »Sieg« und hart »hart, stark«. Auch: *Sieghart, Sighart, Sicard*

Siegwald althochdeutsch, von sigu »Sieg« und waltan »herrschen«

Siegwin althochdeutsch, von sigu »Sieg« und wini »Freund«

Sierk westfriesische Kurzform von Siegrich, von althochdeutsch rihhi »reich, berühmt«

Sievert friesische Form von Siegward, von althochdeutsch wart »Hüter«. Auch: *Siewert, Sewart*

Sigi Kurzform von Namen auf Sieg-, z. B. Sigi Hofmann (Windsurflegende). Auch: *Siggi*

Sigmar traditionell – von althochdeutsch sigu »Sieg« und mari »berühmt«, z. B. Sigmar Gabriel (Politiker), Sigmar Polke (Maler). Auch: *Siegmar*

Sigmund traditionell – von althochdeutsch sigu »Sieg« und munt »Schutz«, Vater Sigurds in der Edda, z. B. Sigmund Freud (österreichischer Psychiater), Sigmund Jähn (Kosmonaut). Auch: *Siegmund, Sigismund, Sigismond*

Sigolf althochdeutsch, von sigu »Sieg« und wolf »Wolf«

Sigurd nordische Form von Siegfried, z. B. Sigurd Fitzek (Schauspieler), Sigurd Hofmann (Physiker)

Sikko friesische Kurzform von Namen mit Sieg-, Sig-. Auch: *Sicco*

Silas biblisch – Bedeutung unbekannt, in der Apostelgeschichte führende Persönlichkeit der christlichen Gemeinde Jerusalems und Vertrauter des Paulus, wurde bisher in Deutschland kaum vergeben, seit 2003 aber deutlicher Anstieg der Beliebtheit, hält sich seitdem um Platz 100 der Hitliste, z. B. Silas Bürgi (schweizerischer Liedermacher)

Silko männliche Form von Silke

Silvan rätoromanisch, von lateinisch silva »Wald«, entspricht deutsch Horst und italienisch Bosco, besonders verbreitet in Graubünden, z. B. Silvan Zurbriggen (Skirennläufer). Auch: *Silvanus, Silvain, Sylvan, Sylvain, Silvano*

Silvester lateinisch, von silvestris »Wald«, Name eines Papstes und letzter Tag des Jahres. Auch: *Sylvester*

Silvius altrömischer Name, von lateinisch silva »Wald«, nach der Sage Sohn des Aeneas und der Rhea Silvia. Auch: *Silvio, Silvian, Silvino*

Simeon biblisch – von hebräisch schimeon »(Geschenk der) Erhörung«, im Alten Testament zweiter Sohn Jakobs und Leas, einer der Stammväter Israels, Name ist in der Ostkirche und vor allem Bulgarien verbreiteter als bei uns

Simon biblisch + international – Sonderform von Simeon, im Neuen Testament der ursprüngliche Name des Apostels Petrus und Name eines weiteren Apostels. Im Mittelalter vor allem als Adelsname geläufig, taucht der Name in den Statistiken seit Mitte der 1960er auf, seit 1980 recht beliebt, aber noch nie auf einem Spitzenplatz, z. B. Simon Gosejohann (Schauspieler und Komiker), Simon Eder (österreichischer Biathlet), Simon Rattle (englischer Dirigent). Auch: *Simone*

Sinan türkisch für »eiserne Speerspitze«

Sinclair amerikanisch, Zusammenziehung aus Saint Clair (»heiliger Clarus«), ursprünglich ein Familienname, z. B. Sinclair Lewis (amerikanischer Schriftsteller)

Sindolf althochdeutsch, von sint »Verstand« und wolf »Wolf«

Sintbert althochdeutsch, von sint »Verstand« und beraht »glänzend«

Sintram althochdeutsch, von »Sinn, Verstand« und hraban »Rabe«. Auch: *Sindram*

Sion walisische Form von Johannes

Sirach biblisch – aus dem Hebräischen: »Überfluß«, im Alten Testament Sammlung von Verhaltensmaßregeln, Erfahrungen und Verheißungen

Sivert friesische Form von Siegward. Auch: *Siwert*

Sixtus lateinisch, von griechisch xystos »der Glatte, Feine«, angelehnt an lateinisch sextus »der Sechste«, Name mehrerer Päpste. Auch: *Sixt, Sisto, Sixte*

Sky englisch für »Himmel«, z. B. Sky du Mont (Schauspieler)

Slawomir polnisch, von westslawisch slava »Ruhm« und mir »Frieden«

Sohan indisch, aus dem Sanskrit: »gutaussehend«. Auch: *Sohil*

Sokrates griechisch, wahrscheinlich für »Heil, Kraft«, bekannt durch den griechischen Philosophen Sokrates

Sondre norwegisch, wahrscheinlich aus dem Altnordischen: »südlich« oder vom Ortsamen Søndre Land, sehr beliebt in Norwegen, z. B. Sondre Norheim (norwegischer Skisportpionier)

Sönke friesisch für »Söhnchen«, zu althochdeutsch sunu »Sohn«, z. B. Sönke Wortmann (Regisseur). Auch: *Sunke*, *Söhnke*, *Söncke*

Sophus griechisch, von sophos »klug, weise«. Auch: *Sofus*

Sören dänische Form von Severin, erfreut sich im Norden Deutschlands seit den 1960ern gewisser Beliebtheit, z. B. Sören Lausberg (Radrennfahrer)

Spencer amerikanisch, ursprünglich ein Familienname, von mittelenglisch spense »Speisekammer, Vorratslager«, z. B. Spencer Tracy (amerikanischer Schauspieler)

Spiridon neugriechisch für »der Sämann«. Auch: *Spiro*

Stan englische Kurzform von Stanley

Stanislaus latinisierte Form von Stanislaw, bekannt durch den hl. Stanislaus, Bischof von Krakau und Schutzpatron Polens

Stanislaw slawisch, von stati »werden, beständig sein« und slav »Ruhm«. Auch: *Stanislav*

Stanley englisch, ursprünglich ein Familienname, von einem Ortsnamen (»steinige Wiese«), z. B. Stanley Kubrick (englischer Regisseur)

Stefan klassisch – von griechisch stephanos »Kranz, (Märtyrer-)Krone«, schon im Mittelalter beliebt durch den hl. Stephanus, den ersten christlichen Märtyrer, dessen Tod den Beginn der Christenverfolgung markierte. Bereits um 1900 recht häufig vergeben, zwischen 1960 und 1990 an der Spitze der Beliebtheitsskala, inzwischen aus der Mode, z. B. Stefan Effenberg (Fußballer), Stefan Raab (TV-Moderator und Entertainer), Stefan Zweig (österreichischer Schriftsteller). Auch: *Stephan*, *Stefano*, *Stepan*, *Stephen*, *Stephane*, *Steven*, *Steffan*, *Steffen*, z. B. Steffen Henssler (Fernsehkoch), *Stefen*, *Stafan*

Sten nordisch, von altnordisch steinn »Stein«, z. B. Sten Nadolny (Schriftsteller)

Stenzel schlesische Kurzform von Stanislaus

Steve englische Kurzform von Stefan, z. B. Steve McQueen (amerikanischer Schauspieler)

Stieg nordisch, von altnordisch stiga »wandern«, z. B. Stieg Larsson (schwedischer Krimiautor). Auch: *Stig*

Stuart englisch, von altenglisch styward »Hausbewahrer«. Auch: *Stewart*

Subhash indisch, aus dem Sanskrit: »guter Redner«, z. B. Subhash Ghai (indischer Filmproduzent)

Suhas indisch, aus dem Sanskrit: »Gelächter«

Sulpiz lateinisch, von sulpicius »der aus dem Geschlecht der Sulpicier«

Sundeep indisch, aus dem Sanskrit: »erleuchtet«

Sune schwedisch für »Sohn«

Sunil indisch, aus dem Sanskrit: »dunkelblau«, z. B. Sunil Dutt (indischer Schauspieler)

Suresh indisch, aus dem Sanskrit: »Herr der Götter«, Beiname von Indra, Shiva und Vishnu, z. B. Suresh Oberoi (indischer Schauspieler). Auch: *Suresch*

Svante schwedische Kurzform vom wendischen Namen Svantepolk (»Kriegsvolk«)

Sven nordisch, von altnordisch suain »Jüngling, junger Mann«, zwischen 1965 und 1990 ein sehr beliebter Jungenname, heute völlig aus der Mode gekommen, z. B. Sven Fischer (Biathlet), Sven Regener (Schriftsteller). Auch: *Swen*

So nicht

Folgende Namen für Jungen lehnten die Gerichte in Deutschland ab: Anderson, Bodhi (als einziger Vorname), Heydrich, Holgerson, Lord, Micha (als einziger Vorname), Navajo, November, Tom Tom, Rosa, Simona, Stone.

T

Tage nordisch, Beiname für einen Bürgen oder Gewährsmann

Tahir arabisch für »rein, keusch«

Tahsin arabisch für »Schmuck« oder »Bewunderung«

Taip arabisch für »bußfertig«

Takeshi japanisch für »mutig«

Taki arabisch für »fromm, gottesfürchtig«

Tamino Herkunft und Bedeutung unklar, vielleicht von griechisch tamias »Herr, Gebieter«, Gestalt in Mozarts Oper »Die Zauberflöte«

Tan türkisch für »Morgendämmerung«

Tankred Sonderform von Dankrad, im Mittelalter Name der Herrscher von Sizilien, z. B. Tankred Dorst (Schriftsteller)

Tapio finnisch für »Wald«

Tarik arabisch für »später Besucher«, Name eines arabischen Heerführers, der 711 nach Gibraltar übersetzte und diesem seinen Namen gab (dschebel al-Tarik = Fels des Tarik), z. B. Tarik El-Kabbani (TV-Metereologe). Auch: *Tarek*, *Tariq*

Taro japanisch für »großer Junge«

Tassilo traditionell – von germanisch dedi »Tat«, z. B. Tassilo Thierbach (Eiskunstläufer). Auch: *Tasso*, *Thasso*, *Thassilo*

Ted englische Kurzform von Edward. Auch: *Teddy*

Tekin türkisch für »Prinz«

Terenz lateinisch, vom römischen Geschlechternamen Terentius, Bedeutung unbekannt. Auch: *Terenzio*, *Terenzo*, *Terence*

Thaddäus biblisch – von griechisch thaddaios »Lobpreis«, einer der zwölf Apostel des Neuen Testaments, z. B. Thaddäus Troll (Schriftsteller). Auch: *Taddäus*

Thais nordfriesische Kurzform von Matthias

Theo traditionell – Kurzform von Theodor, als Rufname seit langem bekannt, seit 2000 etwas häufiger als eigenständiger Name vergeben, z. B. Theo Adam (Bass), Theo Koll (Journalist), Theo Pirker (Soziologe)

Theobald Sonderform von Dietbald, von althochdeutsch thiot, diet »Volk, Menschen« und bald »kühn«. Auch: *Tebaldo*, *Theodebald*

Theoderich latinisierte Form von Dietrich

Theodor klassisch – von griechisch theos »Gott« und doron »Gabe«, im Mittelalter verbreitet durch den hl. Theodor, Schutzpatron der Soldaten, bis etwa 1920 recht beliebt, nach 1950 seltener vergeben, z. B. Theodor Fontane (Schriftsteller), Theodor Heuss (Bundespräsident), Theodor Waigel (Politiker). Auch: *Teodoro*, *Theodore*, *Théodore*

Theophil von griechisch theos »Gott« und philos »lieb, angenehm, freundschaftlich«. Auch: *Theophilus*

Thiemo Kurzform von Namen mit Diet-. Auch: *Thimo*, *Tiemo*

Thierry französische Form von Dietrich. Auch: *Thierri*

Thies Kurzform von Matthias

Thilo Kurzform von Tillmann. Auch: *Tilo*

Thomas biblisch + international – aus dem Hebräischen: »Zwillingsbruder«, einer der zwölf Apostel im Neuen Testament, er wird der Legende nach »ungläubig« genannt, weil er an der Auferstehung Jesu zweifelte, bis er die Hände in die Wunden des Auferstandenen legen durfte. Zwischen 1955 und 1970 einer der absolut beliebtesten Jungennamen, oft auf Platz 1 der Namenslisten, seit den 2000ern ziemlich aus der Mode, z. B. Thomas Gottschalk (TV-Moderator und Entertainer), Thomas Mann (Schriftsteller), Thomas Jefferson (amerikanischer Präsident). Auch: *Tomas*, *Tomaso*, *Tomaz*, *Tamas*

Thor nordisch, nach dem Gewittergott Thor, Kurzform von Thorbjörn oder Thorwald

Thure nordisch, nach dem Gewittergott Thor. Auch: *Ture*

Tiberius lateinisch für »dem Flußgott Tiberis geweiht«. Auch: *Tiberio*, *Tibor*, *Tiberiu*

Till Kurzform vom Tillmann, bekannt durch die Figur des Till Eulenspiegel, seit 1960 recht populär, aber nie auf einem der vorderen Plätze, z. B. Till Bastian (Autor), Till Nachtmann (Künstler). Auch: *Tyl*, *Til*, z. B. Til Schweiger (Schauspieler)

Tillmann althochdeutsch für »Gefolgsmann, getreuer Mitstreiter«. Auch: *Tilman*, *Tilmann*

Tim international – Kurzform von Dietmar und Timotheus, wird seit Mitte der 1950er vergeben, bekam 1963 durch die Tim-Frazer-Krimis von Francis Durbridge einen Aufschwung, in den 2000ern bis auf 2007 Top 10, seit 2009 rausgefallen, z. B. Tim Lobinger (Stabhochspringer), Tim Mälzer (Fernsehkoch), Tim Wiese (Fußballtorhüter). Auch: *Timm*, *Timmi*

Timo eigenständige Kurzform von Dietmar oder Timotheus, seit 1970 sehr beliebt, aber nie auf einem Spitzenplatz der Namenshitlisten, z. B. Timo Boll (Tischtennisspieler), Timo Glock (Rennfahrer). Auch: *Timmo*, *Thimo*

Timon biblisch – griechisch, Kurzform von Timotheus, im Neuen Testament einer der ersten Diakone Jerusalems

Timotheus biblisch – griechisch für »der Gott ehrt«, von timan »schätzen, ehren« und theos »Gott«, der hl. Timotheus war ein Schüler des Paulus. Auch: *Timothy*, *Timothée*

Timur türkisch, von alttürkisch temür »Eisen«, bekannt durch den Mongolenherrscher Timur-e Lang

Tino italienische Kurzform von Namen auf -tino

Titus klassisch – lateinisch, von titulus »der Geehrte«, römischer Beiname, Name eines römischen Kaisers, verbreitet auch durch den hl. Titus, Bischof von Kreta. Auch: *Tito*

Tizian lateinisch, von titianus »zur Familie des Titus gehörig«, bekannt durch den gleichnamigen italienischen Maler. Auch: *Tiziano*, *Tizio*

Tobias biblisch + international – aus dem Hebräischen: »Gott ist gut«, der Name wurde bekannt durch die »Tobiasgeschichte« des Alten Testaments, in der der Erzengel Raphael Tobias hilft, seinen blinden Vater zu heilen. Der Vorname wurde in den 1960ern populär und gehörte in den 1990ern zu den beliebtesten Jungennamen, inzwischen etwas aus der Mode, z. B. Tobias Barnerssoi (Skirennfahrer), Tobias Moretti (österreichischer Schauspieler)

Tobit biblisch – Vater des Tobias im Alten Testament

Tom international – englische Kurzform von Thomas, bekannt seit dem 19. Jahrhundert durch diverse literarische Vorbilder (Tom Sawyer, Onkel Tom), tauchte Mitte der 1950er erstmals in den Vornamenlisten auf und legte stetig an Beliebtheit zu, seit 2000 auf dem Vormarsch, z. B. Tom Kaulitz (Popsänger), Tom Hanks (amerikanischer Schauspieler). Auch: *Tommi*, *Tommy*, *Thommy*

Toni Kurzform von Anton, besonders verbreitet im Alpenraum, z. B. Toni Sailer (Skirennläufer). Auch: *Tony*, *Tonio*

Toralf nordisch, vom Gewittergott Thor und germanisch alf »Geist, Elfe«. Auch: *Thoralf*

Torben nordisch, vom Gewittergott Thor und von schwedisch björn »Bär«, im Norden Deutschlands bekannter als im Süden, von 1970 bis 2000 unter den Top 100 der Namenshitlisten, z. B. Torben Hoffmann (Fußballer). Auch: *Thorben*

Torger nordisch, vom Gewittergott Thor und von althochdeutsch ger »Speer«

Torsten nordisch für »Stein des Thor«, wahrscheinlich Anspielung auf Thors Steinhammer, tauchte um 1940 erstmals in den Namenshitlisten auf und belegte in den 1960ern Spitzenplätze, nach 1980 wieder aus der Mode gekommen, z. B. Torsten Frings (Fußballer). Auch: *Thorsten*

Toshiro japanisch für »schneller Mann«, z. B. Toshiro Mifune (japanischer Schauspieler)

Travis englisch, von französisch traverser »überqueren«

Trevor walisisch für »große Heimstatt«, ursprünglich Familienname

Tristan international – zu altfranzösisch triste »traurig«, in Deutschland bekannt vor allem durch Richard Wagners Oper »Tristan und Isolde«, hält sich seit 1990 auf den hinteren Plätzen der 200 häufigsten Namen, z. B. Tristan Berger (Dramaturg), Tristan Seith (Schauspieler). Auch: *Tristram*

Troy australisch, vom Namen der antiken Stadt Troja

Truman englisch, von altenglisch treowe »getreu«

Trutz mittelhochdeutsch, von trutz »Trotz, Widerstand«

Ture schwedische Kurzform von Namen mit Tore-

Tycho dänisch, von griechisch tyche »der Glückliche«

U

Ubald althochdeutsch, von hugu »Sinn, Geist, Verstand« und bald »kühn«. Auch: *Ubaldo, Ubbo*

Uday indisch, aus dem Sanskrit: »aufgehen, sich erheben«, z. B. Uday Chopra (indischer Schauspieler)

Udit indisch, aus dem Sanskrit: »aufgestiegen«, z. B. Udit Narayan (indischer Sänger)

Udo traditionell – Kurzform von Namen mit Ul-, von althochdeutsch uodal »Besitz, Erbgut«, von 1940 bis 1965 recht beliebt, danach kaum noch vergeben, z. B. Udo Bölts (Radrennfahrer), Udo Jürgens (österreichischer Schlagersänger), Udo Lindenberg (Rockmusiker)

Ugo italienische Form von Hugo

Ugur türkisch für »gutes Vorzeichen«

Ulf eigenständige Kurzform von Namen mit oder auf -ulf, von altnordisch ulv »Wolf«, z. B. Ulf Poschardt (Journalist)

Ulfried althochdeutsch, von uodal »Besitz, Erbgut« und fridu »Schutz, Friede«

Ulli Kurzform von Ulrich. Auch: *Uli*

Ulrich traditionell – von althochdeutsch uodal »Besitz, Erbgut« und rihhi »mächtig, reich«, traditioneller Name für den erstgeborenen Sohn, bekannt bereits im Mittelalter durch den hl. Ulrich, Bischof von Augsburg. Bis 1960 recht häufig vergeben, dann unmodern geworden, z. B. Ulrich Beck (Soziologe), Ulrich Edel (Regisseur), Ulrich Mühe (Schauspieler), Ulrich Plenzdorf (Schriftsteller). Auch: *Ullrich, Ulrik*

Ulvi arabisch für »himmlisch, erhaben«

Ulysses englische Form von Odysseus, bekannt durch den Roman »Ulysses« von James Joyce

Umberto italienische Form von Humbert, Name italienischer Könige, z. B. Umberto Eco (italienischer Schriftsteller)

Umesh indisch, aus dem Sanskrit: »erhabener Herr«, eine andere Bezeichnung für den Gott Shiva

Ümit türkisch, aus dem Farsi: »Hoffnung, Erwartung«

Ümran türkisch, aus dem Arabischen: »Blüte, Kultur«

Urban klassisch – vom römischen Beinamen Urbanus »aus der Stadt (Rom), Stadtbewohner«, Name von acht Päpsten, der hl. Urban gilt als Patron des Weinbaus, im süddeutschen und Alpenraum häufiger gewählt, z. B. Urban Priol (Kabarettist). Auch: *Urbanus, Urbain, Urbano*

Urias biblisch – aus dem Hebräischen: »Jahwe ist mein Licht«, im Alten Testament ein hethitischer Söldner im Heer Davids

Uriel biblisch – aus dem Hebräischen: »Gott ist mein Licht«, einer der vier Erzengel, Wächter über die Unterwelt, z. B. Uriel Jones (amerikanischer Rock-Schlagzeuger)

Urs klassisch – von lateinisch ursus »Bär«, der hl. Ursus starb in Solothurn den Märtyrertod, deswegen ist der Name vor allem in der Schweiz geläufig, z. B. Urs Jaeggi (Soziologe), Urs Meier (Fußballschiedsrichter), Urs Widmer (Schriftsteller). Auch: *Ursus, Ursinus, Ursio, Ursin*

Utsav indisch, aus dem Sanskrit: »Festtag«

Utz Kurzform von Namen mit Ul-. Auch: *Uz*

Uwe eigenständige friesische Kurzform von Namen mit Ul-, zwischen 1930 und 1960 äußerst beliebt, seit 1980 kaum noch vergeben, z. B. Uwe Johnson (Schriftsteller), Uwe Ochsenknecht (Schauspieler), Uwe Seeler (Fußballer)

Name nach Datum

Ein englisches Elternpaar hat es sich leicht gemacht bei der Namenswahl für die Tochter: Das am Freitag, den 11. Februar 1977, geborene Mädchen heißt Friday February Eleven.

(Quelle: www.nancy.cc/2010/08/24)

V

Václav tschechische Form von Wenzeslaus, z. B. Václav Havel (tschechischer Schriftsteller und Staatspräsident)

Vadim slawisch, von urslawisch vaditi »streiten«, z. B. Vadim Glowna (Schauspieler)

Valentin klassisch – lateinisch, von valens »kräftig, gesund«, der hl. Valentinus ist Patron der Liebenden und der Jugend. Auch: *Valentinus, Valento, Valentino, Valentine*

Valerius lateinisch, von einem römischen Geschlechternamen, zu valere »stark sein«, in Deutschland bekannt durch Valerius, Bischof von Trier. Auch: *Valerian, Valerianus, Valerien, Valerio, Valery, Valerij*

Vasco spanisch/portugiesisch für »der Baske«

Vecih türkisch, von arabisch vecahet »gutaussehend«

Vefik türkisch, von arabisch wafq »Einklang, Harmonie«

Veit oberdeutsche Form von Vitus, zu althochdeutsch witu »Holz, Wald«, verbreitet durch den hl. Vitus, einer der 14 Nothelfer, Helfer gegen den »Veitstanz« (Epilepsie), Schutzpatron der Gastwirte und Bierbrauer, im süddeutschen Sprachraum geläufiger, z. B. Veit Helmer (Filmemacher), Veit Relin (österreichischer Schauspieler). Auch: *Voit*

Vernon englisch, von einem französischen Ortsnamen mit der Bedeutung »Erlenhain«

Vibhu indisch, aus dem Sanskrit: »allgegenwärtig«

Vico italienische Kurzform von Ludovico und Victor, z. B. Vico Torriani (schweizerischer Schlagersänger). Auch: *Vicco*

Vidar nordisch, von altnordisch vid »Wald« und herr »Krieger«, in der Sage Sohn des Gottes Odin, z. B. Vidar Jensen (norwegischer Windsurfer)

Vigil vom römischen Beinamen Vigilius, zu lateinisch vigil »Wächter«, der hl. Vigil war Bischof von Trient

Vijay indisch, aus dem Sanskrit: »Sieger«, in Indien sehr beliebt

Viktor klassisch + international – aus dem Lateinischen: »Sieger«, Beiname römischer Gottheiten wie Jupiter, Name von Päpsten, Kaisern und Königen, in Deutschland nie so verbreitet wie in Italien, Frankreich oder Russland, z. B. Viktor Frankl (österreichischer Psychiater), Viktor Röthlin (schweizerischer Leichtathlet). Auch: *Victor,* Vittorio, Viktorian, Viktorianus

Vilmar althochdeutsch, von filu »viel« und mari »berühmt«

Vilmos ungarische Form von Wilhelm

Vinzenz klassisch – von lateinisch vincere »siegen«, bekannt durch den hl. Vincentius von Saragossa, im süddeutschen Sprachraum häufiger, z. B. Vinzenz Buchheit (Philologe), Vinzenz Kiefer (Schauspieler). Auch: *Vinzent, Vinz, Vicente, Vincent, Vincenzo, Vincentius*

Virgil lateinisch, vom römischen Geschlechternamen der Virgiler, bekannt vor allem im Alpenraum durch den hl. Virgil, Bischof von Salzburg. Auch: *Virgilius*

Vitalis lateinisch für »lebenskräftig«

Vitus latinisierte Form von Veit. Auch: *Vito*

Volker traditionell – von althochdeutsch folc »(Kriegs)Volk« und heri »Heer«, bekannt durch eine Figur aus der Nibelungensage, von 1935 bis 1965 recht beliebt, heute nicht mehr populär, z. B. Volker Hauff (Politiker), Volker Lechtenbrink (Schauspieler), Volker Schlöndorff (Regisseur). Auch: *Volkher, Folker, Folke, Volkert*

Volkhard althochdeutsch, von folc »(Kriegs)Volk« und hart »hart, fest«. Auch: *Volkhart, Volhard, Volkard*

Volkmar althochdeutsch für »berühmter Kriegshaufe«. Auch: *Volmar, Vollmar*

Volkrad althochdeutsch für »Berater des Kriegsvolkes«. Auch: *Volkrat, Fulrad*

Volkwin althochdeutsch, von folc »(Kriegs)Volk« und wini »Freund«

Voutier französische Form von Walter

W

Walbert althochdeutsch, von waltan »walten, herrschen« und beraht »glänzend«. Auch: *Walabert, Waldebert*

Waldemar traditionell – althochdeutsch, von waltan »walten, herrschen« und mari »berühmt«, bereits im Mittelalter als Adelsname verbreitet, z. B. Waldemar Hartmann (Sportjournalist), Waldemar Bonsels (Schriftsteller). Auch: *Valdemar, Woldemar*

Waldo eigenständige Kurzform von Walter/Waldemar

Walfried althochdeutsch, von waltan »walten, herrschen« und fridu »Friede, Schutz«. Auch: *Walafried, Waldfried*

Walid arabisch für »neugeboren«

Wallace amerikanisch, ursprünglich Familienname

Walt amerikanische Kurzform von Walter, z. B. Walt Disney (amerikanischer Trickfilmmacher)

Walter traditionell + international – von althochdeutsch waltan »walten, herrschen« und heri »Heer«, bereits im Mittelalter weit verbreitet. Durch die Literatur im 19. Jahrhundert wieder aufgegriffen und von 1905 bis 1920 einer der beliebtesten Jungennamen, nach 1950 aus der Mode gekommen, z. B. Walter Gropius (Architekt), Walter Kempowski (Schriftsteller). Auch: *Walther*

Waltram althochdeutsch, von waltan »walten, herrschen« und hraban »Rabe«. Auch: *Walram, Waldram*

Wanja russische Sonderform von Iwan (Johann)

Warren englische Form des normannischen Warin, ursprünglich ein Familienname, z. B. Warren Beatty (amerikanischer Schauspieler)

Wassili russische Formen von Basileus (»König«), Name vieler Fürsten. Auch: *Wassilios, Wassily*, z. B. Wassily Kandinsky (russischer Maler)

Wayne englisch, ursprünglich Familienname, z. B. Wayne Rooney (englischer Fußballer)

Weko ostfriesische Kurzform von Namen mit Wed-. Auch: *Weke*

Wendel Kurzform von Namen mit Wen-, Wendel- oder Wand-, vom germanischen Stammesnamen der Wandalen. Auch: *Wendelin, Wendelinus*

Wenzel deutsche Kurzform von Wenzeslaus, der hl. Wenzel ist der Schutzpatron von Böhmen und tschechischer Nationalheiliger, Name böhmischer Könige, von dort in den angrenzenden deutschen Sprachraum übernommen, z. B. Wenzel Storch (Regisseur). Auch: *Wentzel, Wetzel, Vaclav*

Wenzeslaus latinisierte Form von altrussisch vjace »mehr« und slava »Ruhm«. Auch: *Venceslav*

Werner traditionell – von althochdeutsch warjan »wehren, verteidigen, schützen« und heri »Heer«, beliebter Adelsname im Mittelalter, im 19. Jahrhundert durch die romantische Dichtung wiederbelebt, zwischen 1910 und 1950 überaus beliebt, nach 1970 kaum noch vergeben, z. B. Werner Egk (Komponist), Werner Herzog (Regisseur), Werner Tiki Küstenmacher (Autor). Auch: *Wernher, Warner*

Werno Kurzform von Namen mit Wern-

Wesley amerikanisch, ursprünglich ein Familienname, z. B. Wesley Snipes (amerikanischer Schauspieler)

Wido althochdeutsch, Kurzform von Namen mit Wid-

Wieland traditionell – von althochdeutsch wela »Kampfgetümmel« und nand »kühn«, Wieland der Schmied war der Held germanischer Sagen und von daher bereits im Mittelalter bekannt, im 19. Jahrhundert wieder aufgegriffen, z. B. Wieland Wagner (Dramaturg), Wieland Backes (Journalist)

Wigand von althochdeutsch wigant »Kämpfer«

Wighard althochdeutsch, von wig »Kampf« und hart »hart, fest«. Auch: *Wighart, Wichard, Wikhart*

Wigmar althochdeutsch, von wig »Kampf« und mari »berühmt«

Wilbert althochdeutsch, von willo »Wille« und beraht »glänzend«. Auch: *Wilbur*

Wilfried traditionell – von althochdeutsch willo »Wille« und fridu »Schutz, Friede«, verbreitet im Mittelalter durch den hl. Wilfrid von York, eher im Nordwesten Deutschlands und in Belgien. Auch: *Wildfried, Wilfrid, Wilfred*

Wilhard althochdeutsch, von willo »Wille« und hart »hart, fest«. Auch: *Willard*

Wilhelm traditionell – von althochdeutsch willo »Wille« und helm »Helm, Schutz«, Name deutscher Kaiser und vieler Adeliger, seit dem Mittelalter äußerst populär, nach 1920 ging die Vergabe deutlich zurück, z. B. Wilhelm Busch (Dichter). Auch: *Willem, William, Willm, Viliam, Vilmos, Guillermo, Guilleaume*

Will Kurzform von Namen mit Wil-, z. B. Will Smith (amerikanischer Schauspieler)

Willi traditionell – Kurzform von Wilhelm, von 1890 bis 1930 ein regelrechter Modename, ab den 1960ern sehr selten geworden, erst seit der Jahrtausendwende wieder häufiger vergeben. Auch: *Willo, Willie, Wilko, Willy*, z. B. Willy Brandt (Bundeskanzler), Willy Millowitsch (Volksschauspieler)

Willibald althochdeutsch, von willo »Wille« und bald »kühn«

Wilmont althochdeutsch, von willo »Wille« und munt »Schutz«

Wilson englisch, von einem Familiennamen, z. B. Wilson Gonzalez Ochsenknecht (Schauspieler)

Wim niederdeutsche Kurzform von Wilhelm, z. B. Wim Wenders (Regisseur)

Winald althochdeutsch, von wini »Freund« und waltan »herrschen, walten«

Winfried traditionell – von althochdeutsch wini Freund« und fridu »Schutz, Friede«, 1940 bis 1960 häufiger vergeben, z. B. Winfried Schäfer (Fußballtrainer). Auch: *Winfred*

Winibald althochdeutsch, von wini »Freund« und bald »kühn«

Winston englisch, ursprünglich Familienname, z. B. Winston Churchill (englischer Premierminister)

Witiko althochdeutsch, von witu »Wald, Gehölz« degan »Gefolgsmann, tapferer Held«. Auch: *Wittiko*

Witold polnisch, vom litauischen Großfürsten Vylautas (Vater der Nation)

Wladimir russisch, von vlast »Macht, Herrschaft« und mir »Friede«, z. B. Wladimir Klitschko (ukrainischer Boxer)

Wladislaw slawisch, von vlast »Herrschaft, Macht« und slava »Ruhm«

Wolf althochdeutsch, von wolf »Wolf«. Auch: *Wulf, Wolff*

Wolfdieter Doppelname aus Wolf und Dieter

Wolfdietrich Doppelname aus Wolf und Dietrich. Auch: *Wolf-Dietrich*

Wolfgang traditonell – von althochdeutsch wolf »Wolf« und ganc »Gang«, zuerst im süddeutschen Raum verbreitet durch den hl. Wolfgang, Bischof von Regensburg. Zwischen 1920 und 1970 sehr beliebt, inzwischen aus der Mode, z. B. Wolfgang Joop (Modeschöpfer), Wolfgang Niedecken (Rockmusiker)

Wolfhart althochdeutsch, von wolf »Wolf « und hart »fest«

Woody Kurzform von Woodrow, von altenglisch für »Hecke«

X

Xander – Xerxes

Xander Kurzform von Alexander

Xaver nach dem Schloss Xavier (Javier) in Navarra (Spanien), dem Geburtsort des hl. Franz Xaver, Mitbegründer des Jesuitenordens, Schutzpatron Indiens, im Zuge der Gegenreformation vor allem im katholischen Süden Deutschlands populär geworden. Auch: *Xaverius, Javier, Xaverius*

Xavier französische/englische Form von Xaver, z. B. Xavier Naidoo (Popmusiker)

Xenos griechisch für »der Fremde«

Xerxes griechische Form eines altpersischen Königsnamens

Y*Z

Yago spanisch, eigenständige Kurzform von Santiago (Jakob), z. B. Yago Lamela (spanischer Leichtathlet)

Yahsi türkisch, von yaksi »schön, anmutig«

Yale ostfriesische Kurzform von nicht mehr gebräuchlichen Namen mit Geil-, von althochdeutsch geil »üppig, ausgelassen, lustig«

Yannick bretonische Form von Jean, z. B. Yannik Noah (französischer Tennisspieler)

Yari persisch, aus dem Farsi: »Freundschaft, Zuneigung«

Yassin arabisch, aus den Anfängen einer Koransure. Auch: *Yasin*

Yaver türkisch, aus dem Arabischen: »Gehilfe, Helfer«

Yekta türkisch, aus dem Persischen: »einzigartig, einzig«

Yildirim türkisch für »Blitz«

Yilmaz türkisch für »unerschrocken, furchtlos«, sehr beliebt, z. B. Yilmaz Arslan (Filmemacher)

Yngve skandinavisch, von germanisch Ing, Ingwi(o), dem Namen einer Gottheit, und ve »Freund«

Yohann französische Form von Johann. Auch: *Yohan*

Yorck ostdeutsche und slawische Form von Georg. Auch: *York*, *Yorick*, *Yorrick*

Yukio japanisch für »Schneejunge«

Yule schottisch und nordenglisch, von englisch yule »Weihnacht, Heiligabend«, in heidnischer Zeit Name des Mittwinternachtsfestes

Yuma indianisch für »Sohn des Häuptlings«

Yümnü türkisch, aus dem Arabischen: »Segen, gutes Zeichen«

Yunus türkische Form von Jonas, auch Bezeichnung für »Delphin«

Yusuf türkische und arabische Form von Josef

Yves französische Form von Ivo, z. B. Yves Klein (Künstler), Yves Saint Laurent (Modeschöpfer). Auch: *Yvon*

Zacharias biblisch – griechische Form des biblischen Namens Sacharja, aus dem Hebräischen: »erinnert hat sich Jahwe«, Vater von Johannes dem Täufer, z. B. Zacharias Preen (Schauspieler). Auch: *Zach*, *Zacher*, *Sachar*, *Zaccaria*, *Zacharie*

Zachäus biblisch – aus dem Hebräischen: »der Gerechte«, Zollaufseher in Jericho, in dessen Haus Jesus einkehrte

Zadok biblisch – aus dem Hebräischen: »Gott ist gerecht«, im Alten Testament Oberpriester zur Zeit Davids und Salomons

Zahir arabisch für »glänzen, blühen«

Zahit türkisch, von arabisch zahid »asketisch«, vermutlich auch »fromm, gottesfürchtig«

Zak Sonderform von Isaac

Zaki arabisch für »rein, rechtschaffen«. Auch: *Zeki*

Zakir türkisch, von arabisch dakir »der die Lobpreisungen Gottes rezitiert«

Zarif türkisch, aus dem Arabischen: »vornehm, geistreich«

Zeev hebräisch für »Wolf«

Zeno griechische Kurzform von Zenodotos oder Zenobius, von zenon »Zeus« und doros »Geschenk«, bekannt vor allem im süddeutschen Raum durch den hl. Zeno, Bischof von Verona, z. B. Zeno Diegelmann (Schriftsteller). Auch: *Zenon*

Zenobius griechisch, von zenon »Zeus« und bios »Leben«. Auch: *Zenobio*

Zerres niederdeutsche Kurzform von Severin

Ziberis alemannische Kurzform von Tiberius

Zihni türkisch, Kurzform von ziyaettin »Licht«

Ziliax Kurzform von Cyriakus

Zion englisch, vom biblischen Namen des Tempelbergs in Jerusalem, später Bezeichnung für ganz Jerusalem

Ziyad aus dem Arabischen: »wachsen«

Zlatko slawisch, von Namen zlato »Gold, golden«

Zölestin deutsche Form von Cölestin

Zoltán ungarisch, vom türkischen Titel Sultan

Zwi hebräisch für »Hirsch«

Anhang

Hitlisten für Deutschland

Die beliebtesten zehn Namen für Jungen und Mädchen aus der zweiten Dekade des neuen Jahrtausends geben Ihnen einen guten Überblick über die aktuellen Trends.

Die Veränderungen in den Hitlisten sind von einem Jahr auf das nächste sehr gering. Einen besseren Überblick erhält man, wenn man sich nicht die jährlichen Top 10 ansieht, sondern dabei ein Jahr überspringt. Die dazugehörigen Listen finden Sie im Anschluss.

Zwischen 2010 und 2016 waren kurze Namen immer noch gefragt. Bei den Jungen hat es Elias dauerhaft unter die beliebtesten zehn Namen geschafft, bei den Mädchen sind Mia und Emma immer noch sehr erfolgreich.

2016

1. Elias
2. Alexander
3. Maximilian
4. Paul
5. Leon/Léon
6. Louis/Luis
7. Ben
8. Jonas
9. Noah/Noa
10. Luca/Luka

1. Marie
2. Sophie/Sofie
3. Sophia/Sofia
4. Maria
5. Emma
6. Emilia
7. Mia
8. Anna
9. Hannah/Hanna
10. Johanna

2015

1. Maximilian
2. Alexander
3. Elias
4. Paul
5. Leon/Léon
6. Louis/Luis
7. Ben
8. Luca/Luka
9. Noah/Noa
10. Jonas

1. Sophie/Sofie
2. Marie
3. Sophia/Sofia
4. Maria
5. Mia
6. Emma
7. Hannah/Hanna
8. Emilia
9. Anna
10. Johanna

2014

1. Maximilian
2. Alexander
3. Paul
4. Elias
5. Luis/Louis
6. Luca/Luka
7. Ben
8. Leon/Léon
9. Lukas/Lucas
10. Noah/Noa

1. Sophie/Sofie
2. Marie
3. Sophia/Sofia
4. Maria
5. Emma
6. Mia
7. Hannah/Hanna
8. Emilia
9. Anna
10. Johanna

2012

1. Luca/Luka
2. Maximilian
3. Alexander
4. Paul
5. Ben
6. Leon/Léon
7. Lukas/Lucas
8. Elias
9. Luis/Louis
10. Jonas

1. Sophie/Sofie
2. Marie
3. Maria
4. Sophia/Sofia
5. Mia
6. Emma
7. Hannah/Hanna
8. Anna
9. Johanna
10. Luisa/Louisa

2010

1. Maximilian
2. Alexander
3. Paul
4. Leon
5. Lukas/Lucas
6. Luca/Luka
7. Elias
8. Louis/Luis
9. Jonas
10. Felix

1. Sophie/Sofie
2. Marie
3. Maria
4. Sophia/Sofia
5. Mia
6. Anna
7. Lena
8. Emma
9. Hannah/Hanna
10. Johanna

(Quelle dieser aktuellen Hitlisten: Gesellschaft für deutsche Sprache, Wiesbaden, www.gfds.de)

Hitlisten aus der deutschen Geschichte

1960

1. Thomas
2. Michael
3. Andreas
4. Peter
5. Frank
6. Uwe
7. Claus/Stephan
8. Lukas/Lucas
9. Jürgen
10. Jörg

1. Sabine
2. Susanne
3. Petra
4. Birgit
5. Gabriele
6. Andrea
7. Martina
8. Ute
9. Heike
10. Angelika

1930

1. Günter/Günther
2. Hans
3. Carl/Karl
4. Heinz
5. Werner
6. Gerhard
7. Horst
8. Helmut/Helmuth
9. Walter/Walther
10. Curt/Kurt

1. Ursula
2. Helga
3. Gisela
4. Inge
5. Gerda
6. Ingrid
7. Ingeborg
8. Ilse
9. Edith
10. Hildegard

1910

1. Walter/Walther
2. Carl/Karl
3. Hans
4. Wilhelm
5. Otto
6. Curt/Kurt
7. Heinrich
8. Hermann
9. Paul
10. Helmut

1. Gertrud
2. Erna
3. Martha/Marta
4. Hertha/Herta
5. Margarethe/Margarete
6. Anna
7. Käthe/Käte
8. Elisabeth
9. Frieda/Frida
10. Hildegard

(Quelle der historischen Hitlisten: www.beliebte-vornamen.de)

Hitlisten aus der Schweiz

Spezialfall Schweiz

Namen mit dem Anfangsbuchstaben L sind durch alle Sprachen hindurch bei den Schweizer Eltern sehr beliebt. Im rätoromanischen Teil liegen wegen der wenigen Geburten mehrere Namen auf Platz 1. 2012 waren das bei den Jungen Leandro und Luca. Bei den Mädchen sind es gleich neun Namen: Annalena, Beatriz, Elina, Ladina, Lara, Laura, Lia, Lina und Milena.

Gesamtschweiz 2015

1. Noah
2. Liam
3. Luca
4. Gabriel
5. Leon
6. David
7. Matteo
8. Elias
9. Louis
10. Levin

1. Mia
2. Emma
3. Lara
4. Lena
5. Sofia
6. Mila
7. Anna
8. Elena
9. Laura
10. Lina

Französische Schweiz 2015

1. Gabriel
2. Liam
3. Noah
4. Enzo
5. Léo

1. Emma
2. Alice
3. Eva
4. Zoé
5. Chloé

Italienische Schweiz 2015

1. Leonardo
2. Alessandro
3. Liam
4. Gabriel
5. Lorenzo

1. Sofia
2. Emma
3. Noemi
4. Viola
5. Nicole

(Quelle: Statistisches Bundesamt der Schweiz, www.bfs.admin.ch)

Hitlisten aus Österreich 2015

1. Lukas
2. David
3. Jakob
4. Elias
5. Maximilian
6. Alexander
7. Jonas
8. Paul
9. Tobias
10. Leon

1. Anna
2. Sophie
3. Maria
4. Emilia
5. Elena
6. Emma
7. Lena
8. Sarah
9. Mia
10. Laura

(Quelle: www.statistik.at)

Hitlisten aus England & Wales 2014

1. Oliver
2. Jack
3. Harry
4. Jacob
5. Charlie
6. Thomas
7. George
8. Oscar
9. James
10. William

1. Amelia
2. Olivia
3. Isla
4. Emily
5. Poppy
6. Ava
7. Isabella
8. Jessica
9. Lily
10. Sophie

(Quelle: www.statistics.gov.uk)

Hitlisten aus Nordirland 2015

1. James
2. Jack
3. Noah
4. Charlie
5. Daniel
6. Oliver
7. Matthew
8. Harry
9. Thomas
10. Jake

1. Emily
2. Ella
3. Grace
4. Sophie
5. Olivia
6. Anna
7. Amelia
8. Aoife
9. Lucy
10. Ava

(Quelle: www.vorname.com)

Hitlisten aus Frankreich 2014

1. Nathan
2. Lucas
3. Léo
4. Gabriel
5. Timéo
6. Enzo
7. Louis
8. Raphaël
9. Arthur
10. Hugo

1. Emma
2. Lola
3. Chloé
4. Inès
5. Léa
6. Manon
7. Jade
8. Louise
9. Léna
10. Lina

(Quelle: www.vorname.com)

Hitlisten aus Italien 2015

1. Francesco
2. Alessandro
3. Mattia
4. Lorenzo
5. Leonardo
6. Andrea
7 Gabriele
8 Matteo
9. Tommaso
10. Riccardo

1. Sofia
2. Aurora
3. Giulia
4. Giorgia
5. Alice
6. Martina
7. Emma
8. Greta
9. Chiara
10. Anna

(Quelle: istat, www.istat.it)

Hitlisten aus Spanien 2014

1 Hugo
2. Daniel
3. Pablo
4. Alejandro
5. Álvaro
6. Adrián
7. David
8. Martín
9. Mario
10. Diego

1. Lucía
2. María
3. Martina
4. Paula
5. Daniela
6. Sofía
7. Valeria
8. Carla
9. Sara
10. Alba

(Quelle: www.ine.es)

Hitlisten aus den USA 2016

1. Noah
2. Liam
3. William
4. Mason
5. James
6. Benjamin
7. Jacob
8. Michael
9. Elijah
10. Ethan

1. Emma
2 Olivia
3. Ava
4. Sophia
5. Isabella
6. Mia
7. Charlotte
8. Abigail
9. Emily
10. Harper

(Quelle: Social Security Administration, www.ssa.gov)

Weitere Hitlisten finden Sie im Namensteil des Buchs: Schottland S. 75, Dänemark S. 85, Finnland S. 90, Schweden S. 101, Russland S. 115, Neuseeland S. 119.

Namen aus aller Welt

Die folgenden alphabetischen Namenslisten bieten eine Zusammenstellung von bekannten und weniger bekannten Vornamen aus bestimmten Bereichen und Kulturkreisen: internationale, traditionelle und klassische Namen ebenso wie biblische. Dazu kommen nordische und osteuropäische Namen, die sich in Deutschland wachsender Beliebtheit erfreuen.

Internationale Namen

Adrian
Aldo
Ben
Boris
Carl
Cedric
Colin
Damian
Darius
Dennis
Edwin

Erik
Finn
Gerald
Gilbert
Guido
Harold
Henry
Holger
Hugo
Igor
Ivan

Jason
Jean
Julian
Justin
Kevin
Kurt
Lennart
Liam
Louis
Marc
Mario

Nick
Norman
Oliver
Patrick
Robin
Roman
Stephen
Tim
Tristan
Viktor

Alice
Alison
Amelie
Angela
Ava
Belinda
Bianca
Brenda
Camilla
Carla
Daniela

Denise
Diana
Ellen
Emilie
Emma
Eva
Fiona
Gloria
Helena
Jasmin
Julia

Kira
Lara
Lucie
Melanie
Melissa
Natalie
Nicole
Nora
Olivia
Pamela

Rosa
Selina
Selma
Sonja
Stella
Valerie
Vera
Wilma
Yvonne
Zoë

Traditionelle Namen

Albert
Alwin
Arno
Arnold
Bernd
Bodo
Bruno
Dieter
Egon
Elmar
Erich

Ernst
Erwin
Falk
Frank
Friedrich
Fritz
Gerald
Gerd
Gernot
Götz
Hagen

Hans
Heiner
Horst
Ingo
Ivo
Jörg
Jürgen
Karl
Kilian
Knut
Norbert

Oskar
Otto
Rainer
Ralf
Ronald
Sigmar
Tassilo
Theo
Udo
Ulrich
Willi

Adele
Almut
Amalie
Brigitte
Carola
Dietlinde
Edith
Elsa
Erika
Erna
Franka

Frieda
Friederike
Friedrun
Gerda
Gerlinde
Gisela
Gudrun
Gundula
Hedwig
Heidi
Heidrun

Hilde
Ida
Irma
Isolde
Jutta
Käthe
Luitgard
Mathilde
Mechthild
Minna

Oda
Ottilie
Regula
Ricarda
Rosalinde
Roswitha
Sieglinde
Sigrun
Ulrike
Ute
Waltraud

Klassische Namen

Adrian
Alban
Alexander
Anton
Armin
Aurel
Benedikt
Clemens
Christoph
Dominik
Emil

Eugen
Fabian
Faustin
Felix
Fidelis
Firmin
Florian
Georg
German
Gregor
Hektor

Ignaz
Jason
Julius
Justus
Kajetan
Konstantin
Korbinian
Leander
Leo
Linus
Lorenz

Magnus
Martin
Maximilian
Moritz
Paul
Quirin
Sebastian
Stefan
Titus
Valentin
Vinzenz

Agnes
Alexandra
Andrea
Angelika
Aurelia
Barbara
Beate
Cäcilie
Catharina
Christine
Clara

Claudia
Cordula
Corinna
Cornelia
Doris
Dorothea
Emilia
Felicitas
Franziska
Helene
Irene

Julia
Laura
Lucia
Lydia
Margarete
Norma
Patrizia
Paula
Regina
Renate

Sabine
Silvia
Sophie
Stefanie
Sybille
Theresa
Valerie
Veronika
Viviane
Xenia

Namen aus aller Welt

Biblische Namen

Aaron	Emanuel	Jonas	Peter	Abigail	Hannah	Lilith	Salome
Achaz	Ethan	Jonathan	Philipp	Anna	Hulda	Magdalena	Saphira
Adam	Gabriel	Joshua	Pinkas	Berenike	Jaël	Mara	Sarah
Amos	Gideon	Josias	Raphaël	Damaris	Jemima	Maria	Sulamith
Andreas	Jadon	Lukas	Ruben	Deborah	Jessica	Martha	Susanne
Baptist	Jakob	Markus	Samuel	Delilah	Joëlle	Noama	Tabea
Benjamin	Jared	Matthias	Silas	Dinah	Johanna	Noëmi	Talitha
Boas	Jeremias	Michael	Simon	Elisabeth	Judith	Ofra	Tamara
Daniel	Jesse	Nathan	Thomas	Esther	Kerena	Rachel	Tirza
David	Joachim	Noah	Tobias	Eva	Kezia	Rebecca	Veronika
Elias	Johannes	Paul	Urias	Hagar	Lea	Ruth	Zilla

Nordische Namen

Alvar	Gunnar	Lasse	Rasmus	Aila	Gerdis	Kirsten	Silke
Anders	Haakon	Leif	Risto	Alina	Gunilla	Maren	Sinikka
Antti	Haldan	Lennart	Roald	Alita	Haldis	Marika	Siw
Arne	Halvard	Mats	Roar	Asta	Hedda	Marit	Solveig
Arto	Henrik	Matti	Sondre	Astrid	Helga	Marita	Svende
Arvid	Holm	Mika	Sören	Björk	Inge	Marna	Taina
Arvo	Ilmar	Niels	Sten	Britta	Inger	Mette	Thyra
Bengt	Ingvar	Olaf	Stieg	Calla	Ingrid	Pernilla	Ulla
Björn	Kjetil	Ole	Sven	Eila	Jorid	Ronja	Vanadis
Einar	Kimi	Paavo	Torsten	Eilen	Kaisa	Sigrid	Vigdis
Flemming	Lars	Ragnar	Vidar	Freia	Kerstin	Silja	Vilja

Osteuropäische Namen

Alexej	Darius	Janis	Nikita	Alena	Florica	Larissa	Radka
Anatol	Darko	Janko	Oleg	Anja	Gala	Malina	Raissa
Anjo	Dimitri	Jurek	Radek	Anka	Hanja	Mascha	Rilana
Arik	Dragan	Karol	Ranko	Aurica	Ildiko	Mila	Slava
Attila	Franjo	Kolja	Sascha	Branka	Ilka	Milena	Swetlana
Bojan	Goran	Lajos	Sergej	Dacia	Illana	Nadja	Tanja
Bolko	Grischa	Laslo	Vadim	Danuta	Ilona	Natascha	Tatjana
Boris	Igor	Marek	Wanja	Daria	Janica	Nevanka	Valeska
Branko	Ilja	Milan	Wladimir	Dunja	Janina	Olga	Venja
Brisko	Imre	Milos	Zlatko	Elena	Jovanca	Oxana	Zora
Darian	Ivan	Mirko		Finja	Katja	Pola	

Namenstage

Der Kalender erhebt aufgrund der unzähligen Namenstage keinen Anspruch auf Vollständigkeit und stellt eine persönliche Auswahl dar.

Januar

1. Maria, Martina
2. Makarius, Gregor, Otfried, Dietmar
3. Genoveva, Odilo, Irma
4. Angelika, Christiane
5. Emilia, Johann
6. Andreas, Raimund
7. Reinhold, Valentin
8. Severin, Erhard, Gudula, Heiko
9. Adrian, Julian, Alice
10. Paul, Leonie
11. Thomas, Egwin, Balthasar
12. Ernst, Tatjana, Xenia
13. Jutta, Hilmar, Hilarius
14. Rainer, Felix, Engelmar
15. Arnold, Romedius, Mauro, Arno
16. Marcel, Tilman, Dietwald, Uli
17. Anton, Rosalind
18. Margitta, Ulfried, Uwe
19. Mario, Pia, Martha
20. Fabian, Sebastian, Ursula
21. Agnes, Meinrad, Ines
22. Vinzenz, Dietlinde, Jana
23. Johannes, Hartmut, Guido
24. Franz, Vera, Thurid, Bernd
25. Wolfram, Joel
26. Timotheus, Titus, Paula
27. Angela, Alrun, Gerd
28. Manfred, Thomas, Karl, Karolina
29. Gerhard, Gerd
30. Martina, Adelgunde
31. Marcella, Rudbert

Februar

1. Brigitta, Brigitte, Reginald
2. Bodo, Stephan
3. Blasius, Ansgar, Oskar, Michael
4. Veronika, Jenny
5. Agatha, Albuin
6. Dorothea, Doris, Paul M.
7. Richard, Ava, Ronan
8. Elfrieda, Hieronymus, Philipp
9. Apollonia, Anna, Katharina
10. Scholastika, Siegmar, Bruno
11. Maria Lourdes, Theodor
12. Benedikt, Eulalia
13. Christina, Irmhild, Gisela
14. Valentin, Cyrill
15. Siegfried, Jovita, Georgia
16. Juliana, Liane
17. Alexis, Benignus
18. Constanze, Simon, Simone
19. Irmgard, Irma, Hedwig
20. Corona, Falko, Jacinta
21. Petrus, Peter, Gunhild, Enrica
22. Isabella, Pit
23. Romana, Raffaela
24. Matthias, Sergius
25. Walburga, Edeltraud
26. Gerlinde, Edigna, Denis, Mechthild
27. Gabriel, Marko, Baldur
28. Roman, Silvana, Oswald, Detlev
29. Oswald, Suitbert

März

1. Albin, Roger, Leontina
2. Agnes, Karl
3. Kunigunde, Camilla, Leif, Friedrich
4. Kasimir, Edwin, Humbert
5. Gerda, Olivia, Dietmar, Tim
6. Fridolin, Nicolette, Nicole, Rosa
7. Reinhard, Felicitas, Volker
8. Gerhard, Julianus
9. Franziska, Bruno, Dominik
10. Emil, Gustav
11. Rosina, Alram, Ulrich
12. Beatrix, Almut, Serafina
13. Judith, Pauline, Leander
14. Mathilde, Eva, Evelyn
15. Klemens, Louise
16. Herbert, Rüdiger
17. Gertrud, Gertraud, Patrick
18. Edward, Sibylle, Cyrill
19. Josef, Josefa, Josefine
20. Claudia, Wolfram
21. Christian, Axel, Emilia
22. Lea, Elmar, Reinhilde
23. Otto, Rebekka, Toribio
24. Karin, Elias, Heidelinde
25. Lucia, Jutta
26. Ludger, Manuel, Manuela, Lara
27. Augusta, Heimo, Ernst
28. Guntram, Ingbert, Willy
29. Helmut, Ludolf, Berthold
30. Amadeus, Diemut
31. Cornelia, Conny, Nelly, Ben

April

1. Irene, Irina, Hugo
2. Franz, Mirjam, Sandra, Frank
3. Richard, Lisa
4. Isidor, Konrad, Kurt
5. Crescentia, Vinzenz, Juliane
6. Sixtus, William
7. Ralph, Johann Baptist
8. Walter, Beate, Rose-Marie
9. Waltraud, Casilda, Hugo
10. Gernot, Engelbert
11. Stanislaus, Hildebrand, Reiner
12. Herta, Julius, Zeno
13. Ida, Hermenegild, Gilda
14. Ernestine, Erna, Elmo
15. Anastasia, Una, Damian
16. Bernadette, Magnus, Joachim
17. Eberhard, Wanda, Isadora, Max
18. Werner, Wigbert
19. Gerold, Emma, Leo, Timo
20. Odetta, Hildegund
21. Alexandra, Anselm
22. Alfred, Kaj, Leonidas
23. Georg, Jörg, Jürgen
24. Wilfried, Egbert, Virginia, Marion
25. Markus, Erwin
26. Helene, Consuela
27. Zita, Petrus C., Montserrat
28. Hugo, Pierre, Ludwig
29. Katharina, Roswitha, Katja
30. Pauline, Silvio, Pius

Mai

1. Josef, Arnold
2. Siegmund, Boris, Zoë
3. Philipp, Jakob, Viola, Alexander
4. Florian, Guido, Valeria
5. Gotthard, Sigrid, Jutta
6. Gundula, Antonia, Britto
7. Gisela, Silke, Notker, Helga
8. Ida, Ulrike, Ulli
9. Beat, Caroline, Volkmar, Theresia
10. Isidor, Gordian, Liliana, Damian
11. Joachim, Mamertus
12. Pankratius, Imelda, Joana
13. Servatius, Andreas
14. Bonifatius, Pascal, Christian
15. Sophie, Sophia, Sonja, Hertraud
16. Andreas, Johann Nepomuk
17. Dietmar, Pascal, Antonella
18. Erich, Erika, Johannes, Felix
19. Ivo, Yvonne, Kuno
20. Bernhardin, Elfriede, Mira
21. Hermann, Wiltrud
22. Julia, Rita, Ortwin, Renate
23. Renate, Désirée, Alma
24. Dagmar, Esther
25. Urban, Beda, Magdalene, Miriam
26. Marianne, Philipp
27. August, Bruno, Randolph
28. Wilhelm, German
29. Erwin, Irmtraud, Maximin
30. Ferdinand, Johanna
31. Petra, Mechthild, Helma

Juni

1. Simeon, Silka, Silvana
2. Armin, Erasmus, Blandina
3. Karl, Karoline
4. Christa, Klothilde, Iona, Eva
5. Winfried, Erika
6. Norbert, Bertrand, Kevin, Alice
7. Robert, Gottlieb, Anita
8. Medardus, Elga, Chlodwig
9. Grazia, Annamaria, Diana
10. Diana, Heinrich, Heinz, Olivia
11. Paula, Barnabas, Alice, Udo
12. Guido, Leo, Florinda
13. Antonius, Bernhard
14. Hartwig, Meinrad
15. Veit, Lothar, Gebhard, Bernhard
16. Benno, Luitgard, Quirin, Julietta
17. Volker, Alena
18. Elisabeth, Ilsa, Marina, Isabella
19. Juliana, Romuald
20. Adalbert, Florentina, Margot
21. Alois, Aloisia, Alban, Ralf
22. Rotraud, Thomas
23. Edeltraud, Ortrud, Marion
24. Johannes (Täufer), Reingard
25. Eleonora, Ella, Dorothea, Doris
26. David, Konstantin, Paul
27. Hemma, Heimo, Cyrill
28. Harald, Ekkehard, Irenäus, Senta
29. Gero, Notker, Beata
30. Otto, Bertram, Ehrentrud

Juli

1. Dietrich, Aaron, Theobald, Regina
2. Wiltrud, Jakob
3. Thomas, Ramon, Ramona
4. Ulrich, Berta, Elisabeth, Else
5. Albrecht, Kira, Letizia
6. Marietta, Goar, Isaias
7. Willibald, Edda, Firmin
8. Kilian, Amalia, Edgar
9. Veronika, Hermine, Hannes
10. Knud, Engelbert, Raphael, Sascha
11. Olga, Oliver, Benedikt
12. Henriette, Felix, Eleonore
13. Heinrich, Sarah, Arno
14. Roland, Camillo, Goswin
15. Egon, Björn, Julitta
16. Carmen, Irmgard
17. Gabriella, Charlotte
18. Arnulf, Ulf, Friedrich
19. Marina, Reto, Bernold
20. Margaretha, Greta, Elias
21. Daniel, Daniela, Stella, Julia
22. Magdalena, Marlene, Verena
23. Johannes, Brigitte, Birgit, Liborius
24. Christoph, Sieglinde, Luise
25. Jakob, Valentina
26. Anna, Joachim, Gloria
27. Rudolf, Rolf, Pantaleon, Natalie
28. Adele, Ada, Innozenz, Benno
29. Martha, Olaf, Ladislaus, Flora
30. Ingeborg, Inga, Petrus
31. Ignatius, Joseph, Herrmann

August

1. Alfons, Peter, Uwe
2. Eusebius, Adriana, Julian, Julan
3. Lydia, August, Nikodemus
4. Johannes, Rainer, Reinhard
5. Oswald, Dominika
6. Gilbert, Justus, Magnus
7. Cajetan, Afra, Albert
8. Dominik, Cyriak, Edgar
9. Edith, Altmann, Roman
10. Laurenz, Lars, Astrid
11. Clara, Klara, Philomena, Donald
12. Radegunde, Innozenz
13. Hippolyt, Marko, Cassian
14. Meinhard, Maximilian
15. Steven, Baltram
16. Stefan, Rochus, Alfried, Stephanie
17. Gudrun, Janine, Clara, Klara
18. Helena, Rainald, Claudia
19. Sebald, Johann, Julius, Bert
20. Bernhard, Bernd, Ronald, Samuel
21. Pius, Maximilian, Pia
22. Regina, Sigfried
23. Rosa, Isolde, Zachäus
24. Bartholomäus, Michaela, Isolde
25. Ludwig, Elvira, Ebba, Patricia
26. Patricia, Miriam, Teresa, Margarita
27. Monika, Gebhard, Vivian
28. Augustin, Adelinde, Aline, Vivian
29. Beatrix, Candida, Sabina
30. Felix, Heribert, Rebekka, Alma
31. Raimund, Aidan, Paulinus, Anja

September

1. Verena, Ruth, Ägidius
2. Ingrid, René, Salomon, Franz
3. Gregor, Phoebe
4. Rosalie, Ida, Iris, Irmgard, Sven
5. Roswitha, Urs, Hermine
6. Magnus, Gundolf, Bertram, Beate
7. Regina, Otto, Ralph
8. Adrian, Otmar
9. Otmar, Edgar, Pedro
10. Diethard, Isabella, Carlo, Niels
11. Helga, Felix, Regula, Louis
12. Gerfried, Guido, Maximin
13. Notburga, Tobias
14. Albert, Jens
15. Dolores, Melitta, Melissa
16. Ludmilla, Cornelius
17. Hildegard, Robert, Ariane
18. Lambert, Herlinde, Rica
19. Wilhelmine, Januarius, Thorsten
20. Hertha, Candida, Susanna
21. Matthäus, Deborah, Jonas
22. Moritz, Emmeram, Gundula
23. Linus, Thekla, Gerhild
24. Rupert, Virgil, Gerhard
25. Klaus, Serge, Irmfried
26. Kosmas, Damian, Cosima
27. Vinzenz, Hiltrud, Dietrich
28. Wenzel, Lioba, Giselher
29. Michael, Gabriel
30. Sophie, Sophia, Sonja, Urs, Victor

Oktober

1. Theresia, Werner, Andrea
2. Gideon, Bianca, Jacqueline
3. Ewald, Udo, Bianca, Paulina
4. Franz, Edwin, Emma, Thea
5. Herwig, Meinolf, Gallina
6. Bruno, Melanie, Brunhild, Gerald
7. Günther, Laura, Hannah, Gerda
8. Sibylle, Sara, Dionys, Elfriede
9. Viktor, Samuel, Gereon, Valerie
10. Alexander, Manuela, Georg
11. Maximilian, Horst, Pilar, David
12. Koloman, Edward, Andre
13. Burkhard, Calixtus, Alan, Otilie
14. Theresia, Aurelia, Franziska
15. Hedwig, Gallus, Gordon, Carlo
16. Rudolf, Marie-Louise, Adelheid
17. Gwenn, Justus, Viviana
18. Lukas, Frieda, Frida, Isaak, Paul
19. Wendelin, Ira, Irina, Jessica
20. Ursula, Ulla, Celina, Holger
21. Cordula, Salome, Ingbert
22. Johannes, Severin, Uta
23. Anton, Alois, Aloisia, Victoria
24. Ludwig, Lutz, Darja, Hans
25. Albin, Wieland, Josephine
26. Sabina, Wolfhard, Christa, Stefan
27. Simon, Faro
28. Alfred, Remigius
29. Ermelinda, Melinda, Franco, Grete
30. Dieter, Alfons, Angelo, Sabine
31. Wolfgang, Quentin, Melanie

November

1. Harald, Marcellus, Vigor
2. Angela, Margareta, Valentin
3. Hubert, Pirmin, Martin, Silvia
4. Karl, Karla, Modesta, Charles
5. Emmerich, Zacharias, Hardy
6. Leonhard, Christine, Nina
7. Engelbert, Carina, Tina
8. Gottfried, Willehad, Karina
9. Theodor, Herfried, Roland, Gregor
10. Leo, Andrea, Andreas, Jens, Ted
11. Martin, Senta, Mennas, Leonie
12. Christian, Kunibert, Martin
13. Eugen, Stanislaus, Livia, Rene
14. Sidonia, Nikolaus, Karl
15. Leopold, Albert, Nikolaus
16. Margarita, Otmar, Arthur
17. Gertrud, Hilda, Florin, Walter
18. Odo, Alda, Roman, Bettina
19. Elisabeth, Bettina, Lisa, Roman
20. Edmund, Corbinian, Felix
21. Amalie, Amelia, Rufus, Edmund
22. Cäcilia, Silja, Salvator, Rufus
23. Clemens, Detlef, Salvator
24. Flora, Albert, Chrysogon, Clemens
25. Katharina, Kathrin, Katja, Jasmin
26. Konrad, Kurt, Anneliese
27. Uta, Brunhilde, Albrecht, Ida
28. Berta, Jakob, Albrecht
29. Friedrich, Friederike, Berta
30. Andreas, Andrea, Volkert, Kerstin

Dezember

1. Blanka, Natalie, Eligius
2. Bibiana, Lucius, Jan
3. Jason, Cassian
4. Barbara, Johannes
5. Gerald, Reinhard, Niels
6. Nikolaus, Denise, Henrike
7. Ambros, Farah, Benedikte
8. Edith, Zeno
9. Valerie, Liborius, Reinmar
10. Emma, Imma, Loretta
11. Lukas, Daniel, Arthur, Tassilo
12. Johanna, Hartmann
13. Lucia, Ottilia, Jodok, Johanna
14. Berthold, Johannes
15. Christiane, Nina, Paola
16. Adelheid, Heidi, Elke
17. Lazarus, Jolanda, Viviana
18. Esperanza, Luise, Gratian
19. Susanna, Benjamin
20. Julius, Holger, Eike
21. Ingmar, Ingo, Hagar
22. Jutta, Franziska, Marian
23. Victoria, Johannes
24. Adam, Eva
25. Stephan, Stephanie
26. Johannes, Fabiola
27. John, Fabiola
28. David, Tamara, Jessica
29. Hermine, Minna, Herma
30. Liberius, Felix, Germar
31. Silvester, Melanie

(Quellen: www.heiligenlexikon.de; www.kalender_365.de)

Internetseiten

www.beliebte-vornamen.de
Vornamen aus aller Welt, Statistiken und viele Infos zur Namenfindung

www.eltern.de
Die Zeitschrift ELTERN bietet eine Vornamen-Datenbank mit Suchfunktion nach Geschlecht, Herkunft, Länge des Vornamens sowie Anfangsbuchstaben. Die Liste wird von den Nutzern ergänzt (Überprüfung durch die Redaktion).

www.vorname.com
Viel Wissenswertes rund um die Namenforschung und Vornamensuche

Grußkartenvorlagen für verschiedene Anlässe wie Geburt oder Taufe finden Sie auf:
www.eltern-grusskarten.de

Namenberatung für werdende Eltern

Gesellschaft für deutsche Sprache (GfdS), Wiesbaden
Die GfdS bietet die Überprüfung seltener Vornamen an und erstellt Gutachten zur Vorlage bei den Standesämtern (kostenpflichtig).
www.gfds.de

Namenberatungsstelle der Universität Leipzig
Auch hier können Sie Auskünfte über seltene Vornamen erhalten sowie eine Bestätigung zur Eintragungsfähigkeit des Vornamens für die Standesämter (kostenpflichtig)
www.namenberatung.eu

Bildnachweis

Cover *Vorn:* **iStockphoto.com:** AleksandarNakicaleksandarnakic.com
Hinten: **Getty Images:** Larry Williams (rechts), **iStockphoto.com:** AleksandarNakic (links), kaisersosa67 (Mitte)

Gut informiert im Handumdrehen

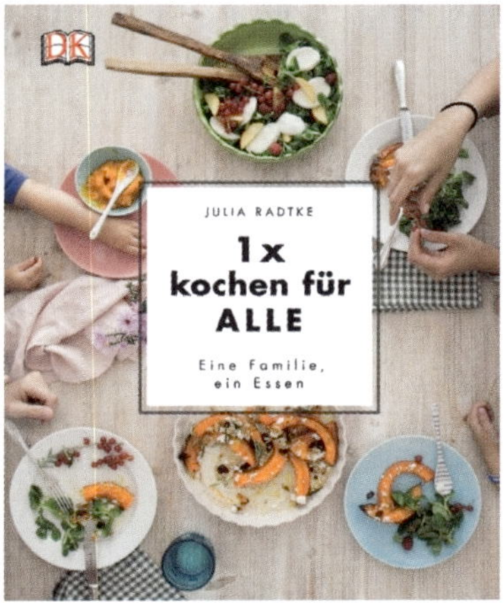

1 x kochen für alle
ISBN 978-3-8310-3233-4
EURO 16,95 [D] 17,50 [A]

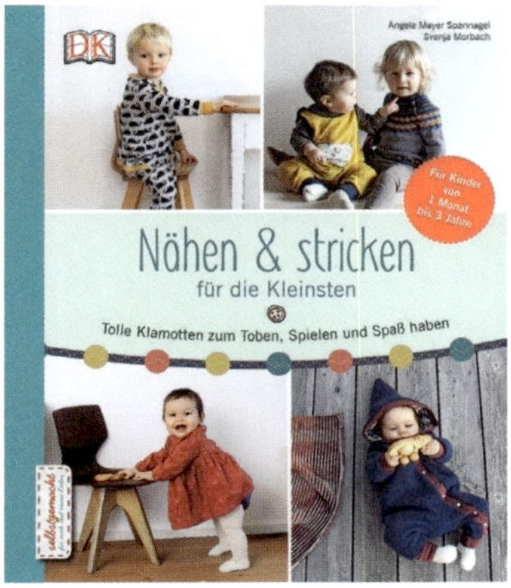

Nähen & stricken für die Kleinsten
ISBN 978-3-8310-3264-8
EURO 16,95 [D] 17,50 [A]

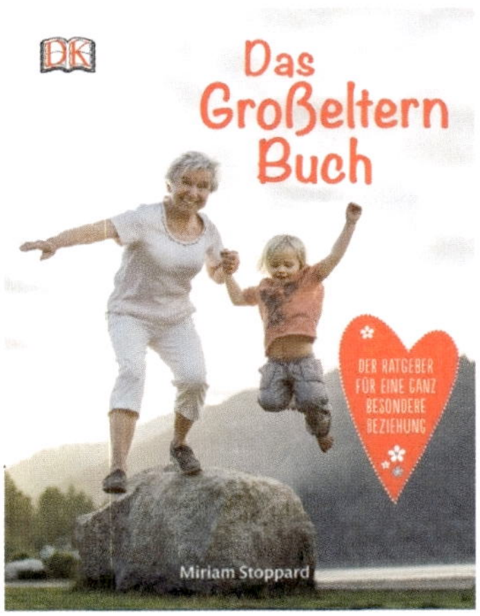

Das Großeltern-Buch
ISBN 978-3-8310-3169-6
EURO 12,95 [D] 13,40 [A]

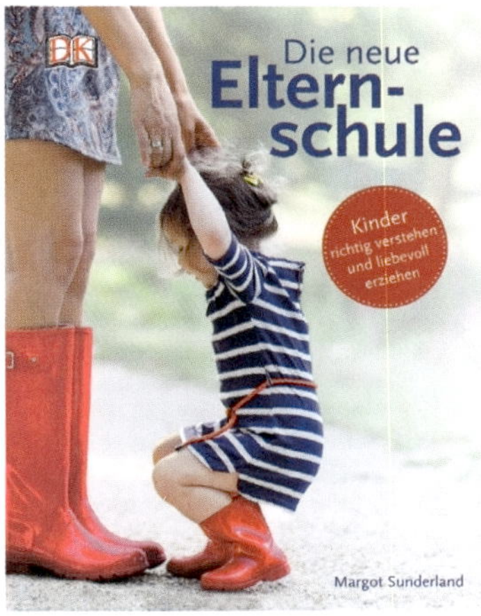

Die neue Elternschule
ISBN 978-3-8310-3146-7
EURO 22,95 [D] 23,60 [A]

Weitere großartige Bücher finden Sie unter **www.dorlingkindersley.de**